KB262728

선禪의 정신의학

김종해 지음

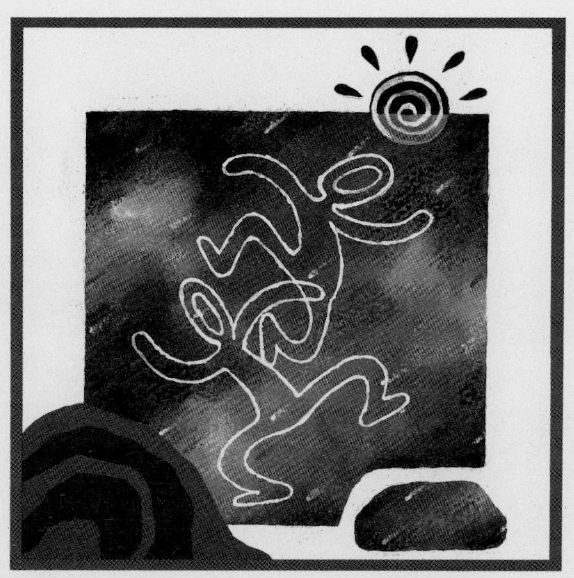

도서출판 한강수

선(禪)의 정신의학

간행사(刊行辭)

　당신이 한국정신의학계(韓國精神醫學界)에 독특한 족적(足跡)을 남기시고 홀연히 사바세계를 떠나신 지 벌써 10여 년이 흘렀다니 세월이 너무나 무정합니다. 그러나 당신의 말씀은 항상 귓속에서 마음 속에서 쟁쟁했고, 지금까지도 귓전을 떠나지 않고 있습니다.

　그간 저희들의 태만으로 당신의 유고(遺稿)를 모으고 정리하기를 게을리하다가 이제야 겨우 하나의 책으로 묶어서 새로운 체재로 당신의 사상과 업적을 세상에 펴낼 수 있게 되어, 한편 죄송하면서도 무한한 기쁨을 감추지 못합니다. 이미 생전에 발표한 원고들이지만 시공(時空)을 초월한 인간정신(人間精神)의 위대성〔佛性〕을 구석구석 갈파하신 당신의 말씀은 진리 그 자체요, 만사람의 정신을 일깨울 크나큰 방편이 되고도 남습니다.

　이제 저희들은 이 책이 사려(思慮) 깊은 일반독서인을 비롯하여, 정신의학도(精神醫學徒), 그리고 대승사상(大乘思想), 특히 원효성사(元曉聖師)의 사상과 실천에 관심이 있는 불자제현(佛

子諸賢)께 귀중한 자료가 될 것이로 확신하고 있습니다.

　끝으로 이 책이 나오기까지 유고의 정리와 교정 등 노고를 아끼지 않으신 한국교원대학교(韓國敎員大學校) 김상현(金相鉉) 교수께 깊이 감사드리고, 출판을 기꺼이 맡아 주신 도서출판 한강수에도 심심한 감사를 드립니다.

단기 4328년 윤 8월

後學 陳聖太 謹識

머리말

화종(和宗) 김종해(金鍾海) 선생님은 한국정신의학계에 독특한 업적을 남긴 분이다. 선생님은 서울대 의대를 졸업한 뒤에 다시 일본 동경의 지케이의대(慈惠醫大) 신경정신과에서 3년 반 동안 연구에 매진했고, 오스트레일리아의 퍼스의대 및 뉴질랜드의 오클랜드의대에서 연수하기도 했다.

국립정신병원 정신과 과장에 취임한 1972년 이후의 10년 동안에도 많은 연구 논문을 발표했는데, 국제적인 여러 학회에 참가하기도 했고, 외국 여러 대학의 초청에 응해 강연을 하기도 했다.

선생님은 환자들의 치료를 위해 때로는 독특하고 창의적인 치료 방법을 모색하기도 했는데, 영상요법(影像療法)은 그 중의 하나였다. 영상요법이란 신라의 불상(佛像) 사진을 특별한 방법으로 디자인하여 전시함으로써, 그 각각 혹은 모든 영상의 시각적 암시 효과와 함께 환자의 자각(自覺)을 기대하는 것이었다. 신라의 위대한 불교학자 원효(元曉)와 정신분석적 자아심리학의 거두인 E.H.Erikson을 함께 공부하던 중에 착안했던 이 연구, 즉 「영상조성(影像造成) 원영현전(原影現前) 및 영상요법(影像療法)을 위한 연구」는 세계정신의학계의 주목을 끌었다.

차차 선생님의 관심은 선불교(禪佛敎), 끽다(喫茶), 격검(擊劍), 꽃꽂이 등으로 다양하게 확대되면서, 이를 정신치료와 관련지어 연구하기도 했다. 특히 선생님의 불교 이해는 새로왔는데, 그 토대는 원효(元曉) 스님으로부터 배운 원효교학(元曉敎學)에 있었다.

기발한 언행의 천재적인 시인 천상병(千祥炳)의 주치의로서 화재를 뿌리기도 했던 선생님은 1983년 6월에 화종신경정신과의원(和宗神經精神科醫院)을 개원했다. 이때부터 보다 자유로운 입장에서 환자들을 돌보는 한편 연구와 강연 등으로 바쁜 날을 보냈다. 남보다 작은 몸을 남보다 몇 배나 효과적으로 쓰려는 듯 학문과 진료 현장에서 종횡무진 활약하던 선생님은 '84년 9월 5일에 돌연 세상을 떠나셨다. 기대를 갖고 시작한 병원과 독자적인 학문체계의 여러 계획도 모두 뒤로 한채, 망연자실해 있는 우리 곁을 홀연히 떠나신 것이다.

장례식에 참석한 필자는 선생님의 유고를 정리하여 간행해야 한다는 생각을 했었다. 필자가 처음 선생님을 만난 것은 30년 전 다솔사(多率寺)에서다. 그때 필자는 고등학생이었고, 선생님은 이미 의사로서 성숙한 사회인이었지만, 우연히도 함께 효당(曉堂) 스님으로부터 원효교학을 배우는 인연을 맺게 되었던 것이다. 그후 선생님과는 돌아가실 때까지 20년 세월을 가까이 지냈다. 비록 전공은 다르지만, 선생님의 문집 간행을 계획했던 것은 이런 인연을 소중하게 생각한 때문이었다.

그런데 돌아가신 지 얼마 되지 않아 화재로 선생님의 서재가 불타는 불행이 닥쳤다. 이 때문에 발표한 글의 목록마저 파악하기 어렵게 되었고, 문집의 간행은 10년이나 미루어진 것이다. 선생님이 글을 발표했을 듯한 잡지나 논문집을 뒤져서 어느 정도의 원고는 모을 수 있었다.

아직도 찾지 못한 글이 없지 않지만, 우선 모아진 원고 중에서 정신의학에 문외한인 일반인이 읽어도 쉽게 이해할 수 있는 것을 골라서 한 책으로 묶고 『선(禪)의 정신의학』이라는 제목을 붙여 보았다.

제1장 선의 정신의학과 제3장 차와 다도는 주식회사 일양의 사보인 『一洋』에, 그리고 제2장 자아강화법은 월간 『佛光』에 각각 연재되었던 것이다. 제4장 꽃꽂이와 치덕(治德) 및 제5장 격검(擊劍)과 치덕(治德)은 논문으로 발표한 것이고, 제6장 탈의 정신의학은 『정신문화』 13집에 게재된 것이며, 제7장 오락은 『불광』에 실린 좌담기록이다. 이 책에 수록하지 못한 여러 편의 논문과 새롭게 찾아질 글은 훗날 또 다른 책으로 펴낼 것을 기약해 본다.

선생님이 돌아가신 지 10년 만에 이 책을 묶어내는 감회가 깊다. 더구나 30년 전 선구적인 안목으로 집필하여 독자들의 많은 호응을 받았던 역저 『인간여성』을 이목출판사에서 다시 간행하게 된 기쁨 또한 크다. 10년 세월 고생해 오신 사모님과 늠름한 공군장교로 성장한 김택 군, 그리고 아버지의 전공을 따라 의과대학에서 열심히 공부하고 있는 김영 양과 함께 출판의 기쁨을 나누었으면 한다.

이 책의 출판을 기꺼이 맡아주고 편집과 교정 등으로 고생한 도서출판 한강수 편집부 여러분에게 진심으로 감사를 드린다.

김상현(金相鉉) 한국교원대 교수

차례

제1장 선(禪)의 정신의학

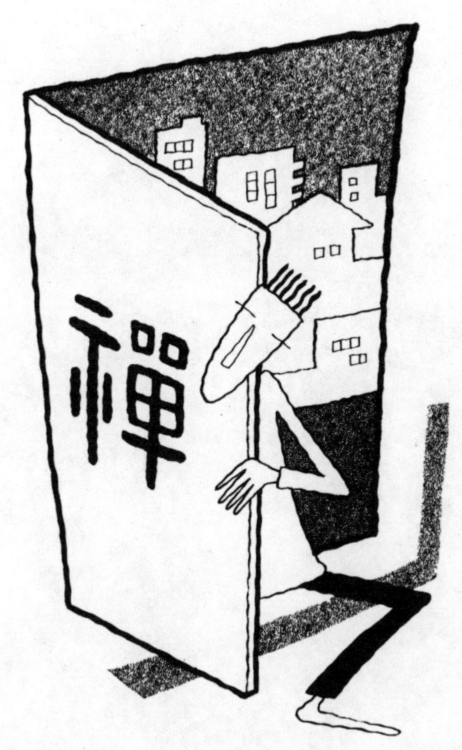

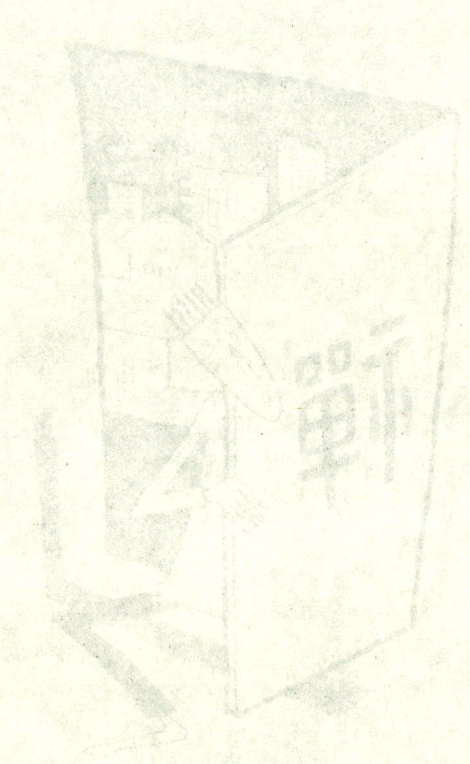

선의 정신의학적 접근

'현대는 스트레스의 시대' 또는 '현대인의 노이로제'라고 하는 말을 많이 듣는다.

그래서 그것을 뒷받침이나 하듯이 현대의 약품 소모 중에서 신경안정제의 양이 놀라울 정도로 부풀어 올랐다고들 야단이다. 여기 안정제의 소모가 너무나 많고 또한 부작용이다, 습관성이다 하는 문제도 몰아오니 의약계에서 별다른 방법은 없을까 하고 생각에 잠기게 된다.

그런 의미에서 세계정신의학계는 마음의 안정과 심신의 이완을 잘 한다는 불교를 쳐다보며 거기서 무슨 좋은 수는 없는가고 묻게 되었다.

사실 불교란 인간의 자기발견인 견성(見性)과 자기발명 내지 자기실현이라는 성도(成道)를 목표한 별의별 레퍼터리를 다 수집하고 발견 발명해낸, 위대한 인류의 한 문화체계인지라 불교가 일찍이 고색창연한 인도문화의 커다란 성과의 하나인 요가(yoga)에서 재빨리 심신의 이완이나 마음의 안정을 위한 가장 좋은 방법으로 정좌법(正坐法)을 채용하여 이를 자기발견·견성과 성도의 중대한 방법으로 쓰게 되었던 것이다. 그것을 자아나(Jhāna)라고 하는 것인데 그 뜻은 다름 아니라 정려(靜慮 : 조용히 생각한다), 또는 심려사찰(心慮査察)이라고들 비슷하게 번역해서 이

16

해되고 있으나 자아나(Jhāna)를 음역하여 중국 이후, 한국이나 일본에서는 선(禪)이라는 한자를 써서 도입했던 것이다.

그런데 이상 말한 심려사찰(心慮査察)이나 또는 정려(靜慮)라는 뜻보다 더 깊이 특이하게 번역한 것으로는 우리네 민족이 낳은 전 인류사적 교사의 한 사람인 위대한 원효대사(元曉大師)는 이를 등지(等持)라고 번역하였다. 다름 아니라 여러 가지 대응하는 힘들이 잘 조절되어 균형을 잡고 있다는 뜻으로, 조용하기는 하지만 그 밑에 대응하는 여러 요소들이 균형을 잡고 있는 역동적 평형(力動的平衡)이라고 해석한 것은 정말 탁월한 일이었다고 하지 않을 수 없다.

이를테면 몸과 마음의 균형, 감정과 이성의 조화, 주체와 객체의 어울림 등의 구체적인 동적 안정을 말하는, 살아서 생생한 평형이요, 결코 죽음의 고요는 아니라는 것이다. 불교를 흔히 염세적이고 도피적 그리고 조용하기만한 것으로 이해하는 태도를 물리고 바로 정중동(靜中動) 또는 동중정(動中靜)임을 말하였던 것이다.

등지(等持)란 서로 잡아당기고 있는 힘의 균형에서 우러나오는 조용함인 것이다. 몹시도 역동적인 것이다. 어느 한 점에 고정하는 고착한 것이 아니라 몹시도 날쌔게 움직이는, 그래서 어느 점에로도 움직임으로써 그런 힘들의 백중(伯仲)에 있으면서도 유유자적히 안정돼 있는 상태를 말하는 것이다.

그러면 과연 복잡다기하고 어려운 난제들로 첩첩이 뒤덮여 있는 현대인의 생활환경에서 정녕 이를 받아들여 하나하나 점차적으로, 또는 일도양단하듯이 한꺼번에 선뜻 해결키 위한 방법이나 토대를 선(禪)에서 찾을 수 있다면 이는 그 무거운 스트레스에 신음하는 현대인에게는 커다란 구원이 아닐 수 없다.

여기 동양에 내려오는 고색창연한 마음의 안정과 자기발견과 그리고 자기발명 또는 자기실현을 위해 형성된 안정법을 현대정신의학에서 접근하여 이를 현대에 채용함으로써 현대인의 정신건강에 조금이라도 이바지하고자 이 글을 쓰기 시작한 것이다.

선의 이론과 실천이 잘 이해되어 현대인에게 도움이 된다면 이는 홍수 같은 안정제 소모에, 스트레스를 받는 현대인과 더불어 비명을 지르는 의약인에게도 도움이 되리라고 생각한다. 그런즉 좋은 의약인이란, 약에 관해서는 최소의 유효량을 재치있게 민감하게 써서 효과를 낸 다음에는 역시 재빨리 떼어버리는 것을 이상으로 하고 있는지라, 신경안정제에 대해서도 마찬가지로, 질질 끌어서 습관성을 남기게 하지 말고 안정의 도입부에서만 잠깐 썼다가 재치있고 민감하게 떼어버리기 위해서는 바로 안정제를 쓰지 않는 안정법(安定法)을 활용하는 것이 좋다고 생각하여 개개인은 물론 임상에서 많은 마음의 불건강을 대하는 의약인에게 권장을 하는 바이다. 바로 안정제와 병용함으로써 안정제를 조속히 철수할 수 있는 방법이기 때문이다.

이리하여 마음의 안정을 회복한 현대인은 각자의 특이한 처지에서 거기에 합당하는 스스로의 자질을 발견하여 이를 크게 양양해 자기를 나타내고 자기발명(自己發明)함에 용약매진(勇躍邁進)케 할 것이다.

선(禪)의 방법에서 이야기하자면 흔히 선을 지관타좌(只管打坐)라고 잘라 말하듯이 오직 앉는 것이 중요하다고 하나 사실은 그 정수(精髓)에서도 반드시 앉아서만 하는 것은 물론 아니다.

마치 마음의 안정이 일상생활 어디서나 토대해야 되듯이 기실은 24시간 어디서나 어떤 곳에서나 안정돼 있어야 하니 과연 행·주·좌·와(行·住·坐·臥) 어디서라도 심신이 안정돼 있어야 한다.

　따라서 좌선(坐禪) 말고도 동선(動禪)으로 입선(立禪), 행선(行禪), 생활선(生活禪), 와선(臥禪) 등 여러 가지 태세(態勢)에서 다 심신의 안정이 있어야 하고, 또한 그것을 꾀하는 방법이 있는 것이다. 더군다나 행동 내지 동태(動態)의 종합적인 것, 그것의 유세(遊勢)나 근로세(勤勞勢)에서 하는 복잡한, 복합된 행동에 있어서의 선은 바로 움직임 그것이 선의 방법인 것을 이야기할 때 선이란 결코 조용히 앉아서만 하는 것은 아니라는 것을 알 수 있다. 그러나 이러한 여러 가지 동작에서 추구하는 선의 출발은 그 원초형이 앉음새에 있다. 따라서 여기서는 올바른 앉음새를 소상히 분석·검토한다.

　선의 효과에 관해서 이야기할 때, 선뿐만 아니라 대체로 불교에서는 그렇듯이 공덕을 기대해서는 안 되는 이무소득(以無所得)이 대원칙(大原則)이다. 그러나 기도는 그러한 이무소득의 또는 무공덕(無功德)의 대원칙이라도 그러한 대원칙 아래 이루어지는, 말하자면 '고로 무소부득'에서의 무소부득(無所不得)의 자연스러운 결과를 이야기하지 않을 수 없다. 그래서 여기서는 그 효과를 주로 정신의학적인 입장에서 검토한다. 이를테면 신체적으로는 또는 정신적으로는 어떠한가를 알아보겠다.

　신체적인 측면에서 본다면, 우선 신체의 안정·이완이 초래되니 여기 신체의 여러 조직, 기관들이 느슨하게 풀리어서 지나치게 긴장, 감김으로써 꼼짝달싹 못했던 여러 조직, 기관들이 풀리어서 천천히 작동, 돌기 시작함으로써 골, 근육, 신경계통은 물론 제반 내장들의 기능이 활발해지며, 이의 여러 가지 구체적인 예로 위장계통, 비뇨기계통, 호흡기계통에서 설명된다.

그리고 정신신경계통에서는 이를 고인들이 말하는 오안(五眼)·(五智) 즉 감각, 지각, 감성, 사고, 판단 및 행동의 각 단계의 신경·정신에 미치는 영향을 살펴 보게 된다.

그래서 마지막으로 선의 전기(轉機)를 과학 내지 정신의학적으로 검토함으로써 그의 합리성에 접근하여 현대인에게 무리 없이 접근할 수 있음을 설명코자 한다.

안정제를 쓰지 않는 정신안정법

한 집안 사람들이 오손도손 재미있게 살아가는 보통 여느때면 그렇게 담장을 높이 치거나 문단속을 유달리 하지도 않고, 집안 의견을 꼭 하나로 묶을 필요도 없이 제각기 멋대로 놓아도 무리가 없는 것이다. 그러나 일단 긴급한 일을 당하면 밖으로는 담벼락도 손질하고 문턱도 좀 높여 외침에 조심하고, 또 안으로는 여러 가지 의견을 통일하여 분산되어 있던 힘을 모아 전체의견을 통일하게 된다. 바로 정신을 차려[定] 외우내환(外憂內患)을 극복하는 것이다.

이렇게 외우내환이 있을 때면 한 개인에서부터 민족 국가, 인류사회 또는 대집단에 이르기까지 그 원칙은 마찬가지로 바로 '정신을 차린다'는 것이다. 정신을 차려야 범에 물려가도 살아 날 수가 있는 것이다. 이 때 정신차린다는 게 중요한 것은 정신을 차리기만 하면 못 헤어날 구멍 없는 지혜가 우러나기 때문에 이로써 거뜬히 위기를 극복하고 말기 때문이다.

이를 고색창연한 우리들의 전통은 계·정·혜(戒定慧)라는 삼위일체(三位一體)의 반석을 세워 우리에게 가르쳐 주는 것이다.

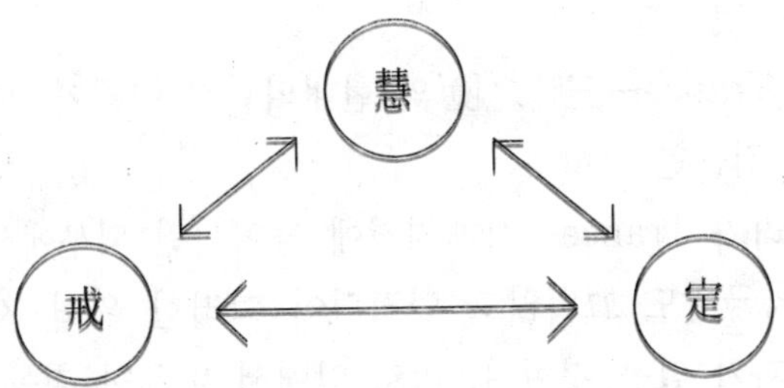

정(定)과 혜(慧)

이 때 계(戒)란 밖으로 담장을 쌓아 방어를 단단히 하는 룰 (rule) 지키기이고, 그리하여 안으로 이론백출(異論百出)하는 울통불통한 중론(衆論)을 평정하여 안정을 갖추는 것이 정(定)이고, 그러한 안정 위에서 귀신 같은 재주와 귀신 같은 재주로 해넘기는 행동이 나오는 것이 혜(慧)인 것이다.

이 때 계·정·혜(戒定慧)는 셋이 하나여서 서로서로 주고받는 영향으로 밀접히 연관되지만 이러한 관점에서 말하면, 우리는 역시 정을 치켜 들만 하다.

정(定)이란 평정(平定)의 정(定)이고, 정립(定立)의 정(定)이고 그리고 안정(安定)의 정(定)이다. 바로 첫머리에 이야기한 "범에 물려가도 정신만 차리면 산다"는 그 정신차리기이다. 이렇게 심신이 안정되기만 하면 우리들이 지닌 바 별의별 지혜가 다 우러나 제 아무리 어려운 난관이라도 기어이 꿰뚫고 나아갈 수 있게 되는 것이다.

이러한 마음의 안정을 말하는 정(定)을 현대정신의학에서는 'trance'라고 해서 바로 우리네 전통적인 개념인 삼매지경(三昧之

境)이 되는 것이다.

따라서 'Trance—三昧之境'의 현대의학적 이해가 바로 선의 본질에 관한 접근인 것이다.

일단 우리가 Trance—삼매지경에 들어가면 외부에서의 어지간한 위협·자극에도 끄떡않고 안정되어 그러한 위협·자극을 튕겨버리는 효과가 있는 것이다. 바로 앞에서 비유한 철통 같은 외성벽(外城壁)을 쌓음으로써 외침에 끄떡도 않는 작용이 있는가 하면 또한 대내적으로는 여러 가지 잡다한 생각들이 울쑥불쑥 난립하여 서로들 갈등·충돌을 일으키고 있는 상태에 작용하여 그들을 평정히 고르는 작용이 있어 여기 대내외적으로 평안을 초래하게 되는 것이 바로 심신의 안정이고 마음의 이완인 것이다.

이러한 안정이 참선(參禪)으로 해서 날로 굳건해지니 나중에는 아무 것에도 파괴되지 않고 아무 것도 쳐부술 필요가 없는 금강삼매(金剛三昧)에도 들게 되는 것이다. 이를 원효대사는 무파이무불파(無破而無不破)라고 하였던 것이다.

인간정신의 지혜 오안·오지(五眼·五智)

그러한 철통 같은 방위에 안정을 누리고 있으니 여기 정신적으로는 여러 가지 지혜가 일어나지 않을 수 없다. 이러한 지혜를 생물학적으로 이야기하면 바로 적응형 형성(適應型 形成)이고, 동양 전통에서도 이를 오안·오지(五眼·五智)라 하여 인간생명이나 인간정신이 피우는 지혜를 다섯 가지로 나누어 설명하였다. 다시 말해서 '정(定)'에서 일어나는 '혜(慧)'의 공덕의 종류 이야기다. 그것을 한번 살펴 보기로 한다. 그것은 참선의 가장 중대한 공덕·효과이니 말이다.

제1안 : 육안·성소작지(肉眼 成所作智)—이것은 다름 아니라 감각신경을 통해서 얻는 정보 위에 형성되는 지혜로서 이러한 육안감각지혜(肉眼 感覺智慧)는 참선 등으로 닦아진 토대 위에서는 형안(炯眼) 또는 이총(耳聰) 등의 표현대로 감각이 아주 밝아지는 것이다. 안·이·비·설·신(眼耳鼻舌身)이 모두 밝아서 그로써 얻어지는 성소작지(成所作智)는 해박한 것이다.

제2안 : 천안·묘관찰지(天眼 妙觀察智)—이것은 요즘 말로 해서는 지각으로 또 감각으로 날라온 정보를 주체적으로 받아들이는, 또는 받아들인 정보로서 역시 감각과는 확실히 다르니 이것은 전자와는 달리 될 수 있는 대로 그대로가 중요한 것인데, 우리네 전통은 이것을 허심탄회 또는 명경지수라고 하였다. 다름이 아니라 가능한 객관적이어야 한다는 것이다. 마음이 안정되어 있으니 사실 있는 그대로 비치기를, 마치 잔잔한 호수에 비친 달그림자처럼 될 것은 물론이다.

제3안 : 혜안·평등성지(慧眼 平等性智)로 요사이 개념으로 말하자면 정감(情感)으로 얻어지는 지혜니, 직관력과 같은 것들이다. 이것은 말할 것도 없이 참신하고 잘 공명(共鳴)스러워야 훌륭한 것이매 참선 등으로 심신이 안정·침착해지니 감정인들 참신하고 공명스러워지지 않을 수 없다.

제4안 : 법안·대원경지(法眼 大圓境智)는 사고 끝에 얻는 지혜이니 바로 가장 인간적인 예지이며, 역시 참선으로 마음이 차분하니 사고가 심사숙고하게 되고 심려사찰(深慮査察)하게 되어 물샐 틈 없이 치밀하게 하니, 그 결과는 큰 거울에 세상만사가 다 비치듯이 빠질세라 놓칠세라의 치밀과 사려 깊음이 토대되어 빈틈 없는 지혜가 되는 것이다.

　제5안 : 불안·법계체성지(佛眼 法界體性智)로 말할 것 같으면, 현대어로 바로 판단과 동시에 야기되는 행동을 한꺼번에 묶어서 일컫는 단행(斷行)이니 이는 확고하고 신속해야 된다. 심신에 아무런 거리낌 없이 자유무애 또는 활달하니 확고하고 신속한 단행이 되는 것이다. 그래서 다시 안정과 침착을 토대로 위에서 오안(五眼)·오지(五智)는 서로 주고 받듯이 사통팔달(四通八達)하여 초탈(超脫)한 것이다.

　앞에서 삼매지경(三昧之境·trance)상태를 약간 건드렸지만 이것은 결국 우리 인간생명의 일상생활에서 잠깐 있는 사상(事象)을 인공적으로 연장해서 그 효과를 배가 내지 수배로 늘린 것으로 이해할 수 있다. 무슨 말인고 하니, 우리가 수면에 들어갈 때나 수면에서 깰 때 잠깐 이 trance상태에 들어가는데 이를 증명하듯이 입출수면시(入出睡眠時)의 뇌파(腦波)가 $\alpha-$波로, 바로 입선시(入禪時)의 그것이 깨끗한 $\alpha-$波의 계속임을 봐서 같은 것임을 알 수 있다. 단 전자는 자연적인 것으로 단시간의 것이나 후자는 인공적으로 연장했으니 길고 그 효과가 수면과는 별다른 심신의 안정작용이 있어 그의 연장으로 위에서 말한 참선의 효과가 얻어지는 것이다.

고뇌의 메커니즘과 그 해소

현대의 스트레스 또는 현대인의 노이로제 둥 현대야말로 스트레스나 노이로제에 시달리는 시대라고 야단들이지만, 사실은 스트레스니 또는 노이로제니 하는 표현이 현대적으로 달라졌을 뿐—물론 생활의 복잡함과 두뇌경쟁의 격화로 그 양은 많아졌겠으나—사람이 사는 어느 시대, 어느 사회 또는 어느 개인치고 고뇌나 갈등이 없었을 때는 없었다.

대체로 우리가 살아간다는 것은 다른 말로 하자면 문제가 생겼다가 풀리고, 풀렸다 하면 또 생기는 그런 풀고 감고의 연속이고, 혼돈에 빠졌다가 허우적거려서 헤어났는가 하면 또 다음 혼돈에 빠지고 하는 그런 혼돈과 평정의 끝없는 연속선상에 있는 것이다. 이것은 또 다르게를 표현되어서 당착과 해결, 고뇌와 보리, 또는 원망좌절과 소원성취 등으로 된다. 물론 그밖에도 많은 표현이 있겠다.

이렇게 우리의 생활 그 자체가 그러한 이대대치(二大對峙)의 쌍으로 이루어져 있으나 사람의 마음이란 참 요상도 하여 고뇌나 실패나 또는 혼돈이나 갈등이 있을 때는 그만 그것밖에 보이지 않고, 그것밖에 볼 수 없는 변계소집(偏計所執)에 빠져 언제나 넘어가는 다음 단계를 못 보는 것이다. 그래서 예전 사람들은 '인생은 고해'라고 하여 인생이란 '하염없는 시름이라'하였는가 하면, 현대는 '스트레스의 시대!'라고 하는 것이다.

이렇게 한번 빠지면 고해고, 노이로제라고 하여 좀처럼 잘 헤어나지 못하는 상태에서 어떻게 하면 해탈하고 헤어날 수 있는가고 여러 가지로 궁리하며 그래서 그 방법들을 제시한 것이 다름아니라 그 많은 인간의 지혜이고, 생물학적으로 어렵게 이야기해서는 생활의 적응형(適應型)인 것이다.

그 많은 고뇌의 해결법 가운데 중대한 제시 중의 하나가 바로 고색창연한 선(禪)이다. 선이란 원래 뜻이 정려(靜慮)니 또는 심려사찰(心慮査察)이라고도 하는데 한마디로 조용히 앉아서 생각하는 것이다. 그것이 바로 선의 기본자세인 좌선(坐禪)이다. 어려움을 당했을 때면 곧잘 허우적거리기 쉬우나 그러지 말고 가만히 앉아서 잘 생각한다는 것이다. 그것이 바로 우리네 선현들이 말씀하시는 허둥지둥하지 말고 '고정하여라'인 것이다.

이 때 선현의 말씀대로 가만히 앉아서 생각하니 아니나 다를까 문제의 해결(problem-solution)이 보인다. 그것은 다름아니라 선정(禪定)에서 지혜해탈(智慧解脫)인 것이다.

이것을 또 다르게 이야기하자면, 어린애가 뭔가 잘못짚어서 넘어져 놀래고 아파서 울 때 어머니가 잘 달래서 그 경천도지(驚天倒地)한 감정상태를 고정시켜 주니 다시 일어나 걸어가서 목적물에 도달하는 것이 바로 고뇌해결의 원형이다. 다시 말해서 고뇌해결의 방법은 '지혜제일(智慧第一)'로 하는 것이니 그런 지혜의 발생토대로 자비를 들었고, 다시 그것을 소상히 한 것이 계·정·혜의 삼학(三學)이고, 또 더 나아간 선론(禪論)이 사제(四諦)인 지계·인욕·선정·해탈 지혜이고, 그후 속출하는 이론의 분출이 오력·육바라밀·칠각지·팔정도 등으로 해서 팔만대장경으로 방대하게 전개되는 것이 지혜의 종교, 다시 말해서 인류가 발달시킨 가장 위대한 적응형의 하나인 불교의 일대보고인 것이다.

여기서 지혜와 자비 다음으로 중요한 것이 바로 선정, 곧 마음의 고정이라는 것이니 과연 정려 또는 심려사찰이 얼마나 중요한 것인가 하는 것은 더 말할 필요가 없다.

선(禪)의 두 가지 방법으로의 분화

가만히 앉아서 마음을 고정하니 고뇌는 가시고 어느새 문제해결의 방안이 떠 오른다는 것이 선(禪)인데, 따라서 여기 자연히 두 가지 방법이 생기는 것이다. 다름아니라 하나는 오직 가만히 앉아 있기만 하면 된다는 지관타좌(只管打坐)의 방법으로 이것을 불교에서는 묵조선(默照禪)이라고 하고, 또 다른 하나는 무엇에 열중해서 생각케 하는, 즉 문제를 하나 주어 거기에 열중케 함으로써 어느새 마음의 안정과 함께 그 문제의 해결과 더불어 주어진 문제 공안(公案) 또는 화두(話頭)를 들고 있는 고뇌자의 문제를 덩달아 같이 해결 해주는 방법을 화두선(話頭禪) 또는 공안선(公案禪)이라고 하는 것이다.

후자는 아주 어려운 문제─사실은 논리적으로 거의 해답이 없는 문제─를 줌으로써 그 문제해결에 열중케 함으로써 정신이 한 점으로 집중되어 고비를 넘으니 일대해소(一大解消)가 와서 원래의 고뇌는 해결되는 것이다. 따라서 쉽게 말해서 '보기'나 '문제'를 주어서 정신을 집중하는 통에 안정이 얻어져서 원래의 문제도 덩달아 해결케 하는 것이다.

그래서 조사(祖師)나 구도자의 성품에 따라 묵조선이나 또는 화두선으로 하게 된다. 필자의 의견으로 전자는 몹시 정서적인 사람들, 다시 말해서 순환성 기질(循環性氣質)에서 후자는 몹시 이지적인 사람들, 즉 분열성 기질(分裂性氣質)에서 기호하는 것 같다. 이유인즉 전자는 정서만 가라앉으면 저절로 문제해결이 되고 후자는 이치가 먼저 해결되어야 정서의 혼돈이 가라앉기 때문이다. 그렇지만 어느 쪽으로 해결되는 사람들이 더 많은지 모르겠다. 순환성 기질과 분열성 기질이 적당히 섞여 있는 사람들이 많으니까 말이다. 과학·예술성에서 과학성에 기울이거나 예술성에 기울어지거나 간에 다른 한쪽이 없는 사람이 있고, 또한 다른 한쪽이 적당량으로 있어서 더 훌륭한 과학이나 예술에의 성과가 이루어지는 것을 우리는 생각할 수 있다.

과학과 예술성의 비율이야 어쨌든간에 우리는 지혜제일의 아버지 대세지보살(大勢至菩薩)과 어머니 관세음보살(觀世音菩薩) 사이에서 그 부모들의 세력을 각기 제나름대로 적당량 얻어가지고 태어났으니 자식들이 엄마편이다, 아니 아빠편이다 할 것이 아니라 제각기 딴 소질을 소중히 여겨서 대성하게끔 각기 노력하여 견성성불—자기발견과 자기발명토록 할 따름인 것이다.

고뇌 또는 갈등이 일어나는 것은 우선 크게는 주위 환경과의 문제이니 현실적으로 뭔가 벽에 부딪쳐서 해결·전진 못하는 상태에서 오는 현실 적응부전증(適應不全症)이 있고, 둘째는 그러한 대외적·현실적인 것과의 모순당착 말고 내심으로 심리적인 요인만으로 즉, 우리들의 주인격인 자아 스스로가 다른 내심적 제반 요소를, 이를테면 초자아(超自我)라는 양심, 또는 이상자아(理想自我)라고 하는 이상(理想), 그리고 다시 본능(本能)이라고 하는 충동적인 요소와 모순·갈등을 일으킬 때 노이로제가 일어나니 그

증상들은 다음과 같다.

불안, 공포, 긴장, 초조, 의기소침, 의기양양, 불면, 과민, 기억력장애 및 정신집중불능, 고혈압, 당뇨병, 관절염 등의 정신·신체증세, 우울증, 히스테리 및 강박증세 등.

선의 방법(方法)

선이란 마음을 고정시키는, 말하자면 정신안정시키는 동양불교의 전통이다. 이번에는 그 방법을 소상히 들여다 보기로 한다.

이미 말머리에 나왔다시피 전통선의 방법은 두 가지이고, 묵조선과 간화선에 있어서 그것이 전자는 비교적 정서적인 순환성 기질의 사람에, 그리고 후자는 비교적 이지적인 사람인 분열성 기질(分裂性器質)의 사람에게 적용되는 방법이라고 보아왔다. 그리고 이 두 방법이 모두 마음의 안정에 앉아서 하는 태의(態依)에서의 이야기이고, 마음의 안정이 앉는 태의(態依) 말고 또한 행·주·와(行住臥)에서도 있다는 것을 전통선에서도 이미 알아차리고 있다고 보아 왔다.

그러면 과연 '마음의 안정에 어떤 방법이 있나?'를 다른 면에서, 즉 현대정신의학 측면에서 한번 더 살펴 보기로 한다.

사람의 마음이 안정된다는 것은…

사람의 마음이 안정된다는 것은 마음이나 신체에서 특히 마음의 안정, 곧 쉽게 말해서 갈등아 없어야 된다는 것이다. 그런데 '갈등'이란 마음에서 어떤 반대요소가 강력히 작용하여 이렇다 저렇다 결정을 못해서 힘이 두 동강이가 나 옴짝달싹 못하거나 아니면 반대요소가 너무나 짓눌러서 역시 꼼짝못하는 상태이다.

이 때 전자에서 어느 쪽으로든지 결정만 하면 그대로 힘이 통일되어 일을 밀쳐나가게 되어 적어도 힘은 들더라도 갈등상태에는 있지 않는 것이다. 단 후자의 경우는 핍박받고 있는 자아를 가세(加勢)하는 내외의 여러 요소들을 잘 살펴서 자기편으로 끌어 넣음으로써 자아는 강세하며 난관을 뚫어가게 되는 것이다.

이 때 내적(內的)으로 마음의 갈등이 없어야 되는데 말하자면 마음의 여러 요소들이 심일경성(心一境性)으로 잘 통합되어 있어야 하니 내심(內心)의 통합이라는 것이 결국 문제이다.

다시 말해서 충동적인 요소, 양심적인 요소와 다시 이지(理智)를 찾는 요소와 그리고 그것들을 묶어 하나로 하는 현실적인 요소들이 잘 통합되어 있어야 되는데, 이 때 이렇게 서로 다른 요소들이 잘 통합되게 하는데는 현실적 측면과 상응하는 자아의 탄력성이 커서 충분히 늘어나면 통합 못하는 것이 없게끔 자아의 기량이 큰 것이 좋다. 이 때 자아(自我)의 기량(器量)이 자아의 강력함이고, 정신건강의 푯대이다.

근본자아(根本自我)의 구축(構築)은 어머니와의 관계에서

자아의 기량이 늘어나 있는 상태, 또한 늘어날 수 있는 정도는 바로 어머니의 됨됨이 정신구조 속에의 삽입으로 이를 정신학적으로는 근본자아(basic ego)라고 하니 모든 내정신(內精神) 구조를 뒷받침 내지 지지하고 있는 자아의 기초구조이다.

이러한 자아의 기초구조의 구축은 바로 어릴 때 어머니와의 간계에서 기본적·생리적 필요가 최대로 충족되어 얻어지는 강력함인데, 이것은 인생의 후기에 가서도 그 기초구조가 위협을 당할 때면 언제나 어머니나 또는 어머니의 그림자를 찾는 일로 나타난다. 이를테면 스트레스를 받을 때나 갈등을 느낄 때 어머니 역할 같은 사람(mothering person)에게서 위로의 손길(soothing effort)을 기구 내지 갈구하며 이로써 손상된 자아를 회복하게도 되는 것이다.

스트레스나 갈등 상황에 있을 때 오감각(五感覺)을 통한 관능적인 만족도나 또는 고무, 격려의 칭찬이나 또는 휴식, 유예(遊藝) 등으로 긴장을 푸는 일, 그리고 다시 그로써 지혜나 지력(知力)을 얻게 되는 것이다. 이것이 정신차리게끔 한숨 돌리게 해주는 일이다. 이 때 마음이 차분히 가라 앉는 것은 물론이다. 바로 안정이다.

언제나 안정시(安定時)와 안정장소와 그리고 안정인(安定人)이 있으니, 안정인이란 바로 그런 안정을 주는 어머니 같은 사람이다. 그런 사람이 실제로 옆에 있어서 고무격려, 칭찬을 하거나 또는 그런 사람이 지켜 주고 있다고 내심으로 확신할 때 그는 대안심(大安心)을 하며, 이 때는 용기백배하여 온갖 지혜가 다 우러나오는 것이다.

이것을 또 다르게 이야기하자면 자기의 시(時), 자기 자리, 그리고 자기 사람과 더불어 있을 때 그로써 가장 안정되는 것이다. 이를테면 어린애가 휴일이면 자기 집에서 어머니와 같이 있는 것 등이다. 휴일날 자기 집에서 친한 벗들끼리 같이 있을 때가 가장 안정스러운 것이다.

누워있는 것이 최고인 안정 곧 편안

따라서 이런 조건에서는 눕거나 앉거나 걸으나 서나 놀거나 또는 일하거나 항상 이완되어 있다. 이 때 더군다나 누워있는 것이 안정치고는 최고의 자세이며, 누우면 '편안'하게 되며, 신체의 최대면적이 지면과 접하는 단위면적에 걸리는 중력은 최소로 되어 가장 편한 상태가 된다. 와선(臥禪)이 좌선(坐禪)보다 쉽고 편안하고, 안정만을 목표로 한다면 누워있는 와선이 으뜸이다. 따라서 안정요법(安定療法)에서 최대의 안정효과를 노린다면 누워서 하는 것이 최고이다.

다음 누워서 하는 lying relaxed method(LRM)로 안정이 상당히 되고 나면 이제는 안정 이외의 별다른 효과를 또한 노릴 만하다. 다름아니라 앉으면 태산같이 묵직하게 버텨서 독좌대웅봉(獨坐大雄峯)하면서 스스로 앉기를 태산과 같이 웅장하게 앉는다는 것이다. 다시 말해서 묵직히 의젓이 그리고 두둑하게 앉으니 그의 정신적 영향은 또한 침착과 확고와 그리고 인내로 되는 것이다.

좌세(坐勢)는 전통적으로는 가부좌(跏趺坐)로서 깔개〔坐服〕를 두텁게 하고 그 위에 다시 보조방석을 하나 놓아서 그 위에 앉는다. 엉덩이만을 고이는 것이다.

이로써 허리가 쭉 펴질 것은 당연하다. 허리를 쭉 펴고 온 몸에서 기운을 다 풀어버리면 자연히 몸의 중심이 아랫배에 가서 닿게 된다. 동시에 아랫배가 들어 갔다 나왔다 하면서 천천히 조용하게 깊숙한 복식호흡이 일어나게 되며, 복식호흡이 일어나면 손발이 무거워지고 뜨뜻해 진다. 동시에 이마는 시원해지고 가벼

워 진다.(頭寒足熱)

전통 선(禪) 중에서 묵조선과 화두선

온몸이 편안하고 마음이 고요하고 의젓하고 두둑하게 있을 따름이다. 조용하고 깊숙한 복식호흡 말고는 아무 것도 없게 된다. 이렇게 치료자가 재창을 해주면 어느새 좌선자는 차츰 이완과 확고에서 삼매지경에 들게 된다.

이 때 전통선에서 소위 묵조선과 화두선으로 나누어지는데 전자에서는 오직 앉기만을 강조하여 지관타좌(只管打坐)이고, 후자에서는 이야기머리〔話頭〕를 들어서 앉는다.

이 때 화두와 논리적으로는 도저히 해결 안 되는 그런 문제를 공안(公案)이라 하여 풀기를 지시한다. 이를테면 '부모미생전(父母未生前)에 너는 무엇인가?' '부처님이란 마삼근(麻三斤)이다' 또는 '부처님이란 무엇입니까?' 라고 물음에 '차나 한잔 마시세' 라고 했다는 등의 불가사의한 문답을 전개시키기도 한다. 그래서 참선자로 하여금 생각하고 생각해서 도저히 더는 생각 못할 지경으로까지 몰고 간다. 이렇게 절대절명의 지경에 이르면 참선자는 머리가 멍해지고 혼돈스러워진다. 사실은 이 때 이 화두선 또는 공안선이란 바로 이런 상황되기를 기대해서 된 것이다. 그러면 과연 그런 상황이 무엇이며 그것 후에 과연 어떻게 되나를 심리학적으로 훑어 보지 않을 수 없다.

견성(見性)의 과정

문제 해결

선(禪)의 원래 뜻은 "심려사찰(心慮查察)한다" 다시 말해서 "곰곰이 생각한다" 또는 "소상하고 깊숙하게 놓칠 것이 없게 치밀하고 소심하게 사고한다"는 것이다.

그래서 그러한 깊은 생각의 최오저(最奧低)가 바로 무념무상(無念無想)하는 무의식의 영역까지 도달한다는 것이다. 이렇게 올바른 사고를 위해서 조용히 홀로 앉기(只管打坐)를 권하는 것이다.

올바른 사고란 다름 아니라 무슨 문제가 생겼을 때 이를 성공적인 방법으로, 또는 유효한 방법으로 해결하기 위한 가장 인간적인 두뇌활동이다. 따라서 올바른 사고 끝이면 반드시 거기에는 훌륭한 해결, 또는 좋은 생각이 있는 것인데 이것이 갑자기 전광석화로 머리에 번득 떠오를 때 저 희랍의 아르키메데스는 "Eurika, Eurika!"하면서 발가벗은 채로 거리를 뛰쳐 나가기도 하고, 동양에서는 부지수무족답(不知手舞足踏)이라 하여 어쩔 줄 모르게 기뻐 날뛴다고 하였다.

도통(道通)했다는 것은 진리에 통했다는 것

생각하고 생각한 끝에 어떤 해결에 도달한 것을 알았다, 또는 알아차렸다고 하여 이는 하나의 전신전령(全身 全靈)한 지적(知的) 반응을 말하는 것이다. 이 때는 추시(追試)나 후점검(後点檢)의 필요조차도 없는 자명의 것으로 확신되며, 이런 깨달음을 원효대사는 성자신해(性自神解)라고 하여 스스로의 성품이 알아차리기를 마치 신처럼 한다고 표현했던 것이다.

'나투'는 그것이 바로 자명의 진리임을 스스로도 전신전령(全身全靈)으로 알아차려지는 것을 견성이라고 하고, 한 소식을 얻었다고도 하고 속되게는 도통했다고 하는 것이다. 속되게 이야기하는 도통(道通)도 잘 해석해 준다면 도〔眞理〕에 통했다는 것이니 과히 그 자체로는 황당무계한 것은 아니고 도통이면 그런 황당무계한 것으로 불리는 이쪽 사정이 문제인 것이다.

이 때 도통(道通), 또는 각오(覺悟)에는 인생의 사소한 문제해결의 실마리에서 크게는 인생이나 우주의 근본문제의 알아차림으로까지 크고 작은 무수의 견성이 있게 되는 것이다. 견성을 요사이 말로 하자면 문제해결인데 그것이 원체 큰 인생의 근본문제의 해결일 때 우리는 그것을 소중히 여겨 각오(覺悟)라고 하게 되는 것이다.

그러면 과연 각오라는 이 문제해결 또는 자기를 꿰뚫어 봄이 어떤 결과를 가져 오는지 살펴 보기로 한다.

유사(類似)와 근방상황(近傍狀況)

문제해결, 또는 사정에의 해답을 얻는 것을 현대에서의 저 유명한 컴퓨터에 의뢰한다라기보다 원래 문제해결능력을 본받아 컴퓨터가 발명되었으니 컴퓨터는 두뇌의 문제해결능의 한 모형에 지나지 않는 것이다.

컴퓨터는 우선 많은 항목을 순서정연하게 입력시켰으니 그 항목이 많으면 많을수록 좋고, 그래서 가장 유사하고 가장 근방에 있는 항목이 해답으로 튀어나오도록 조립되어 있는 것이다. 이리하여 문제를 넣기만 하면 즉시 근사한 해답이 튀어나오는 것이다. 현대 컴퓨터의 대본산(大本山)인 우리의 두뇌활동도 그 모형보다 훨씬 크고 복잡한 스케일로 활동하는 것이다.

선의 두 가지 방법, 즉 묵조선과 화두선(話頭禪)의 일치점을 무념무상(無念無想)에서 찾을 수 있다고 앞서 이야기했었다.

화두를 드는 쪽에서 묵조선의 무념무상을 화두로 생각하면 되는 것이, 무념무상을 내세우지만 그것이 그리 쉽사리 이루어지는 것이 아니기 때문이다. 다시 말해서 풀리지 않는 것이다.

잘 되지 않고 잘 풀리지 않는 문제를 안고 있거나 이상상태(理想狀態)로 하여 버티고 있으면 조만간 대체로 이것이 풀린 것인가 또는 '아니 무념무상에 어떻게 도달된단 말인가'하는 의문이 살짝 돋아나서 여기 마음 속에 차츰 그 의문의 덩어리가 엉겨서 커지는 것이다. 이것을 전통선에서는 의단(疑團)이라 하고 현대 정신의학에서는 의고상태(疑固狀態)라고 한다.

이런 상태에 빠지면 머리가 멍해지고 뭐가 뭔지 잘 모르고 의심암혼(疑心暗魂)하는 일종의 위기상황이 된다.

이리하여 긴장이 고도에 도달하여 이제 주체자는 안절부절하고 불안하고 마치 미칠 것만 같다는 상태가 된다. 갈등이 최고조로 도달된 것이다. 바야흐로 터지기 직전의 상황인 것이다.

터지기 직전의 상태에서 외부의 한점 영향으로 무너져 내려

이 때 우연히도 밖에서 대수롭지 않은 자극, 이를테면 마당을 쓸다가 돌이 튕겨 항아리에 가 부딪치는 소리가 땅 한다든가, 또는 노사(老師)의 일갈이라든가, 또는 일방(一棒) 등으로 더 이상 정신집중이 안 되던 상태에서 놀라 백척간두(百尺竿頭)에서 부득이 진일보하니, 여기 전(轉)이 되고 또는 멸(滅)이 일어나, 맺혀 쌓였던 업장이 싸—하고 대들보 터지듯 무너지는 것이다. 바로 내부에서의 줄탁일여(啐啄一如)하여 환상적으로 부풀어 올랐던 생각이 펑 터져져서는 자타일여(自他一如)하고 만법이 귀일하는 원초회귀(原初回歸)로, 위대한 현실로 돌아온다.

그래서 자기가 추구하고 있던, 집념하고 있던 것이 지나친 과장 내지 현실이탈이라는 것을 홀연히 알아차려 평상심의 평온한 평형의 상태로 돌아가는 것이다. 의단(疑團)이 사그러지게 되는 것이다. 이 때의 심정, 다시 말해서 각오(覺悟)의 심정이란 처음은 부지수무족답(不知手舞足踏)의 형용할 수 있는 기쁨이나 시간이 지나자 그것이 바로 유연화개우일촌(有緣花開又一村)하는 현실에의 회귀이자 참신함인 것이다.

이것이 정신을 일점으로 집중함으로써 그 정점에서 싸—하고 풀어주는 집중적 해탈의 방법이라면 이에 그러한 위기상황은 오지 않도록 수시로 풀어주는 이완법이 저 유명한 지관타좌를 권하는 묵조선인 것이다.

"수시로 풀고 있으니 위기의 정점도 오지 않고 고뇌도 없고 깨침도 없다는 것이다"라기보다 그렇게 위기상황을 만들어가고 그 전에 이미 모두들 서둘러서 선뜻선뜻 해결되어 가기 때문이다.

바로 깨칠 것도 없고 안 깨칠 것도 없는 평상심시도(平常心是道)이고 따라서 일일시호일(日日時好日)인 것이다. 그러나 후자 묵조선에서는 평상적이고 탱탱하게 탱겨지지도 않고, 너무 늘어지지도 않는 평상심을 유지하고 있으며, 이런 문제와의 적절한 거리도 유지되며, 어떤 사태라도 객관적으로 관행(觀行)하고 있으니 위기상황이 되기 전에 모두 모두 해결되고 마는 것이다.

이러한 것들은 곧 실제의 생활에서 건강한 태도를 가르치는 전통적 지혜

이상 선의 문제해결 또는 돈오(頓悟)의 전기를 그 과정에서 살펴 보았다. 선에서의 이러한 과정은 사실은 인공적 방식에 의해서 일종의 실험적 위기상황으로 몰아 넣어서 위기감을 경험케 한 후 다시 해방시키는 모델이다. 현대정신의학에서 분리한 일종의 실험적 신경증상태에 투입했다가 그것에서 해방시켜 줌으로써 그러한 경험을 몇 번 또는 쉬 풀리게 함으로 인생에서의 여러 가지 난제를 풀고, 또는 건강한 태도를 가르치려는 전통적 지혜로 보아 무관한 것이다.

이렇게 볼 때 그 예지가 얼마나 깊고 훌륭한 것인가를, 새삼 현대정신의학이 고개를 숙이고도 남음이 있는 것이다. 그러니 인생의 실 문제에 걸려 그것을 못 풀고 그래서 노이로제나 정신장

애를 일으킨 사람들을 데려다가 "우선 앉게나!"하고 지관타좌케
시키는 좌선은 훌륭한 현대정신의학의 방법이라 할 수 있겠다.
이름하여 좌선은 안정, 이완법이라 하는 것이다.

견성(見性)의 내용

도통한다는 것

선(禪)에서 중대한 제목의 하나에 '직지인심 견성성불(直指人心 見性成佛)'이라는 말이 있다. 사람의 근본마음 자리를 꿰뚫어 보아 바로 스스로의 근본자리를 알아차리면 견성 곧 부처〔自己自身〕가 된다고 한다. 그래서 속되게는 성불하면 도통(道通)하여, 세상에 모르는 바가 없고 못하는 일이 없다〔全知全能〕고 한다.

이리하여 세상의 별의별 원망 좌절에 시달리던 청년이 '오라! 그렇다면 나도 참선수도하여 견성성불해야지'하는 큰 원을 품고 입산수도케 되는 것이다. 그렇게 하여 지관타좌하는 묵조선이든, 또는 큰 화두를 하나씩 들고 화두 풀기에 열중하는 간화선이든간에 밤낮을 잊고 참선하게 된다. 그래서 좋은 선사의 인도 아래 언젠가 하루는 문득 알아차리기도 하고〔頓悟〕, 차츰차츰 알아차리게도 된다〔漸修〕.

그러면 과연 득도·견성·각오(得道 見性 覺悟)하는 그 내용은 무엇인가를 한번 살펴 보기로 한다.

시각(始覺)과 본각(本覺)

앞에서 언급한 바와 같이 선에 관심을 한 점에 집중하고 화두, 또는 간화선과 반대로 사방팔방으로 헐어버리고, 묵조선은 모두 궁극적으로는 정신의 안정 또는 상념의 난무(亂舞)를 없이하여 그야말로 '원래 청정심(淸淨心)'하는 그 정신(精神)이 나게 한다고 했다.

정신이 난다는 것은 '신이 난다', '신(神)이 내린다', 즉 온통 난무하던 탐·진·치·만·의(貪瞋痴慢疑)의 모든 정념(情念)들이 가라앉으니 그 속에 깊이 침잠되어 있던 마음의 체(一心之源)가 드러나는 것으로 그것은 만물과 통하는, 따라서 전지전능하고 독존(獨尊)스러운 것의 드러남, 나툼, 또는 보임[見]인 것이다. 단 이 때 깊은 마음의 심연 속에 엿보이는 이 느낌은 처음 언젠가 어디선가 본 것 같은 느낌이 드는 것이다.

인생의 모든 일을 추진해 가는 저력 — 인생의 마직막 끝 힘

그것이 지금 이처럼 위기상황에 몰렸을 때나 또는 설정된 유사 위기상황에 들었을 때 오는 것은 바로 우리가 아득한 옛날 어린 시절, 아마 그것은 유아시에 있었던 유아적 전지전능 및 독존감(獨尊感)의 재림(再臨)이고 그것의 규견(窺見)인 것이다. 따라서 위기상황이나 또는 선과 같은 특별한 설정이 아니고는 어느 때나 나타날 리 없고 나툴 필요도 없는 것이다.

마음의 근원, 다시 생명의 근원이라고 할 이 전지전능 및 독존감은 인생의 모든 일을 추진하여가는 저력으로서 우리들 인생의 사소한 일상성은 물론, 비상한 일들까지도 줄기차게 해내온 인생의 마직막 끝힘인 것이다.

이러한 끝힘은 참선(參禪) 등의 설정적 상황 말고도 앞에서 말한 바와 같이 인생의 위기에 설 때 종종 현몽(現夢)하여 거대한 생물의 이미지 또는, 백발이 성성한 장로(長老)의 이미지 등으로 나타나서 위기를 뚫고 나갈 끝힘과 지혜와 그리고 용기 등을 부여하고는 어딘지 사라진다는 그 원형 등으로 나타난다.

종족집단적영상(種族集團的影像) 또는 계통발생적원영(系統發生的原影)이라고 불리기도 하는 것이다. 이러한 것들의 나툼을 불교에서는, 특히 선에서는 견성(見性)이라고 하는 것이다. 이의 나툼에는 전지전능과 독존감에 넘치니 그 희열은 비할 데 없이 커서 감사로 부지수무족답(不知手舞足踏)의 몸둘 바 모르게 좋은 것이다.

선통(禪通)한, 도통(道通)한 상태란 이러한 희열의 상태를 통해서 스스로의 자존(自尊)을 요지부동의 것으로 세워주는 일인 것이다. 그리하여 이제는 과연 그러한 요지부동의 대용맹을 가지고 인생을 박차나가니 세상에 못할 일이 없고, 극복 못할 일이 없는 것으로 되는 것이다.

이리하여 잃었던 것과 약화되었던 자존(自尊)은 되살아나 인생은 자신과 활력으로 충만하는 것이다. 단 이 때 주의해야 할 일은 좋아서 우쭐대고만 있다가는 큰일나는 것이다. 그것은 현실을 무시하고 날뛰는 유아적 상태로 떨어지는 것이니 오래 가지 않아 땅에 떨어지고 마는 것이다.

따라서 이 때 견성했을 때 선사는 곧 돈후점수(頓後漸修)를 권하니, 곧 물러서서 조용하고 차분하게 희열 흥분을 가라앉혀 묵묵히 돈후점수로 들어가는 것이다.

그리하여 그것이 실제로 현실적인 것으로 성숙되어 나올 때 비로소 평상심시도의 위대한 평범으로 돌아오는 것이다.

삼매(三昧)의 신경 생리학

삼매지경에 들어갔을 때의 생리학적 상황을 살펴 보면 다음과 같다.

우선 자율신경계에서 부교감신경의 교감신경에 대한 약간의 우세, PH의 약간의 산성화경향, 심부뇌파(深部腦波)의 서파화(徐波化) 그리고 표재성 뇌혈류(表在性 腦血流)의 감소화와 다시 심부뇌혈류의 증가로 어딘지 얕은 수면인 몽수면(夢睡眠)과 닮은 데가 있으나, 역시 뇌활동의 전반적 억제는 아니고 정신작용은 잘 유지되고 내장기능은 오히려 더 활발해진다고 한다.

이것은 다르게 말하자면 신경정신의 개체발생에서 볼 때의 출발원점에 회귀하고 있으니, 바로 모든 개체발생지(個體發生枝)의 출발인 계통발생간(系統發生幹)에 가 닿으니 더욱 초월적인, 그래서 더욱 실재적이라고 해도 좋을 것이다.

삼매(三昧)의 대뇌생리학·심리학

소거(消去)의 효과—삼매(三昧)에서 trance action이란 우선 소거의 효과이다. 즉 신심(身心)의 이완으로 개체발생의 원위치, 출발점으로의, 자아의 적극적 관여로의 원점회귀로 오는 소거 작용으로 이미 잘못 조건화지워진 오해로의 선입주(先入主)에서 연계되는 편견(偏見), 다시 그의 극단화인 변계소집(偏計所執) 등이 지워져 나가게 된다는 것이다.

자유연상으로 되어 과거술회로 되는 '말로 하는' 효과에서부터 입신(入神)에의 유도에 재빠른 방법인 극렬한 춤과 같은 신체적 동작에 이르기까지 그것들이 모두 잔뜩 고여서는 정신을 흐려지게 하고, 왜곡케 하는 상태인 방위의 뚝을 무너뜨려서는 탐·진·치·만·의(貪瞋痴慢疑)로 혼탁된 정서를 다시 회복케 하니 따사하고 조용하고 깨끗하고 그리고 기품있는 목가적 분위기, 정온(靜穩)이야말로 자자연연(自自然然)하는 원래모습으로의 도래이다. 바로 '여래(如來)님 오셨네'이자 자동조정능력의 회복이다.

귀신처럼 신통(神通)하기 짝이 없는 것

이리하여 혜박한 안목으로 상황을 있는 그대로 여실히 파악하는 알음알이〔知覺〕, 꿰뚫는 듯한 직관력, 다시 정신집중력의 고양, 확연한 기억의 재생 등으로 전광석화로 번뜩이는 돈오(頓悟)에의 도달, 다시 전지전능(全知全能) 및 독존감(獨尊感)의 본래 진면목(本來眞面目), 자기본래성(自己本來性) 등으로도 불리는 자기보존본능의 회복으로, 정신성은 더욱 폭넓게 깊게 이루어져서 이로써 다시 구체적이고도 현실적인 행위의 재조건화가 이루어지게도 된다.

이 때 일심지원(一心之源)은 우뚝 솟아 이유무이독정(離有無而獨淨)하니 바로 독좌대웅봉(獨坐大雄峰)의 일심지산(一心之山)이다. 이는 잘도 삼공지해(三空之海) 즉 물리계, 대인관계계, 신체적 환경과 대등하는 것이다. 따라서 이는 무소부작(無所不作)이고 무소불립(無所不立)이고 무소불파(無所不破)의 자유분방한 대활약으로 구체화하게도 되는 것이다.

이 삼매지경 내지 거기서 일어나는 초출방외(超出方外) 또는 초월작용이야말로 모든 정신치료의 모체(matrix)로서 이 삼매지경에서 정(精)되고 초출방외하는 정신이야말로 귀신 같은 재주에 귀신처럼 알아차리므로 신통(神通)하기 짝이 없는 것이다.

이 삼매지경이란 의식과 무의식이 또는 신심이 서로 융이이불일(融二而不一)하는 무아, 극기, 범속한 상태에서 떠나 초출방외하는 인간존재의 중심적 요소, 심신이 통합되는 중요한 인간실존 자체의 구조, 바로 정신작용의 원초 원아(原我)가 발생하는 데라 할 수 있는 것이다.

심신의 안정이란 어머니의 덕목

탐·진·치·만·의(貪瞋痴慢疑)의 정서적 혼돈을 쾌도난마(快刀亂麻)하는 환희이니 이는 바로 광명으로 눈이 부시도록 밝은 법당(法堂), 만다라(曼陀羅) 또는 치료장이 훤히 열린 화합인 것이다.

이렇게 본다면 삼매란 정신의학적 방법의 가장 기본이라는 것을 알아차리게 되고, 따라서 요(要)는 각자의 독특한 역사적, 사회집단적 그리고 개체적인 것에 따르는 별의별 삼매지법(三昧之法)들을 백화난만히 꽃피울 따름이라는 것이다. 그러나 독특한 삼매지법의 하나로 세상에도 희한하게 오직 앉아 있다는 것 지관타좌(只管打坐)만 가지고도 된다는 발명(發明)이 바로 좌선이라는 것이다.

　앞으로 별의별 삼매지경이 전개되어 좋은 것이다. 이미 언급한 바 있지만 마음의 안정 또는 심신의 안정이란 바로 개체발생의 출발에서 어머니나 어머니 같은 사람들이 베푸는 듬뿍한 사랑에서 유래하는 것이다. 그래서 그것들의 충분한 효과로 어느새 그것을 받은 스스로도 자기를 사랑하고 또한 남을 사랑할 수 있게도 되는 것이다.

　이리하여 정서가 커 어찌할 줄 모를 때 고인들은 곧잘 "고정하십시오." 또는 "자애(自愛)하십시오."한다. 바로 사랑이 마음의 안정의 뿌리임을 시사하는 것이다. 따라서 심신의 안정이란 바로 어머니의 덕목인 것이다.

　세상에 어머니 노릇하는 사람들이 많으면 많을수록, 사랑이 풍요하면 할수록 안정과 침착과 편안과 그리고 인내와 다시 용기와 대담 등도 늘어나는 것이다. 그런 연후에 비로소 부덕(父德)이라고 할 별의별 재주와 지혜들이 돋아나는 것이다.

정중동(靜中動), 동중정(動中靜)

　이를 분재(盆栽) 등의 화도(華道)에서는 반근착지(盤根錯枝)라고 하여 나뭇가지들의 별의별 재주를 다 부려, 좋게 보이기 위해서는 그 나무의 뿌리가 튼튼히 요지부동으로 자리잡아야 한다고 하는 것이다. 이처럼 모덕(母德)의 정지작업 후에 비로소 부덕(父德)의 지혜가 가지 돋고 꽃피운다는 것이다.

　자비, 사랑 또는 안정·침착·인내가 지혜·이성 또는 지(知)와 이렇게 상응하면 안정이 결코 가만히만 있는 안정고착(安定固着)이 아니라는 것을 동시에 잊어서는 안 되는 것이다.

저간의 소식을 가장 잘 전해 주는 것은 정중동이다. 또는 동중정이다라는 표현들과 더불어 원효의 이변이비중 묘계환중(離邊而非中 妙契環中)이라는 수식이다.

해석하면 불안이나 불안정을 없애되 안정에 안착하고만 있는 것이 아니라는 것이다. 현실이 실제로 불안과 불안정에 떨고 있을 때는 꼭 같이 불안과 불안정에 대성(大聖)하는 것이고, 단 불안과 불안정의 동요가 가시면 곧 대안정(大安定)의 중심으로 돌아오는 것이다. 이 때 반대로 현실이 불안하고 불안정일 때도 같이 동요하는 것이지 현실과 괴리해서 혼자만 안정하려고 안간힘을 쓴다면 오히려 반대의 역작용에 의해서 곧잘 넘어지는 것이다. 바로 역동 속의 안정이어야, 묘계환중(妙契環中)의 중(中)이어야 되는 것이다. 이리하여 이변이비중 묘계환중(離邊而非中 妙契環中)이어야 하는 중(中)이 어디서나 어느 때에서나 안정된 오뚝기인 것이다.

삼매(三昧)의 정신학

앞에서는 선에 관해 신경생리학과 이의 심리학을 살펴 보았다. 이제는 드디어 대상접근에의 마지막 방법인 종합적, 또는 정상적인 정신학 방법을 살펴 보기로 한다.

우선 정신학이란, 또는 정신학적 방법이란 무엇인가를 알아보자. 정신학이란 인간존재의 가장 정신(精神)다운 면, 말하자면 신(神)다운 면에의 접근이다. 따라서 이것은 주관과 객관을 종합하는 방법이자 또한 가장 정상적 방법이니 백척간두 진일보하는 초출방외(超出方外)인 것이다.

종합적이고도 정상적 방법을 그의 독특한 방법론으로 쓴다는 정신학은 인간의 가장 신(神)적 측면을 다루는 학문이고, 그의 방법이 초출적 방법이라고 해 놓고 가만히 주위를 살펴 보면 아연 거기에는 고인이 걸어간 발자취가 있다.

고귀하고 광대무변한 것, 이름하여 하느님·부처님·하늘님

그것은 다름아니라 바로 인간의 초출적 측면을 다룬 기독교의 신학(神學), 불교의 불성론(佛性論), 그리고 유교의 천지학(天地學) 역경(易經)들인 것이다. 신학, 불성론 그리고 역경 등을 선구자로 하여 여기 현대의 정신학이 찬연히 그 모습을 드러내는 것이다.

자세히 살펴 보면 알아차리게 되지만 신성(神性), 불성(佛性), 또는 천성(天性)하는 전지전능하고 독특한 소위 절대자란 바로 우리들 인간에도 있는 가장 고귀하고 광대무변한 것을 이름지어 (사실은 이름 지을 수 없는 것이니―기독교에서는 'I am that I am' 이라 하였고, 불교에서는 교외별전(敎外別傳)이라 하여 '불(佛)'이라 고 이름붙은 것을 길에서라도 만나거든 때려잡아라"고 하였다.) 여러 가지로 '하나님'이니 '부처님'이니 하늘(天地)님이라 한 것이다.

우리들의 초월성이 하도 위대해서 때로는 광대무변한 우주에 까지도 확대투영되어 가득차니, 그 그림자로 우주에 충만하고 그 소리로 우주를 메아리친다(影響)는 것이다.

환등기 등으로 작은 필름의 영상을 투영할 때 스크린에 비치는 이미지(映像)가 사실은 필름 속의 것과 같고, 그 스크린이 크면 클수록 앞에 투영되는 영상은 커진다는 것도 우리는 알고 있다. 여기 하나님, 부처님 또는 하늘(天地)님 등으로 이름 불리는 절 대성이란 바로 우리들 속의 정신성을 광대무변하게 우주시공(宇 宙時空)으로 투영해서 외공(畏恐)한 것이다. 그래서 불교에서는 실유불성(悉有佛性)이라 했고, 기독교에서도 '하나님 우리들속에 계시나니…'라고 하였던 것이다.

인간존재의 가장 신묘한 측면을 대상으로 하는 학문―정신학

그러니 정신이야말로 글자 그대로 가정 선(禪)다운 것이다. 정 신이란 잡기(雜氣) 없는 순수한 신(神)이라는 말이 아닌가. 그래 '정신이 나야지', '정신을 차려야지' 머리도 아프지 않고 맑아서

총기〔慧〕가 나는 것이 아닌가. 고인들의 표현대로 하자면 "잡귀(雜鬼)가 붙어서 머리가 아프고 잠을 못 잔다"고 하는 것이다.

여기 정신학이란 고색창연한 신학, 불성론, 역경 등을 선구자로 하면서 초출적 방법을 특이한 방법으로 하여 인간자존(人間自存)의 가장 신묘한 측면을 대상으로 하는 학문이다.

새로 탄생하는 위대한 학문인 이러한 정신학의 입장에서 무엇보다도 먼저 우리의 선정(禪定)을 다루어 보기로 한다. 그것은 다름아니라 선정이야말로 우리 인간의 신성(神性)의 양날개 중의 하나이니 말이다. 다른 한 쪽 날개는 지혜일 것은 말할 나위도 없다.

무엇보다도 먼저 전술한 우리들의 선구자 중에서 원효 스님의 거작 『금강삼매경론(金剛三昧經論)』의 대의를 집약한 작품의 첫머리를 장식하는 첫줄을 인용하기로 한다.

一心之源 離有無而獨淨
三空之海 融眞俗而湛然

우리들 마음〔意識〕의 뿌리, 또는 우리들 주체의 근원은 유무를 뛰어 넘어 홀로 청정하고 우리들의 인식의 대상인 삼대 영역—즉 물리적 환경·대인관계적 환경 그리고 신성적(身性的) 환경—은 참되고 속됨을 똑같이 안고 있으면서도 끄떡도 않고 담담하고 늠름하다는 것이다. 이상은 주체는 객체의 대응으로 우리의 존재를 주객상응(主客相應)으로 본 것이고 이를 다시 다음과 같이 볼 수도 있는 것이다.

참선하여 삼매경에 이르는 그 원형은 어머니의 자비·사랑

일심지원(一心之源)의 원(源)을 산으로 보아 일심지산(一心之山), 다시 말해서 지혜의 산, 혜봉(慧峰)은 높이 하늘을 치솟아 모든 것을 여의어 홀로 쟁쟁하고, 삼대영역을 감을(玄)하는 선정의 바다는 모든 것을 감싸주려 늠름하다는 것이다.

여기 일심지원, 다시 말해서 지혜는 우선 제쳐놓고 우리의 주제, 선정을 말하는 삼공지해(三空之海)로 먼저 들어가면 광대무변한 자비 사랑의 바다〔禪海〕는 따뜻하고 평온한 분위기로 그 진(眞) 분위기뿐만 아니라 속(俗)까지도 감싸주니, 그 원래는 '어머니의 자비·사랑' 아니고는 없다. 우리 인간자식 등의 좋은 점뿐만 아니라 못난 점마저 다 덜어주어 끄떡도 않는 조용한 것이다. 여기 선정의 안정·정온(靜穩)은 바로 어머니 자비·사랑의 분위기인 것이다

바다와 같이 광대무변하게 넓으신 어머니 자비가 만물을 보호육성하는 근본이니 이제 어른이 되어 독립하여 가더라도 항상 그 깨끗하고 평온한 분위기를 잊지 않고 그대로 스스로도 주위에 감싸주어 보호육성할 뿐만 아니라 이제는 그 주위도 보호육성하게 되는 것이다.

여기 선정이란 자비·사랑의 분위기이며, 똑 떨어지게 이야기하자면 바로 '자비·사랑'인 것이다. 밖에 나간 어머니가 지금은 계시지 않더라도 곧 오래지 않아 돌아오니 의심치 않고 평안히 기다릴 수 있는 '희망' 또한 여기서 파생하는 것이다.

삼존불(三尊佛)이 무엇인가?

어릴 때 우리(主尊)를 좌우에서 보처(補處)하시는 어버이의 모

습 아니고 무엇인가.

신〔精神〕은 자비·사랑과 지혜·슬기가 상부상조하는 상응의 관계

그래서 우협보처(右脇補處)는 관음보살(觀音菩薩) 어머니 자비(사랑)이시고, 또한 좌협보처(左脇補處)하는 세지보살(勢至菩薩)은 아버지 지혜(슬기)인 것이다.

이리하여 바다와 같이 넓고 깊은 어머니 사랑 자비〔禪海〕에 산과 같이 높고 커다란 아버지 지혜〔慧山〕를 『금강삼매경론(金剛三昧經論)』의 첫머리에 장식하고 있다. 이로써 과연 인류 불후의 명작 『금강삼매경론』의 내용을 과히 짐작할 수 있는 것이다. 그래서 정신을 한 마디로 말하면 신(神)이고, 두 마디로 말하면 자비와 지혜의 두 가지 덕(德)이다.

그리하여 정신성은 그 후 계속 분출전개(奔出展開)하여서는 삼학(三學)·사제(四諦)·오력(五力)·육도(六度)·칠각지(七覺支)·팔정도(八正道)로, 다시 오십삼계(五十三階)를 거쳐 팔만대장(八萬大藏)으로, 그래서 드디어는 무진장(無盡藏)으로 분출전개되는 것이 정신학의 전 내용이다.

그러한 분출전개 속의 중대한 이정표의 하나인 선정(禪定)은 지혜와 더불어 두 가지 덕으로 그것은 바로 어버이에게서, 어머니에게서 물려받은 위대한 자량(資糧)인 것이다.

정신을, 신(神)을 두 마디로 표현하자면 그의 속성은 자비(사랑)와 지혜(슬기)라는 것이다. 신이 무엇인가? 그것은 자비이고 지혜이고, 자비의 분위기로 선정·정온(靜穩)·온화(溫和)로서 지혜의 분위기, 예리·냉철과 잘 상부상조하는 상응의 관계에 있는 것이다.

사회집단생활과 선(禪)

어떤 집단생활에서도 그렇지만 대체로 무리를 형성해서 살아가는 데는 제 아무리 자유스러운 사회집단이라 해도 최소한의 규율을 필요로 하게 된다. 이를테면, 모든 인간집단의 원형이라고 할 수 있는 가족집단 상황에서만 해도 우선 한 가족성원의 의·식·주라는 인간생활의 기본적 욕구가 충족되고 나면, 공자님 말씀대로 의·식·주가 족(足)해서 예의를 안다고 규범을 지키는 일이 나타나게 되는 것이다. 이 때 물론 예의란 집단생활의 윤활을 위한 하나의 집단적 발명(集團的發明), 즉 문화임은 말할 필요도 없다.

이리하여 아기가 곧 태어나자 어머니의 따뜻한 자비로 인간생명의 기본적 욕구가 잘 채워지나 여기 '귀염둥이'가 이제 세 살이라도 되면 여든까지 간다는 '버릇'을 들이게 되는 것이다.

버릇[習慣]이란, 잘 들면 미풍양속이라는 말대로 한 인간집단에 주어진 특수한 풍토에 성공적으로 적응하는 한 형식이니 이의 존중과 전통적 계승[溫故]은 새로운 상황에의 적극적 발전[知新]과 더불어 한 집단성원에는 중요한 일이다.

이리하여 버릇이 잘 든 아이들은 그저 뒤도 돌아보지 않고 하나도 거리낌없이 앞으로 곧바로 달릴 수 있는 자율의 '착한 아기'가 되는 것이다.

‘확고와 인내’의 태도를 자세에서 본 ‘앉음새’가 바로 좌선(坐禪)

이 때 ‘착한 아기’로 기르기 위한 어버이의 태도가 바로 확고
(確固)와 인내(忍耐)이다. 인내(忍耐)하는 태도는 어머니 사랑의
한 구체화로 확고하고, 아버지 쪽의 지혜의 구체화와 더불어 착
한 아기를 키우게 되는 것이다. 이리하여 이 ‘착한 아기’는 뒤에
자율적인 인간으로 자라서 나중에는 어버이의 확고와 인내가 어
느새 자신 속에 삽입 소화된 것으로 알 수 있는 것이다. 이 때 원
효 대사는 부주계상 항주정계(不住戒相 恒住淨戒)라 하여 그 자율
성을 높이 평가한 것이다.

그러나 세상에 어디 버릇 들이기가 그리 쉽기만 한 것은 아니
다. 그래서 버릇에 관한 한 일생을 두고 좋은 버릇은 더욱 앙양
하고 나쁜 버릇은 더욱 지양한다는 것이다. 일변 또 버릇이 여러
가지 크기의 집단성과 연관해서도 습관→관습→관습법→법으로
이렇게 분화 발전하여 드디어 강제성을 띄는 법률로까지도 발전
하는 것이다.

그리하여 이런 규칙을 어느 사회집단보다도 강조하는 인간가족
이 법치국가이고, 거기서 우두머리는 사법인(司法人)이다. 그들
은 누구보다도 규칙(規則) 계(戒) 율(律) 등을 염두에 두고 있는
사람들이다.

그런데 재미있는 것은 이런 버릇이나 규칙을 중요시하는 사람
들의 특이한 태도가 바로 ‘확고와 인내’인데 이 태도를 자세에서
본다면 바로 앉음새에서 유래하고 그것이 착한 아기시대에서 자
리잡는다는 것이다. 이 시기에 우연히도 무슨 병이나 또는 부모
의 올바르지 못한 버릇 들이기 등으로 확고와 인내성이 모자라는

아이들이 뒤에 가서 어른이 되었을 때 불안정과 참지 못함이나 신경질로 괴로워할 때, 또는 불안을 토대로 하는 여러 가지 신경증에 시달릴 때 이의 극복으로 발명한 것의 하나가 바로 좌선에서 시작하는 참선(參禪)이라는 것은 이미 앞에서 언급한 바 있다.

선(禪)의 정신이란 바로 확고와 인내의 태도

다시 말해서 불안정과 신경질을 '앉음새' 하나 잘 잡아서 극복한 것인데, 인간의 집단사회가 무슨 이유로 해서 안정이 결핍되어 동요와 불신풍조가 감돌게 될 때 생기기 쉬운, 이를테면 청소년문제 등이 창궐할 때 이러한 선의 정신과 방법은 활용할 만한 것이다.

선의 정신이란 바로 한 인간가족의 정서적 안정이나 너그러움의 분위기를 유지하고 활발하게 하는 데 책임이 있는 어버이적인 입장에 있는 사람들의 확고와 인내의 태도이다. 한 가족의 권속 무리란 그들의 지도층에 있는 사람들이 '확고와 인내'의 어버이다운 태도일 때 어느새 착하게 그들도 확고와 인내로 동일화 되는 것이다.

이러한 확고와 인내의 태도가 사회를 풍미할 때 어느새 그 사회는 사회적 불안도 적어지고 불신풍조도 사라지는, 그래서 자율사회로 되는 것이다. 바로 사회적 무질서를 극복하는 근본 방법인 것이다. 다시 말해서, 가장 이상적인 법치국가란 바로 부주계상(不住戒相)이나 항주정계(恒住淨戒)하는 자율사회인 것이다. 법이 잘 지켜지는 국가에서는 이미 집단의 버릇인 관습이 잘 지켜지고 있고, 더군다나 그 집단성원의 한 사람 한 사람의 개인적 관습인 버릇〔習慣〕이 잘 들여져 있어서 미풍양속이 존중되는 사회인 것이다. 바로 법 없이도 살아가는 선량한 시민들이 사는 평화로운 마을인 것이다.

'확고'와 '인내'의 2대 덕목은 복지와 안정과 번영

'확고'란 사태가 호전될 때까지 불안이나 불편을 견디어 나가는 힘이니 바로 뚝심, 뱃심 등으로 불리우는 두둑한 태연자약함이다. 그것은 이어 인내라는 덕목과 연계되니 사실은 같은 사상인지 모르겠다. 사실 그것도 그럴 것이 어머니의 자비·사랑이나 아버지의 지혜·슬기가 궁극적으로 말하면 하나이듯이 이 2대덕목의 합동인 확고와 인내가 서로 별다른 둘일 수는 없는 것이다. 자비·사랑이 지혜·슬기고 지혜·슬기가 자비·사랑인 어버이의 덕목인 것이다.

자비·사랑과 지혜·슬기 밑에 자란 아이들은 두둑하기 이를 데 없고 그러한 어버이 역할을 하는 여러 가지 인간집단의 지도층을 가지는 권속무리는 그지없이 안정과 그 토대에서의 번영을 누릴 수 있는 것이다.

이를테면, 어머니의 또는 어머니다운 자비·사랑을 베푸는 어머니 살림살이의 내수행정(內守行政) 밑에 생명과 인생의 즐거움을 누려 낙천(樂天)하는 권속 무리들은, 다시 거기에 아버지다운 지혜·슬기로 갖춰진 아버지집단의 외공개발(外攻開發)에 이어 일어나는 평화와 번영의 인간사회로 이어감은 물론이다.

이 때 후자의 정기(精氣), 정근(正勤)의 번영사회는 지혜·슬기로 지휘하는 아버지 노릇하는 다른 우두머리가 다시 공경과 이완의 선지식 노릇하는 또 다른 우두머리에 의해서 지도될 것이다.

이러한 삼두마(三頭馬)에 의해서 달려지는 인간사회는 복지와 안정과 그리고 유예(遊藝)와 다시 번영으로 이룰 것은 말할 필요도 없다. 이 때 바로 인간집단을 뒷받침하는 인간의 중대한 속성이 바로 선정(禪定)의 정신이라는 것이다.

선(禪)과 인간역사

앞의 '사회집단생활과 선'에서 '확고와 인내'의 선정신(禪精神)이 복지와 안정과 그리고 번영을 누릴 인간집단에게 약속하는 어버이에게서 물려받은 우리 젊은이들의 기본덕목이라고 보아왔다.

그런데 확고와 인내의 선정신은 비단 우리의 집단사회에만 그치는 것이 아니라 그것은 크게 전개되어 바로 우리의 역사에도 뒷받침한다는 것이다. 선정(禪定)으로 심신의 안정이 토대될 때 이루어지는 자기 발견과 자기 발명(自己發明) 중에 개인적·사회적인 것뿐만 아니라 거기에는 그야말로 역사적 사명감 또는 책임감과 실천도 같이 알아차리게 되니 과연 현대청년들의 역사적 자기발견과 자기발명은 무엇일까 하고 살펴 보지 않을 수 없다.

세계와 남북문제

이제 인간의 여러 가지 과학적 발명 중에서도 특이하게 발달한 교통·통신의 극대화로 지구를 하나의 촌락으로, 지구촌으로 만들어 놓았으니 어이 잘 사는 형님집과 못 사는 동생집이 있을 수가 있겠는가.

여기 구체적으로는 품앗이하는 '평화봉사단', 또는 남북문제에의 적극적 관여가 대두됨에 현대청년들의 자각(自覺)과 발명(發

明)은 무엇일까 하고 청년들은 생각하게도 된다.

우리 지구촌에 불행으로 우는 사람이 있어서는 안 되겠다. 내가 도와 그들이 나아질 수 있다면 흔연히 나아가 돕겠다고 하는 것이 역사적 사명감의 확신과 실천인 것이다. 여기 그들은 대열을 짜고 지구의 오지로 달려가서 보시(布施)와 지계(持戒)와 그리고 인욕의 고투(苦闘)를 감행하게 되는 것이다.

현대청년들의 그러한 어려움의 고행도 실은 그들의 모국이, 모국에서의 따뜻한 어머니 사랑과 아버지 슬기로 뒷받침되지 않고는 안 되는 것이다. 지구의 오지로 향한 대승보살의 대열은 바로 어머니 자비·사랑의 돈독한 토대에서 다시 그의 분위기 조성의 기본방법인 좌선을 통해서 고행도 지계도 인욕도 보시도 가능케 하는 것이다.

자심불살(慈心不殺)의 정신만이 진정한 풍요와 자유와 그리고 평화를 있게 해

이제 현대의 청년들은 역사적으로 그 많은 선배들이 이유야 어쨌든간에, 상극(相剋)·투쟁(鬪爭)의 방법으로 스스로의 영광과 승리를 잡으려고 하다가 이겨도 져도 결국 피비린내 나는 그 많은 살상과 파괴를 가져왔던, 그래서 대를 두고 원수에 원수를 만들고 말았던 투쟁, 공격의 방법으로는 이제는 안 되겠다는 것을 알아차리게도 된다. 불교적으로 말해서 견즉필살(見卽必殺)이 아닌 자심불살(慈心不殺)의 방향으로 바뀌어 져야 진정 풍요와 자유와 그리고 평화가 이 지구 촌락에 올 것이라는 것을 믿고 있다.

견즉필살의 전 시대적 방법은 오직 상극투쟁의 악순환을 되풀이 할 뿐이고, 그러한 악순환의 고리를 어딘가에서 절단하기 위해서는 우선 투쟁의 방법을 지양하고 결코 보복을 하지 않는다는 것이다. 그러기 위해서는 현대청년들은 거대한 초극의 힘, 인욕의 힘을 크게 길러서 끄떡도 않아야 하는 것이다.

"외부에서 어지간한 위협이나 자극이 있어도 끄떡도 않을 뿐더러 오히려 그런 것들이 힘의 장벽에 튕겨나가게 하고 인내와 부동의 방어벽이 있어서 좋고, 대내적으로는 또한 원망좌절로 생기기 쉬운 불안, 공포, 초조, 긴장, 우울, 불만 등의 여러 가지 증상들이 없어질 것이다." 이것이 바로 그 끄떡도 않는 부동심으로 토대 지워지는 것이다.

그리하여 그러한 심신의 대안정 위에 그야말로 평화에의 지혜가 발생할 것이니 세상에 제아무리 어려운 일이 있을지라도 풀지 못할 것이 없으며, 세상에 제 아무리 어려운 장애라도 넘지 못할 것이 없는 것이다.

남을 살리려고 하면 반드시 자기가 사는 것

그리하여 그들은 지구촌의 도처로 가서는 못 풀 문제가 없고 못 넘을 장벽이 없는 평화의 전승군이 되는 것이다. 그것도 그럴 것이 자심불살(慈心不殺)의 대원(大願)에는 조금도 상대방을 해치려는 생각이 없을 뿐 아니라 스스로를 해치지도 않으니 이보다 더 좋은 전략·전술은 없는 것이고, 필승의 마지막 방법일 것임은 틀림없는 것이다.

남을 살리려고 하면 반드시 자기가 사는 것이니 남을 살림에 결사(決死)의 결심과 실천 앞에는 서로가 사는 것이다. 죽음을 결심함에 자기도 살고 남을 살림에 죽을 결심을 하니 상대도 살고 또한 나도 사는 것은 필수적인 것이다. 바로 이순신 장군의 어구가 한층 더 넓은 평화에의 전개인 것이다. 남을 살림에 필사(必死)의 결심을 하니 세상에 이루어지지 않을 일이 없고, 풀리지 않을 문제도 없고, 또한 그럼으로써 풀지 못할 문제가 없는 것이다. 이리하여 각자가 전지전능(全知全能)과 자존(自尊)에의 저력과 확 통하는 막구멍이 났으니, 각자가 기·법·도(技法道) 삼십 년의 이력(履歷) 끝에 모두들 불신(佛身)이 되었으니 이제 더할 나위가 없는 것이다.

이리하여 선의 정신의학은 이제 개인적, 사회적 그리고 역사적 자각과 실천인 자기의 발견과 발명으로 귀결된다고 할 수 있다.

선(禪)과 정신의학(精神醫學)

르네상스에 연유하는 자연과학의 하나로서 생물학, 다시 그 생물학의 응용 또는 임상생물학인 현대의학의 한 분과인 현대정신의학은 주로 인간의 정신의 여러 가지 부조화를 그 대상으로 하는 인간의 학문이다.

여기서 주로 정신의 부조화를 대상으로 거기에 일어나는 별의별 현상(여기서는 증상)들을 관찰·기록하고 분류·정돈해서 증후학(症候學)이라는 현상학을 이루고, 그러다보니 제현상에 '유사(類似)와 근방(近傍)' 또는 '상위(相違)와 원리(遠離)'로 분류를 한다.

과연 거기에는 질서, 또는 논리가 있음이 알려져 여기 제부조(諸不調;여기서는 질환이라 함)의 원인과 기전(機轉)을 알아차릴 수가 있게 된다.

그래서 그것을 의사들은 원인학 및 병리학이라 하게 되어 질병이 일어나는 원인과 기전(機轉)을 알게 되어 여기서 대치법(對治法)을 또한 마련하게 된다. 연인즉 치료란 바로 질병발생의 반대를 가면 되기 때문이다. 그래서 다시 그런 상태에 안 빠지려면 어떡하면 되나를 예방법(豫防法)—여기서는 예후(豫後)와 예방이라고 한다—도 알게 되어 이제 방대한 의학이라는 학문체계가 이루어 졌다.

현대의학을 설명하는 데 재미있는 글자풀이를 하나 해봄으로써 의학 내지 정신의학의 본연을 엿볼 수 있다.

이상 말한 학문체계인 '의학'(醫學)의 '醫'자는 그 형성이 우선 殹인데 이것은 우리들의 몸〔匸〕 안에 살〔矢〕이 박혀 있어 병이 나 있는 상태에 殳(←毄) 때릴 '격'하여 그 살을 뽑아 내는 것이 치료 내지 대치(對治)인데 이 때 이 일을 하는 사람을 무(巫)라 하였다.

서양에서는 무(巫)를 medicineman이라 하듯이 의(醫)의 본래 글자는 의(毉)이다. 따라서 쉽게 말해서 '무당이 살풀이'하는 것이 현대의학의 원조(元祖)라는 것이다. 그러다가 정신적 치료보다 물리적 약물치료가 성행하게 되자 어느새 毉자가 醫로 바뀐 것이다. 酉는 술 酒자이고 술이란 인류 최고의, 그러니 아마 인류 최고의 약인 것이다. 결국 병은 의사가 약 등의 물리적 방법을 쓰거나 또는 살풀이 등의 심리적 방법을 쓰는 두 방법 밖에는 없음을 그 글자에서도 암시하고 있다.

여기서 후자인 심리적·정신적 방법을 주로 쓰는 의사가 바로 정신과 의사인 것이다. 이리하여 현대 정신과 의사가 제아무리 자신이 외국에 유학갔다 왔네 하고 뻐기어도 결국은 고색창연한 동북아시아의 위대한 치료 체계인 샤머니즘〔巫〕의 후예인 것이다.

따라서 현대 정신과 의사는 성실히 샤머니즘의 전통을 현대적 관점에서 조명하는 것이 오히려 명예스러운 일인 것이다. 더더군다나 정신이란 맑은, 혼탁되지 않은 (精)神을 대상으로 하는 학문과 실천일 바에야 말이다. 단 여기서 우리들 머리 위 높이 저 구름 위를 날아다닌다는 '신(神)'을 한번 지상에 내리게 해서〔降神〕 조사해 보기도 할 것이다. 아니 (精)神을 대상으로 하는 학문이 정신의학이니 당연한 일이다.

바로 '(귀)신 같은 재주로', '(귀)신같이 해내는' 원효가 말한 성자신해행(性自神解行)이면 그것이 신이 나타나는(現前 또는 見性) 성불(成佛)인 것이다.

달리 말해서 우리에게는 (귀)신 같은 성향이 있어서―이는 불교에서는 불성(佛性), 유교에서는 천성(天性), 그리고 기독교에서는 신성(神性)이라 불린다―이를 자성(自性)이라고도 하며 금강불괴(金剛不壞)라 하여 우리들의 영원불멸한 생명을 이어가는 것이다. 다시 말해서 우리들 속에 있는 영원불멸 또는 금강불괴의 자성에 뭔가 잘못이 있어 탈이 나는 것을 (精)神病, 또는 精(神障害)라고 하는 것이다. 따라서 이에 따르는 모든 현상은 예전에 악마의 짓, 마구니의 소산이라고 하던 것이며, 이 점 예전의 악마학(惡魔學)은 바로 현대 정신병리학의 선구자이다. 그러니 더 말할 나위 없이 예전의 신학(神學), 불학(佛學), 천지학(天地學=易學) 등은 또한 현대정신의학의 선구자인 것이다.

이렇게 인간의 초월성에 대해서는 고금동서를 통하여 그 표현이야 다르지만 모두 같이 성(聖)스러운 것으로 일컬어져 왔으며, 그것을 현전(現前) 또는 견성(見性)이라 하였던 것이다. 이 때 견성이란 바로 '성스러운 것의 나타남'인 것이다. 영원불멸의 금강불괴의 절대자, 또는 궁극자의 나툼인 것이다.

절대자 또는 궁극자의 나툼은 인생의 위기에 설 때이며 여느 때는 나타날 필요가 없으니 좀처럼 알아차릴〔悟覺〕 수가 없다. 그러나 인생이 일단 위기에라도 몰리면 나타나 위기를 뚫고 나가게 하는 힘과 지혜가 일어나 세상에 못 푸는 문제도 없고, 세상에 못 뚫을 장벽은 없는 것이다.

이를 원효대사(元曉大師)는 『금강삼매경론(金剛三昧經論)』에서 '무파이무불파(無破而無不破)' 즉 일부러 남을 뚫을 필요도 없고 안 뚫릴 것도 없다라고 한 것이다.

위기에 당했을 때 그런 기상 천외의 힘과 지혜를 홀연히 나투게하는 데는 그냥 가만히 있어서 되는 것이 아니다. 역시 '정성'이 중요하다고 흔히들 여러 종교가들이 말하는 것이다. 지성감천(至誠感天)이라고 하는 바로 그것이다.

그런 감천(感天)하는 지성(至誠)을 모으는 데에 고금동서를 통해서 여러 가지 방법이 있었으니, 이를테면 기도, 명상 등이 있다. 이 때 그런 방법의 한쪽은 조용히 하는 방법들이고, 또 다른 한쪽은 격렬한 정동(精動)의 표출로 하는 것이다. 이를테면 울부짖는다든가, 격렬한 춤을 춘다든가, 노래를 부른다든가 하는 것이다. 재미있는 것은 열심히 일하는 것도 마찬가지로 감천(感天)하는 방법으로 되어 있으니 이를 불교, 특히 선(禪)에서는 작무(作務)라고 부르고 있다.

이렇게 절대자 또는 궁극자의 나툼을 준비하는 방법 중에서 특히 조용히 하는 방법 중의 하나가 바로 선(禪)인 것이다.

선(禪) 시작

선이란 원래 Dhyāna라는 인도 범어의 음역(音譯)이니 그 원래의 뜻은 정려(靜慮), 또는 심려사찰(心慮查察)이다. 다시 말해서 위기를 당했을 때 정신만 차리면 살아난다는 그 정신차리기는 조용히 앉아서 생각하라는 것이다. 바로 좌선(坐禪)의 한 명제인 '지관타좌(只管打坐)'인 것이다. 그래서 그 결과 그 어려움을 뚫고 나갈 묘약(妙藥)이 불현듯 일어나는 '돈오(頓悟)'나 차츰 알아차린다는 '점수(漸修)'라는 정신(치료)적 과정을 거쳐 그 난제를 거뜬히 해결하거나 그 난관을 거뜬히 뚫고 나가게 된다. 훌륭한 정신치료의 한 방법이다. 그것도 주로 스스로가 해내는 독창적 방법인 것이다.

현대 정신의학이라는 것의 방법이 전술한 바와 같이 허덥스레하게 혼돈된 상태에 빠진 '신(神)'을 맑히는〔精〕 방법이니 '본래청정심(淸淨心)'인 것인데 어디 잘못 갔다 와서 지저분하게 혼탁되었으니 그것을 떨어 버리는 작업이다.

사실은 (떨어)버리는 것이 아니라 혼탁, 왜곡, 산란된 것을 재통합하는 것이니 원래 병리를 이루던 그 재료들을 그대로 반대급부(反對給付)하듯이 쓰는 것이다. 하나도 버리는 것이 없는 것이다. 이것이 선에서 말하는 깨치고 보니 본래 그것이건만… 하는 그러나 몹시도 쇄신된 심경인 것이다. 이 때 선시(禪詩)로 '유록화개우일촌(柳綠花開又一村)'하며 읊조린다.

이렇게 현대정신의학이 본래청정심(本來淸淨心)을 유지하고 가꾸고 비뚤어진 것을 바르게 하는 방법이 꽤 많이 있다. 예를 들면 정신안정제, 안정이완법, 또는 정신분석적 정신요법 따위이다. 그래서 그런 모든 치료의 공통분모적인 토대가 바로 정서의 안정이다. 정서의 안정은 그 자체만으로도 인간의 행복이면서 또한 그 위의 발지(發智)를 가능케 하는 토양이기도 한 것이다.

다시 말해서 견성(見性), 성불(成佛)의 토대인 것이다. 이리하여 현대 정신의학은 신경안정에 좋다는 것이 있으면 어디까지라도 찾아가서 수소문하여 발견해서는 그의 정서안정법의 큰 범주 안에 넣곤 하는 작업 중 불교의 선과 해후하게 된 것이다.

선(禪)이란 그 공덕에 있어서 정서의 안정과 동시에 견성 성불이라는 것이거늘 이것은 바로 현대 정신의학과 그 목표가 같은 것이다. 이리하여 현대 정신의학에서 어찌하여 그런 공덕이 생기는가를 탐구하지 않을 수 없게 된다.

선(禪) 뇌파(腦波)

현대 정신신경의학에서 뇌파에 관한 연구는 상당히 중대한 비중을 차지해 가고 있다.

그래서 최근에 와서는 선정(禪定)에 들어갈 때의 특이한 뇌파 상태를 발견하였다. 그것은 7~8년 이상 줄곧 참선을 하여온 선승(禪僧)들에게서 발견한 것으로 선정시(禪定時) 알파파라는 뇌파가 주로 두정부(頭頂部)에서 전두부(前頭部)에 걸쳐 특이하게 나타나며, 다시 그것이 30분 이상 계속되는 선정(禪定)에서는 델타파라는 수면(睡眠)시 뇌파까지 다 나타난다는 것이다.

델타파는 물론 수면뇌파라고 일컬어지듯이 아주 잔잔하고 느린 뇌파이고, 알파파도 또한 잔잔한 뇌파로 신심(身心)의, 특히 신경의 안정을 잘 나타내 주고 있다. 더군다나 초보자의 선정에서는 알파파가 나타났다가도 주위에서 자극을 주거나 해서 마음이 동요하면 곧 안정 뇌파가 없어져서 좀처럼 다시 잘 안 나타나지만, 앞에서 말한 바와 같이 6~7년 이상 수도한 선승에게서는 그런 자극에 곧잘 예민하게 반응하면서도 자극이 없어지면 곧 다시 안정파가 나타난다는 것이다. 그러나 이것이 바로 선(禪)에서 말하는 '선분별중생(善分別衆生)'이로되 '불취중생상(不取衆生相)'이라는 제목을 몸소 잘도 실행하고 있는 것이다.

항상 안전을 유지하고 있지만 일단 긴급하면 곧 현실과 잘 대응해서 그 사이에 간일발(間一髮)을 두지 않지만, 위급함이 없어지면 곧 본래진면목(本來眞面目)으로 원초회귀(原初回歸)하는 역동성을 말하는 것이다. 움직임이 필요 없을 때는 항상 '일심지원(一心之源)'에 유심안락(遊心安樂)하지만 일단 위급할 때는 그 역동성을 파란만장하게 부리고 다시 그 인연이 없어지면 곧 제자리 원위치로 돌아가 앉는 것이다. 거기에는 아무런 지체(遲滯)나 집착(執着)이 없다는 것이다. 반대로 관성(慣性)도 없다는 것이다.

이렇게 신심(身心)이, 특히 감성이 잘 안정되거나 현실과 밀접히 대응하고 있으니 그런 상태에서는 곧잘 지혜가 일어나게 된다. 그래서 제아무리 어려운 난제라도 해결되고 제아무리 어려운 장벽이라도 뚫고 갈 수 있게 되는 것이다.

여기 안정과 지혜라는 2대 덕목은 바로 불교가 바라는 근본덕복의 두 가지로 안정은 모덕(母德)이라고 하고 지혜는 부덕(父德)이라 해서 과언이 아닌 것이다. 그래서 선정의 바다라 하고 지혜의 예봉(銳鋒)이라 하지 않는가. 그러면 이번에는 참선의 과정을 훑어 보면서 그것이 지니는 합리성에 놀라는 현대 정신의학의 찬탄을 이야기하고자 한다.

선의 과정을 따라가면서

우선 조용한 방에 광선을 너무 밝게도 어둡게도 하지 않게 하여 향 등을 피워 안정을 감각으로 더욱 촉진한다. 선(禪)의 영향을 결정적으로 받은 다실(茶室)의 그것을 바로 적(寂)·청(淸)·화(和)·경(敬)으로 한 것은 바로 선실(禪室)의 기본 분위기를 본딴 것에 지나지 않는다. 선실의 차분한 분위기가 조절되고 나면 두꺼운 좌복(坐服)을 깔고 그 위에 다시 보조좌복을 깔아 가부좌(跏趺坐)를 하게 된다.

우선 허리를 쭉 펴고 신심 아무 데도 안간힘을 주지 않고 편하게 앉도록 한다. 그렇게 하면 자연히 몸의 중심이 배꼽 근처 하복부에 가 닿는다. 몸의 중심이 하복부에 위치하게 되니 매우 안정스러운 자세가 된다. 이런 상태에서는 옆에서 누가 밀치더라도 어지간해서는 넘어지지 않고 휘청거렸다가도 다시 본 자세로 곧 돌아올 수 있다. 마치 안정세를 가장 잘 취한다는 저 유명한 호랑이과에 속하는 모든 동물들이 제아무리 하늘 높이 던져지거나 뛰어올라도 지상에 내려앉을 때는 사뿐히 안착하는 것과 같은 이치이다. 바로 그 호랑이과 동물들은 몸의 중심이 항상 안정되게 가능한 한 하위부(下位部)에 와 있기 때문인 것이다. 이렇게 안정위(安定位)를 갖기 위해서는 중심이 가능한 한 하위부(下位部)에 와 있어야 한다.

저 유명한 달마(達磨)가 득도(得道)하기까지 했던 면벽칠년(面壁七年)의 좌선을 표현한 그림들이 하복부를 크게 안정되게 그린 것은 그만한 이유가 있는 것이다. 하복부에 중심이 와 있으면 안정되어 결코 넘어지지 않으니, 중심이 하부에 와 있어서 밀쳐도 제대로 와 앉는 '오뚝기'를 '달마'라고까지 하는 것이다.

이렇게 몸의 중심이 하복부에 와 있을 때 그것만으로도 안정되니 침착하게 되는 것이다. 바로 예전 사람들이 아랫배 배꼽 아래 세치를 단전(丹田)이라고, 중요시한 것이 바로 이 중심 이야기이다.

가부좌로 허리 하나 쭉 펴고 전신심(全身心)에서 안간힘을 다

풀어 버리면 자연히 몸의 중심은 아랫배에 와 닿으니 그것만으로도 안정이 되고, 또한 이 자세에서는 깊은 복식호흡(腹式呼吸)이 자연히 일어나게 된다.

조용하고 느린 복식호흡이 일어나면 자연히 손발이 무거워진다. 그렇게 하면 복식호흡으로 하복부에 와 있는 자율신경의 한 가지인 태양총(太陽叢)의 규칙적인 자극으로 그 충동이 우리들의 감정중추(感情中樞)인 간뇌(間腦)에 전파된다. 그럼으로써 여기에의 적절한 자극인 간뇌 맛사지효과로 감정은 누그러져 거의 말단 신경적인 효과로 손발의 표제성(表在性)혈관이나 혈류(血流)가 늘어나서 손발이 뻣뻣하고 무거워지며, 반대로 내장혈관(內藏血管)과 혈류는 줄어들어 이마는 시원해지고 가벼워지는 것이다. 바로 옛사람들이 말하는 두한족열(頭寒足熱)의 생리학적 토대인 것이다.

그리하여 지속적인 안정좌세(安定坐勢)와 그리고 복식호흡으로 온몸이 편안해지고 마음은 고요해지는 것이다.

화두선(話頭禪)

이 때 좌선(坐禪)의 방식에 2파가 나누어지니 하나는 화두선(話頭禪)이고 다른 하나는 묵조선(默照禪)이다.

전자는 글자 그대로 공안(公案)을 들고 하는데 그 문제란 잘 알다시피 논리적으로는 그리 쉽게 해결되지 않는 난해한 문제들인 것이다. 그래서 참선자들이 거기에 몰두하면 할수록, 반대로 정신은 통일되고 마음은 안정이 되는 것이다. 곧 원효대사의 심일경성(心一境性)이다. 자타(自他)도 없고 지경(智境)도 없는 상태에 들어가는 것이다.

그런 얼마 후에는 그것이 간혹 논리적으로도 풀리거나 영 풀리지 않는 것으로 납득이 되어 비로소 끄덕끄덕 두타하직(頭打下直)하면서 하산하는 것이다. 한 소식 얻은 것이니 이로써 인생의 만사를 비추어 볼 수 있게도 되는 것이다.

묵조선(默照禪)

화두선이 이러한 반면 묵조선은 가부좌까지는 같으나 그 다음 지관타좌(只管打坐)를 권한다. 말하자면 '무념무상(無念無想)'을 화두로 들게 한다고 보면 묵조선이다 또는 화두선이다는 시비도 없어지는 것이다.

이리하여 30분 이상이 되면 모두들 편안하고 의젓하고 두둑하게 앉아 있을 따름인 것이다. 지관타좌, 즉 조용하고 깊숙한 복식호흡 말고는 아무것도 없는 것이다(無念無想). 이 때 무념무상이 사실은 또한 문제이다. 무념무상이라면 흔히 의식이나 심지어는 무의식까지도 다 무념무상으로 해야 하는 것으로 잘못 아는 수가 있다. 이 때 무념무상이란 의식영역에만 해당하는 것으로 '생각을 그친다'는 어디까지나 의식적으로 콘트롤되는 범위 내에서만 되는 것이다. 또한 그것으로 충분한 것이지 의식적 콘트롤이 되지도 않는 무의식 영역에서 생겨나는 생각까지 없앨 수는 없는 것이다. 이렇게 되지도 않는 것을 하려고 쓸데없이 애를 쓰는 것이 저 유명한 귀뚜라미가 우차(牛車) 쇠바퀴를 돌린다는 것이나 또는 모기가 철우(鐵牛)를 물어 뜯으려고 하는 것처럼 무모한 짓이라고 타일렀던 것이다.

이 때 무의식적으로 자연히 발생하는 생각일랑 물론 따라가지도 말고 또한 훑어 버리려고도 하지 말라는 것이다. 그것일랑 그대로 내버려 두고 마치 남의 일 보듯이 물끄러미 주마간산(走馬看山)격으로 사이를 두고 쳐다보고 있으면 되는 것이다. 또 혹자는 말하기를 이 때 생기는 여러 가지 생각들을 번뇌(煩惱)라고 한다면 번뇌라는 '짖는 개'는 훑지도 말고 쫓지도 말라고 한 것이다. 그러면 자연이 그 기세도 사그러진다는 것이다.

이리하여 아무런 제한되지 않는 의식의 흐름을 마치 남의 일처럼 물끄러미 간격을 두고 쳐다보는 것이 정신분석에서의 자유연상법과 꼭 같다. 그래서 그러한 제한되지 않는 자유스러운 의식의 흐름 속에서 간혹 비상한 사념을 찾아내니 바로 그것이 견성(見性)이자 한 소식 얻음이 아니고 무엇인가.

선의 2대공덕(二大 功德)

이리하여 참선은 2대 공덕이 있으니 바로 신심의 안정과 지혜의 발생인 것이다. 신심의 안정은 상술하였으니 이제 남은 발지(發智)에 관해 약술한다. 다름 아니라 오안오지(五眼五智)에 관한 이야기이다.

신심의 안정을 토대로 맨처음 얻을 수 있는 것은 육안(肉眼), 성소작지(成所作智)인데, 이것은 밝은 감각육안(感覺肉眼)으로 얻어지는 감각지(感覺智)이니 형안(炯眼)·이총(耳聰) 등으로 얻어지는 지혜이다.

다음 지각천안(知覺天眼)으로 얻어지는 묘관찰지(妙觀察智)이니 이것은 명경지수(明鏡止水)나 허심탄회(虛心坦懷)로 되는 지각(知覺) 알음알이로 얻어지는 지혜이니 요즈음 말해지는 '있는 그대로의 객관적 지각'이다.

세 번째 지혜는 혜안(慧眼)으로 얻어지는 평등성지(平等性智)이니 이는 참신하고 공명하는 감정으로 얻어지는 감성지(感性智)로 바로 직관과 같은 것이다.

네 번째 법안(法眼)으로 얻어지는 대원경지(大圓鏡智)란 소상하고 깊숙한, 그래서 놓칠세라 살피는 사고이니 가장 인간적인 지혜이다.

그래서 마지막 다섯 번째는 불안(佛眼)으로 얻어지는 법계체성지(法界體性智)이니 이것은 판단과 실행을 한 데 묶은 단행(斷行)으로 확고하고도 신속·과감한 것으로 얻어지는 마지막 궁극적 지혜인 것이다.

이리하여 고색창연(古色愴然)한 동양의 전통적 지혜인 선(禪)이 가지는 그 훌륭한 합리성과 놀라운 치료성에 현대 정신과 의사들은 오직 고개를 숙일 따름이다.

안정좌법(安定坐法)

　　마음의 안정에 관한 고사를 들춘다면 인간의 정신사(精神史)를 다 훑어야 한다는 것은 말할 필요도 없는 것이다.

　　마음이란 때와 장소에 따라 또는 사연에 따라 항상 미세하게 또는 천지(天地)로 동(動)하고 있어서 잠시도 가만히 있지 않는 것이다. 한편 정신의 역동(力動)을 초래(招來)하는 동인(動因)이 없어지면 마음은 항상 처음의 안정으로 돌아가는 성질이 있어 조용히 가라앉게 된다. 말하자면 마음의 회귀점(回歸點)과 마음의 초발(初發；一心之源)은 항상 안정이다. 그런데 이러한 마음의 안정이라는 마음의 시발점이 심적으로는 아무런 갈등이 없는 데도 불구하고 안정되지 못하고 도거 혼침(掉擧惛沈)하는 것은 원래의 기초자리가 잘 못 됐다. 말하자면 자세가 잘못돼서 그렇다고 하여 여기 마음의 자세의 원점(原點)찾기가 별의별 방법을 통하여 일어난다.

　　그런데 고인들도 마음이 결코 몸과 유리(遊離)돼 있는, 부동(浮動)하는 그런 것이 아니라는 것을 알았으므로, 마음의 안정은 우선 뭐니뭐니 해도 몸의 안정에서, 몸과의 관계에서 찾았다. 말하자면 마음의 안정은 우선 몸의 안정에서 구하였다. 여기 심안(心安)이란 신안(身安)과 불가불리(不可不離)라고 해서 마음의 안정을 몸의 안정, 말하자면 신체의 안정에서 구한 것이다. 여기 마음의 안정은 심신(心身)의 안정 이외는 없다는 것이다. 이것은 현대정신의학의 기본사상의 하나가 심신(心身)을 나누지 않고 심신일여(心身一如)로 봐서 정신이라는 인간존재의 이분(二分)된 반분(半分)만을 거론말고 그 전체를 거론해야 한다는 데서 정신이라는 개념보다 인성(人性)이라는 개념을 택했다는 점으로 봐서도 높이 평가할 만한 고인들의 예지이다. 여기 불교에서는 항상 마음의 안정, 마음의 기본자세는 몸의 안정, 몸의 기본자세와 떨어뜨리지 않고 추구하였다. 바로 심신의 안정인 것이다.

이렇듯 그 많은 마음의 안정법 중에서 그것을 신체의 안정자세에서 찾은 것 중의 하나가 불교의 선(禪)이다. 단적으로 말해서 가만히 있다, 또는 그것의 전개로서 가만히 눕다, 앉다, 서다, 걷다 그리고 생활한다는 인간의 기본동작을 말하는 행주좌와(行住坐臥)를 가만히 한다는 것이다. 그 중에서도 기본인 눕다, 앉다 그리고 서다 중에서 눕다는 수면에 연(連)하고, 서다는 오래 못한다는 것 때문에 초보자들에게 앉는다는 것을 하게 한 것이 좌선(坐禪)이라 하겠다. 좌선의 기본 종류 중의 하나가 지관타좌(只管打坐)인데 바로 요새 말로 '가만히 오직 앉는다'는 말이다. 다시 말해서 앉는 것 외에는 아무 것도 하지 않는다는 것이다. 오직(只) 앉음에 전신전령(全身全靈)할 따름이라는 것이다.

뒤에 가서 검토를 하겠으나 바로 이 '오직(只)'이라는 것이 심신의 안정의 토대가 된다는 것이다. 그래서 오직 눕고, 오직 앉고, 오직 서고, 오직 놀고 그리고 오직 생활한다면 된다는 것이다. 대상(對象)과 일여(一如)가 된다는 것이다. 그러한 것들 중에서 비교적 하기 쉬운 오직 앉음(只管打坐)을 초심자들에게 심신안정법의 입문으로 한 것이 좌선이고, 지금의 안정좌법(安定坐

法)의 방안이다. 무엇이라도 오직(只只) 한다는 것, 심일경성(心
一境性)으로 한다는 것, 그 사이에 모일발(毛一髮)도 끼어들지
않는 무애(無碍)로 한다는 것이 심신안정의 토대이고, 그것을 앉
음에서 하자는 것이 좌선이고 안정좌법이다.

선은 수천년 전 인도지방에서 발생한 수신(修身)·수양(修養)·
수도법(修道法)인 요가의 한 방법을 원시불교에서 스스로의 수행
체계 속에 편입한 것이다.

따라서 선이란 요가의 한 방법으로서 범어로 jhāna에서 유래
한 것인데, 원효대사는 jhāna란 원래 정려(靜慮)한다 또는 심려
사찰(心慮査察)한다는 뜻이고 더 깊이는 등인(等引)이라고도 한
다고 설명하였다. 이런 뜻에서 볼 때 최근 전세계를 휩쓸고 더군
다나 구미사회에서 선풍을 일으키고 있는 초월명상법, 자율훈련
법 따위를 위주로 한 기도, 묵도, 독거사색(獨居思索) 등이 모두
그 발생과 구조에 있어서 선과 동일한 것임을 알 수 있다.

방 법

안정좌법(安定坐法)에서는 전통적 방법인 선의 삼요제(三要提)
를 따른다. 즉 자세와 호흡과 마음가짐(心念處)이다. 차례로 설명
하면 다음과 같다.

1) 자세(姿勢)—앉음새를 말하는 것이니 두말할 것도 없이 올바
른 앉음새이다. 올바른 앉음새란 바로 가장 자연스러운 앉음새이
고, 무리 없고 피로 없고 안정된 앉음새이다. 따라서 방바닥에 앉
거나 의자에 앉거나간에 푹신한 깔개를 까는 것이 좋다. 역학적
으로 말해서 엉덩이의 단위면적에 걸리는 비중이 최소이도록 하

기 위해서는 엉덩이의 최대면적이 대지와 접해야 한다는 것이다. 단, 이 때 엉덩이 쪽에 방석을 하나 접거나 또는 소형 부속 방석을 따로 하나 더 깔아서 엉덩이를 조금 추켜 주면 허리가 쭉 펴이게 된다. 말하자면 허리를 쭉 펴고 푹신히 깊숙히 편안히 어엿이 앉는다는 것이다. 허리를 쭉 펴고 앉되 어깨는 차분히 가라 앉힌다. 이렇게 되면 복부도 차분히 가라 앉는다. 다리는 반가부좌(半伽扶坐)라고 해서 한쪽 다리를 다른쪽 다리 위에 얹고 꼬아 앉는 자세이다. 의자에 앉을 때는 두 다리 사이의 간격을 그냥 자연스럽게 취해서 앉고, 손도 자연스럽게 무릎 위에 얹어 놓는다.

또 의자에 앉을 때 등을 의자에 대서는 안 된다. 안정좌법 시 의자에 기대지 않는 것은 그만한 이유가 있다. 인간의 기본자세에서 말하자면 신체적 자세가 정신적 자세와 밀접한 관계를 가진다는 생각에서이다. 이를테면 누울 때는 평안하게 눕는다는 신체적 자세는 항상 '이완됨'이라는 마음의 자세와 유관하다는 것이다. 그러니 누울 때는 언제나 이완되게 누워야지 이완하지 않게 잔뜩 움츠리고 눕지 말라는 것이다. 이렇게 볼 때 기대는 것은 기댐과 의뢰가 아니겠는가라는 것이다. 또한 목에 어깨에 힘주면 어느새 화가 나고 노기와 적개심이 일어나는 경우가 자주 있다. 그래서 이완하려면 아예 눕고, 앉으려면 확고와 피로하지 않게, 안정되게 해야 한다는 것이다.

푹신하게, 깊숙이, 편안히 허리를 쭉 펴고 앉고, 눈을 지긋이 감고 마음으로 머리끝에서 발끝까지 전신을 서서히 몇 바퀴 돌려봐서 어딘가 힘이 주어진 데가 있으면 곧 잘 풀어버릴 것이다. 흔히 힘이 가기 쉬운 곳은 이마 사이〔眉間〕, 눈 가장자리, 입 가장자리, 목덜미, 어깻죽지 등이다. 왜냐하면 세상을 항상 경계하고 있으면 눈 가장자리에 까꾸랑하게 힘이 주어져 있고, 또 사람들을 항상 미워하고 있으면 어깨나 목덜미에 힘이 주어져서 어깨나 목이 뻣뻣해지기 때문이다. 몸 어디서나 힘이 주어져서 긴장이 되어 있으면 곧 잘 풀어서 몇 바퀴 관심을 돌리면 온 몸에서 특히 상반신에서 무의식적으로 힘이 풀어지고 긴장 부위는 없어진다. 사실 항상 무의식적으로 인생을 걱정하고 있는 사람이면 자기도 모르는 사이에 이맛살에 힘이 주어져서 긴장 속에 있게 된다.

그래서 이제 습관이 되고 나면 공연히 걱정거리가 없어도 이마를 잔뜩 찌푸리고 있거나 어깨에 힘주어 있어서 어느새 비관적 세계관이나 증오적 인생관이라는 정신자세를 가지게 되고 만다. 문제는 비관이나 분노가 있을 때도 아닌데 비관이나 분노의 편견일랑 갖지 말자는 것이다. 행동과 감정과 사고의 원점인 허심탄회로 돌아가자는 것이다. 안정좌법의 자세에서는 전신의 근육에서 앉음에 필요한 최소의 근육에 최소의 에너지만 주어서 다른 데는 쓸데 없는 힘일랑 주지 말고 다 빼자는 것이다.

이렇게 허리를 쭉 펴고 온 몸에서 기운을 빼고 앉을라치면 어느새 몸의 중심은 하복부에 가 생긴다. 예전 사람들은 이것을 알아 배꼽 아래 세치에 뭔가 든든한 게 생긴다고 해서 단전(丹田)이라고 했는데 다름아니라 주관적으로 아랫배가 든든함을 말하는 것이다. 배짱이 생긴다는 마음의 자세가 이렇게 바로 배짱 자세에서 유래한다는 것이다. 침착, 허심탄회라는 정신성이 바로 이 신체적 배짱 자세에서 나온다는 것이다.

2) **호흡(呼吸)**─허리를 쭉 펴고 온 몸에서 기운을 빼고 깊숙이

의젓하게 앉을라치면 몸의 중심이 자연히 아랫배에 생기고, 동시에 아랫배가 깊숙이 천천히 그리고 조용히 규칙적으로 들어갔다 나왔다 하는 심호흡(深呼吸)이 일어난다. 예전말로 복식호흡(腹式呼吸), 또는 단전호흡(丹田呼吸)이라는 것 심지어는 장자(莊子)가 발꿈치호흡 이라고까지 한 것은, 바로 이 아랫배가 들락날락하는 완전호흡(完全呼吸)을 두고 한 말이다.

다시 말하자면 폐(肺)의 구석 구석의 폐포(肺胞)까지 다 동원되겠끔 하는 그래서 신체의 다른 모든 부분들이 이에 동조하는 완전호흡을 이야기한 것이다. 폐의 전부를 동원하지 않는 얕은 할딱할딱하는 호흡보다 폐의 전부를 동원해서 하는 완전호흡이 나을 것은 두말할 나위도 없다. 정신과 영역에서 잘 알려져 있는 호흡항진 증후군이란 바로 이 완전호흡을 하겠다는 자연의 예지이다. 긴장, 초조가 있을 때 마음의 안정을 회복하려는 적극적 활동이 바로 이 호흡항진 증후군이다. 증상이란 바로 치료이고 치료자는 환자를 따라 치료의 본지(本旨)를 알아차린다는 것을 여기서 또 한 번 여실히 볼 수 있다.

한 마디로 말해서 안정좌법의 심호흡(深呼吸)은 바로 이 호흡항진을 미리미리 인위적으로 하자는 것에 지나지 않는다. 인위적, 의식적 심호흡(深呼吸)은 吸 : 止 : 呼의 시간적 비를 1 : 2 : 3이 되도록 함이 좋다는 말이 있다. 다시 말해서 내뿜을 때 신경을 써서 될수록 천천히 하면 되는 것이다. 숨을 죽이고 있다고 숨을 내뿜음과 동시에 일어나는 모든 행동이 '기(氣)'가 차게 민첩하고 직격적(直擊的)이어야 함은 말할 필요조차 없다. 그러니 가만히 앉아 있을 때는 최소의 에너지 소모밖에 필요없으니 될 수 있는 대로 호흡(氣)을 천천히 하여 절약하는 것이다. 이 깊고 조용하고 규칙적인 완전호흡이 전신에 더 많은 산소를 공급하고 노폐물인 탄산가스를 배출케 할 뿐만 아니라 자율신경계, 호흡기, 특히 중뇌(中腦) 등을 통해서 감정의 안정, 마음의 안정에 유관한다는 데 대한 여러 가지 학설이 있으나 뒤에 검토하겠다.

3) **마음가짐(心念處)** ― 안정좌법시(安定坐法時)의 마음가짐에 대해서도 고래(古來)로 많은 이야기가 전해 온다. 마음이란 어디에 둘 것인가, 마음은 아무 데도 두지 말라, 마음이란 어디에도 다 두라는 등, 가장 많이 듣는 말은 무념무상(無念無想)이다. 무념무상이란 아무 생각도 하지 말라는 것이다. 그런데 이렇게 조용히 가만히 오직 앉아 있을라치면 더군다나 아무 생각도 하지 말라 하면 더더군다나 많은 생각이 일어난다. 그래서 하도 많은 생각이 천 갈래 만 갈래 일어나니 잡념이라고까지 하게 된다. 그래서 잡념이 많아서 무념무상은 안 된다고 한다. 아니, 살아 생생한 우리들의 뇌가 활동하고 있는 생생한 증거인 여러 가지 생각들을 잡념이라고 보는 태도가 얼마나 편견되어 있는 것인가는 말할 필요도 없다. 이러한 것은 모두 무념무상에 대한 오해에서 오는 것이다.

무념무상이라는 것은 의식(意識)에 대한 이야기이다. 의식적으로는 생각을 말라는 것이다. 일부러는 생각을 말라는 것이다. 의식적으로는 생각을 그쳐도 무의식(無意識)으로 일어나는 생각은 가만히 그대로 둔다는 것이다. 특히 의식적인 생각을 그치면 처음 한동안은 무의식적인 생각이 마치 막아 놓았던 뚝이 터진듯 오히려 더 많이 막 쏟아져 나온다. 그러나 그것에는 아무 상관말고 그대로 내버려 둔다. 따라서 무의식적으로 자연히 일어나는 생각들, 무의식의 흐름에는 쫓아가지도 말고 쫓아버리지도 말라는 것이다. 그래서 그들 무의식의 흐름을 마치 주마등(走馬燈)지나가는 것을 바라보듯 남의 일 쳐다보듯 관조(觀照)하는 것이다. 가만히 두어 한동안 지나면 그렇게 창궐하던 무의식의 흐름도 차차 가라앉아 차츰 마음이 조용해진다. 그러나 또 간간이 생각이 일어났다가 말았다가 한다. 이 때 종종 기상천외의 아이디어가 일어나기도 하고, 모르던 일이 갑자기 알아차려지게 되고, 마음의 문이 활짝 열리기도 한다. 견성(見性)이라고도 각오(覺悟)라고도 하고 도통(道通)이라고도 하고 영감이라고도 한다. 이것은 다름 아니라 이제까지 너무 문제가 가까이 있었기 때문에 유달리 자신의 선입관에 국집한 사리사욕 때문에 진리가 안 보이다가 안정좌법에서처럼 이렇게 자기 생각들에 대해서 물끄러미 쳐다보는, 즉 자기감정에 얽매이지 않고 거리를 두고 초연하면 사리(事理)가 있는 그대로 알아차리게 되니 문제해결이 안 일어날 수가 없다. 여러 가지 일에 대해서 특히 자기이욕(自己利慾)에 대해서 허심탄회하게 쳐다볼 수 있다는 것, 편견없이 선입관없이 관조한다는 것이 문제해결에의 중요한 실마리이다.

4) 환경(環境)―마지막으로 안정좌법(安定坐法)을 위한 시기와 장소에 대해서 살펴 본다.

　우선 안정좌법을 위한 장소는 조용하고 말끔히 깨끗이 치워놓은 방에서 향을 피우는, 생화(生花)라도 꽂아놓고 너무 밝지도 어둡지도 않은(오히려 약간 어두운 쪽인), 그래서 차분히 색깔이 조절된 방이 좋다. 드물게는 단조롭고 단순한 분위기 있는 음악을 조용히 틀어놓아도 좋지만 단 음악으로 인해 마음의 연상작용

(聯想作用)이 편향(偏向)되는 곳들은 안 된다. 이러한 분위기를 동양의 전통에서는 적청화경(寂淸和敬)이라고 했다. 다실(茶室)의 분위기에서 유래한 것이나 바로 안정좌법실(安定坐法室)의 분위기이기도 하다.

시간은 아침 저녁이 좋으나 언제라도 시간이 나면 좋다. 특히 무료할 때는 '노느니 염불'이라고 시간 활용으로 참 좋고, 30분~1시간 정도가 좋으나 길게 하는 것은 얼마라도 괜찮고, 몹시 다리가 아프거나 할 때는 잠깐씩 쉬었다가 한다. 단 만복시나 너무 피로할 때는 피한다. 그 때는 오히려 누워서 쉬는 것이 더 좋다.

효　과

안정좌법(安定坐法)의 효과를 말하자면 역시 전통적 사고에 따라 크게 다음과 같이 들 수가 있다.

1) 심신(心身)의 안정 — 단적으로 말해서 조용하고 차분한 방에 앉아서 심신의 모든 긴장을 풀고 조용히 앉을 때 뉘라서 심신이 안정 안 되겠는가. 더군다나 앉음새에서는 드러누움(와선)이라는 행동 단계를 거쳐 그를 토대로 좌복을 깔고 앉아서 확고함까지 겸하고 있으니 앉음의 안정에는 안정과 확고 또는 안정과 인내라는 효과가 거두어진다.

이리하여 심신의 안정과 결단이 필요한 모든 현실상황에서 쉽게 대처할 수 있기에 유효한 것이다. 가깝게는 심신의 안정이 치병(治病)의 기본으로 꼭 필요한, 특히 만성질환에서 유효하다. 이를테면 폐결핵·고혈압·당뇨병·심장병 그리고 여러 가지 정신

신체증(精神身體症), 그리고 또 불안·초조·긴장을 초래하는 여러 가지 신경증(神經症), 그리고 마지막으로 정신증의 회복기 등에 필요하다.

2) 발지(發智)—심신이 조용해지고 확고해지니 이제까지 미궁에 헤매던 문제해결의 실마리가 발견·발병(發明)되어진다. 예전 사람들이 말하는 견성(見性)·도통(道通)이다. 사태를 허심탄회하게 관조하고 초연한 태도에서 최적의 감정상태가 유지되니 문제해결이 자연히 일어난다. 또한 확고한 태도에서 유래하는 결단이 일어나 용감해지기도 한다. 그러니 여러 방면으로의 지적(知的) 작업을 하는 모든 두뇌인에게도 필요하겠다.

3) 기본적 신경정신 활동에의 효과—앞에서 이미 살펴 보았으나 이들을 합쳐 다시 일련(一聯)의 기본적 신경정신활동에의 효과를 종합해 본다.

ⓐ감각(感覺)에의 효과—심신이 안정되면 감각이 날카로워져서 다섯 가지 감각인 시(視)·청(聽)·후(嗅)·미(味)·촉(觸)이 모두 예민해진다. 이리하여 형안(炯眼)이니 이총(耳聰)이라는 말들이 생겨난다.

ⓑ지각(知覺)—심신이 안정되면 감각되어지는 바를 가능한 한 있는 그대로 허심탄회하게 받아들여진다는 것은 앞에서 이미 몇 번이고 강조한 바 있다.

ⓒ감정(感情)—신심이 안정할 때 상상의 날개는 훨훨 펼쳐져서 위대한 상상력이 생길 뿐만 아니라 또한 감정이 생기있고 모험스러워진다. 모든 예술적 심지어는 과학적 사고나 행동의 토대가 되기도 한다. 짜릿하게 쾅하게 울려(共鳴) 오는 것이다.

ⓓ사고(思考)ー신심이 안정될 때 사고는 깊숙이 폭넓게 일어나게 된다. 심사숙고하고 심려사찰(深慮査察)하게 됨은 앞에서도 이야기했고, 바로 안정좌법의 기본적 주요 효과임은 더 말할 나위없다.

ⓔ판단(判斷)ー신심이 안정될 때 심사숙고한 바에 의해서 확고한 결정을 할 수 있게 되어 이것은 곧 행동으로 이어진다.

ⓕ행동(行動)ー신심이 안정된 상태에서 일어나는 행동은 그야말로 민첩하기 그지 없으니 결코 기선을 놓치지 않는다.

검 토

1) 환경(環境)ー앞서 방법에서 안정좌법을 하기 위한 장소가 적청화경(寂淸和敬)스러운 다실(茶室)의 분위기에서 유래했다고 했는데 적(寂)이란 조용한 것, 차분한 것 그래서 때로는 성(聖)스러운 지경에까지 이른다고 하는 것이다. 그것은 모든 움직임의 원점이기 때문이겠다.

청(淸)은 깨끗하고 말끔히 치워진 것을 말하니 혼돈이 아닌 정돈, 이성(理性)이겠고, 화(和)는 서로 사이좋음, 부드러움, 이완(弛緩)을 말하는 것이겠다. 그리고 마지막 경(敬)은 실내에 있는 사물에의 존경, 소중히 여김이다. 따라서 다실에서 물 한방울, 차 한잎 소중하게 여기듯이 안정좌법에서는 숨소리 하나, 생각 하나(一念)마저도 소중히 여기자는 것이다. 그러한 것까지 존경하고 소중히 하는 태도에서 만사가 활용되는 사사무애(事事無碍)의 대활행(大活行)이 일어나는 것이다.

이러한 분위기는 바로 생명의 보금자리인 모태 내에서 이어오는 육아실(育兒室)의 그것이니 이것은 모든 인간생명활동장의 그 것이어야 하고, 그들의 별의별 변화의 장(場)이 모두 근원적으로 는 이 적청화경(寂淸和敬)스러운 것이야 한다는 것이다. 그런 환경 속에서 자라고 사는 인간생명이, 인성(人性)이 그리고 정신이 어느새 그 기본이 적청화경스러워져서 이제는 어떤 환경에 가더라도 이를테면 시끄럽고, 더럽고, 아귀다툼하고 그리고 경멸하는 곳에 가도 능히 그들을 제압하여 그것들을 다시 본래자리인 적청화경으로 돌릴 수도 있게 된다.

2) 심념처(心念處)─마음가짐에 대해서 무념무상(無念無想)을 대두로 하여 또한 '마음 둘 곳'에 대해서 많은 소리들이 시끄럽다. 한쪽에서는 '아무 데도 안 둔다'(默照禪)고 하나 또 한편에서는 '한 점에 응(凝)해야 한다'(話頭禪)로 상반된다. 이러한 모순을 해결하는 것이 마음가짐에서 의식적 태도와 무의식에 대한 태도 둘로 나누어서 본 것은 아주 적절해서 그러한 모순점도 해결하는 것이 되었다.

　그래서 의식에 대해서는 그것이 할 수 있는 대로 생각을 말아라, 무의식에서 일어나는 생각을 잡념이라고 멀리 하지 말고 그대로 소중히 여겨서 그대로 그냥 둔다고 함으로써 생각을 그칠(止觀) 수 있게 되고, 무의식에 대해서는 생각이 제아무리 웅비하더래도 그냥 둔다고 함으로써 어디에라도 가 있다, 무슨 생각이라도 하라고 하는 것이 가능케 된다. 이리하여 처음에는 억압의 고삐가 풀린 무의식의 흐름은 시끄럽게 명멸(明滅)하면서 흐름으로써 충분한 카타르시스를 이룩해 무의식의 흐름은 차츰 가라앉게 되어 드디어 의식과 무의식은 일치하게 된다.

의식과 무의식의 일치란 서로 더 조정할 필요도 없을 정도로 충분히 카타르시스가 됨으로써 그야말로 우리의 마음이 정신(精神), 즉 정(精)해진 신(神)이 됨을 말하는 것이다. 일심지원(一心之源)에의 회귀이니 지닌 바 소질을 한껏 실현함에 어김이 없게 되는 것이다. 의식과 무의식이 일치된 상태를 유지함을 다른 말로는 최적의 감정상태의 유지이겠고, 이것은 또 다르게 표현하면 의식도 아니고 무의식도 아니고, 의식 아닌 바도 아니고 무의식 아닌 바도 아닌 비상비비상(非想非非想)의 융이이불이(融二而不二)의 지경인 것이다.

3) 호흡 – 안정좌법(安定坐法)에서의 호흡법의 중시를 단전호흡(丹田呼吸) 다시 말해서 복식호흡(腹式呼吸) 또는 완전호흡(完全呼吸)이라고 했다. 완전호흡이란 폐의 전역을 활용하는 호흡일 뿐만 아니라 전신전령(全身全靈)으로 하는 호흡, 심지어는 피부, 발꿈치까지 동원해서 하는 호흡, 온몸으로 하는 호흡이겠다. 이것은 호흡뿐만 아니라 여기서 강조하는 마음의 작용, 자세마저도 전력(專力)을 기울여야 한다는 것이다.

다른 말로 해서 전체와 부분이 상응해서 사사무애(事事無碍)하는 태도인 것이다. 전체로 봐서 필요불가결한 최소의 부분과 에너지를 쓰되 전체의 나머지 부분은 조용히 죽은 듯이 거기에 수희(隨喜)해야 한다는 것이다. 전체와 부분의 가장 역동적 관계이자 활동이겠다. 이리하여 부분적으로는 호흡을 담당하는 폐역(肺域)의 폐활(肺活)이 이루어지게끔 호흡근(呼吸筋)은 모두 조용히 깊숙이 천천히 움직이되 전체적으로는 발꿈치까지 동조 수희(同調 隨喜)하게끔 하기를 바라는 것이다.

선에서 말하듯이 마치 온 우주를 집어삼켰다 내뿜었다 하듯이 한다는 기개는 다른 말로 해서 내가 여기 앉아 숨쉬고 생각하는 것은 바로 우주와 더불어 아니, 우주가 태연자약하게 턱 버티고 앉아서 드르렁 나르렁 숨쉬고 있다는 것이다. 상징(象徵)이 바로 전체로 상응(相應)되어질 때 전체로 현존(現存)함을 말하는 것이기 때문이다.

호흡이 가지는 정신적 측면을 말하는 동양의 고전적 표현인 기(氣)란 바로 신체에서의 O_2와 CO_2의 교환과 더불어 자율신경계나 중뇌(中腦)를 통한 감정적인 것과 정신적인 측면의 효과를 강조한 것이다. 인간행동의 준비와 시발(始發)과 그리고 결말을 말할 때 충만한 숨죽임〔氣魄〕과 대현(待懸)하다 내리치는 기력(氣力)과 그리고 자연히 남는 잔기(殘氣)인 것이다. 호흡과 일치하는 마음의 미세한 움직임을 말하는 것이다. 그리고 방법에서 약간 이야기한 바와 같이 안정좌법의 호흡은 긴장·불안·초조가 계속될 때 이를 회복하기 위한 생체 신경(生體 神經)의 자율조정적 활동의 하나인 호흡항진(亢進)을 미리 미리 해 놓음으로써 평소 때부터 안정·균형·이완을 두텁게 해 놓자는데 그 예지가 있는 것이다.

4) 자세 ─ 안정좌법(安定坐法)의 역사적인 선구로 좌선을 말할 때 그의 가장 중요한 것 중의 하나가 지관타좌(只管打坐)라고 이미 언급하였다. 지(只)란 다름 아닌 '오직'이라는 것으로 앉음에 오직 전신전령(全身全靈)한다, 전기(全機)한다는 말이니 고인들이 우주와 더불어 있다, 우주가 있다는 기개로 앉는다고 했고, 그 때의 안정됨을 머리카락은 천상에 매여져 있고 엉덩이에서 지구를

깔고 앉아 있는(獨坐大雄峯) 좌세의 상하(上下)가 마치 우주를 꿰뚫고 있는 듯하다고 한 것이다.

면벽구년(面壁九年)의 좌선 끝에 부동심(不動心)을 얻은 달마선사(達磨禪師)의 이미지를 본딴 오뚜기가 수백 번 넘어져도 도로 그대로 제자리로 오뚝 일어나 앉는 것은 바로 앉음의 자세의 안정됨과 그 중심이 상허부실(上虛不實)하게끔 배꼽 아래, 아랫배에 가 있다는 것으로 상징하고 있는 것이다.

세상에서 가장 날센 동물의 대표인 묘과동물(猫科動物)에서 뭐 무서운 호랑이까지 안 가고 고양이만 해도 충분히 저간의 소식을 알려 준다. 고양이는 제 아무리 높이 하늘에 치켜 던져 놓아도 땅에 내릴 때는 사뿐히 내려앉아 넘어지질 않는다. 이것은 고양이가 제 아무리 몸은 비틀어대도 그의 중심은 딱 부동으로 잡혀 있기 때문이다. 중심이 잡혀서 안정되어 있는 사물 주위에는 이상하게도 존엄(尊嚴)의 분위기가 도니 이는 아마 우리 인간의 태세(態勢)의 개체발생을 봐도 수긍할 만한 일이다. 갓난애가 돌 안에 통과하는 태세가 몇 가지 있다.

처음 누워서 충분히 이완해 지고 나면 신경조직, 근육조직이 살살 발달하여 고개를 치켜들게 되고 뒤척일 수 있게 되고 그리고 엎드려 네 발로 기게 된다. 이쯤되면 그의 운동성은 꽤 커지나 아직 시야가 낮다. 그러다가 드디어 일어나 앉게 되면 시야가 꽤 많이 훤해질 뿐만 아니라 턱 버티고 앉게 된 모습은 지구의 중력에 대해서 꽤 많이나 자유스러워진 것을 알 수 있다.

사실인즉 전신을 지면에 덴 누운 자세(배내기)나 네 발로 서는 4분면을 넘어선 앉음새란 바로 3점을 지면에 세워서 수직해야 하니 여간 많은 근육과 골격의 발달과 더더군다나 이들을 조정하는 신경의 발달 아니고는 어려운 것이다. 이리하여 좌근육－골－ 신경의 발달로 양다리와 엉덩이 3점으로 몸을 안정히 지평선에 수직으로 자리잡게 되는 난생 처음의 어려운 자세, 앉음새를 취하게 된다. 이러한 와위(臥位)에서 좌위(坐位)에로의 진화에는 그처럼 많은 신경조직·근육발달이 필요했을 뿐만 아니라 실제 이 시기의 갓난애를 쳐다보는 어머니나 가족원들은 그 신기한 발달에 좋아할 뿐만 아니라 그 으젓함에 어떤 외경스러움마저 느끼게 된다.

이리하여 인간생태학적으로 봐서 앉음새는 정말 확고와 인내와 그리고 평온과 유관한 것이로구나 하고 생각케 된다. 여기서 한 번 더 상상의 날개를 치니 아마 참선 등의 앉음새를 통한 인생후기의 재수(再修)는 이 시기의 앉음이 간혹의 병으로 해서 부족했거나 불완전해서 완전히 졸업하지 못하고 지나간 아이들이 뒤에 확고함이나 안정감이 모자랄 때 앉음을 뒤늦게나마 재수시키는 것이 아니겠는가 하는 것이다.

그래서 지관타좌(只管打坐)를 유일한 수행방법으로 일삼는 선자(禪者)들이 다른 사람들보다 더 안정되어 지고 더 확고부동해지는 것은 그들의 시련을 오히려 역으로 활용했기 때문이라는 것은 쉬 이해할 수 있는 일이다. 그리고 이 때의 뇌파상태가 α－파로 특징적으로 지속되니 이것은 비사량비비사량(非思量非非思量)의 무애(無碍) 또는 삼매의 특징적 뇌파소견(腦波所見)이라 할 수가 있겠다.

좌선(坐禪)의 효능

오뚜기는 대체로 구조가 어떻게 되어 있길래 암만 넘어뜨려도 그냥 오똑오똑 바로 앉는다. 이를 물리학으로 설명해 본다. 한 물체의 중심이 아래로, 그러니까 그 물체의 수직선이 중심점 이하로 내려가 있으면, 더더군다나 중심점 이하로 내려가면 갈수록 더더욱 그렇게 지면을 향한 힘이 많아져서 오똑오똑 제자리로 돌아가게 된다는 것이다.

이 점 사람의 몸의 태세(態勢) 중에서 펑퍼짐하게 앉노라면 그 중심이 중심점 이하로 내려가서 지구를 향하는 힘이 아주 강력해짐과 같다. 말하자면 안정세(安定勢)를 형성하게 되는 것이다.

다시 말해서 펑퍼져 앉을 때 힘이 자꾸 지구 중심을 향하니 여기 신체적으로나 정신적으로도 안정을 가져오게 된다. 그러니까 반대로 몸의 중심이 수직으로 중심점 위로 올라가면 몹시 불안정스럽게 되는 것이다. 이 때는 앞의 경우와 달리 반대로 세워놓아도 잘 무너진다는 것이다.

이렇게 안정스럽게 덜퍽 주저앉는 자세 중에서, 방바닥에 앉는 자세 중 소위 말하는 결가부좌니 또는 반가부좌니 하는 가부좌는 다리를 꼬아 앉는 앉음새가 땅바닥과 접하는 면적이 가장 많으니 여기 가장 안정된 앉음새가 가부좌라는 것이다.

가부좌는 틀어 앉을 때 몸의 중심이 배꼽 아래로 축 내려가니 마치 오뚜기처럼 여간 안정스럽지 않다. 그래서 일본말로는 오뚜기의 별명이 다루마인데 이는 면벽구년 끝에 견성성불(見性成佛)한 달마라는 말이다.

선(禪)의 전통에서는 이 물리적 중심점인 중심의 자리를 단전(丹田)이라고 한다. 올바른 앉음새, 좌선의 자세는 혼자 턱 버티고 앉아 있는 앉음새가 마치 큰 산이 턱 버티고 앉아 있듯이(獨坐大雄峯) 여간 안정스럽지가 않다.

불교에서 이 안정된 좌세가 얼마나 불교의 본질과 밀접히 관련되는지 "촌각(寸刻)을 앉으면 촌각 동안 부처님이시다"라고 할 정도이다. 안정좌법이 바로 불교의 전 내용 그 정수라는 것이다. 확고하고 안정스럽게 앉음이 세계와 자기에 대한 확신과 그리고 불피로(不疲勞)를 가져 온다고 체세과학(體勢科學)에서 말한다.

과연 그러면 이렇게 안정된 좌법을 할 것 같으면 어떻게 되나를 한 번 더 탐구하여 보기로 한다. 두텁고 부드러운 좌복을 깔고, 다시 보조방석 등으로 허리를 펴게 하여 허리를 쭉 펴고 앉아서 온 몸에서 오직 앉음(只管打坐) 외에는 필요없는 안간힘을 다 떨구어 버리면 몸의 중심(重心)이 아랫배에 가 생겨 아랫배〔丹田〕가 두둑해진다. 동시에 아랫배가 들어갔다 나왔다 하면서 천천하고 조용하고 깊숙한 복식호흡이 일어난다. 단 이 때 복식호흡을 일부러, 의식적으로 할 필요는 없다. 상기한 바와 같이 올바르게만 앉으면, 아랫배에 중심이 와 닿도록만 한다면 자연히 자동적으로 무의식적으로 복식호흡이 작동하는 법이다.

이렇게 천천하고 조용하고 깊숙한 복식호흡이 일어나면 손발이 무거워지고 떳떳해지고 동시에 이마는 시원해지고 가벼워진다. 고인(古人)들은 이를 두한족열(頭寒足熱)이라고 했다. 다름아니라 복식호흡으로 해서, 신경이 하복부에 와 있고 자율신경의 한 가지인 태양총(太陽叢)의 율동적인 자극으로 이의 간뇌(間腦)에의 전달이 소위 말하는 '간뇌(間腦) 마사지'로, 감정중추인 간뇌의 기능을 바로잡는다. 다시 말해서 쓸데 없는 도거혼참(흥분·침울)일랑 없게 하는 것이다. 자율신경의 올바른 조정으로 주로 진정을 맡아 보는 부교감신경이 약간 우세해지니 말초혈관들이 조금 늘어나서 신체표면으로 오는 혈류량(血流量)이 약간 증가하고 반대로 신체심층으로 가는 혈류량은 감소한다. 그러니 손발은 무겁고 따뜻해지며 머리는 가볍고 시원해지지 않을 수 없다. 동시에 온 몸은 편안해지고 마음은 고요해진다.

다시 무념무상(無念無想)하면서, 의식적으로는 생각을 않는다. 이 때 주의할 것은 무념무상이라고 해서 무의식적으로 자연히 일어나는 상념까지 다 없애려고 할 필요는 없고, 되지도 않는 안간힘을 써서도 안 된다. 이를 고인(古人)들은 모기가 철우(鐵牛)를 물어뜯으려는 것이나, 귀뚜라미가 우차(牛車) 바퀴를 돌리려고 하는 것처럼 어리석은 짓이라고 했다.

자연히 무의식적으로 일어나는 생각들은 관여하지 말고 가만히 그대로 내버려 두면 되는 것이다. 그러면 저절로 차츰 없어졌다가 또는 다시 훌떡 일어났다가 한다. 이를 마치 남의 일처럼 물끄러미 길을 두고 바라다 보는 간조(看照)일 따름이다. "짓는 개(잡념)는 쫓지 말지어다. 그냥 두면 꼬리를 말아 넣고 침묵하는 법이니라"이다. 이 때 일단 멈추었던 사념들이 다시 훌떡 일어나는 것 속에서 간혹 굉장히 중요한 신념들이 있는 것이다. 이를테면 고고민민(苦苦憫憫)하던 것이 훌떡 떨어진다든가 애써 풀려고 해도 안 되던 문제가 헐렁 풀린다든가 하는 일이 일어난다. 안정된 상태에서 허심탄회하게 명경지수로, 사물을 객관적으로 있는 그대로 지각(知覺)하게 되니 여지껏 안 보이던 것이 보여 홀연히 해결되는 것이다. 바로 활연대오(豁然大悟)하게 되는 것이다. 그렇게까지 대단하지 않더라도 한 소식 정도를 얻게 되는 것이다. 이러한 발지(發智)의 작용이 다들 안정좌법으로 인한 안정을 토대로 이루어지는 것이다. 안정과 발지(發智) 또는 선정과 지혜는 서로 끊을 수 없는 밀접한 결과인 것이다.

이를 문학적으로 표현하는 것이 반근착절(盤根錯節)이다. 감정 뿌리가 안정되게 탁 버티어져 있어서 그 위의 가지들은 별의별 재주를 다 부린다는 것이다.

안정좌법의 이러한 2대 효능으로 해서 안정좌법은 모름지기 노이로제에 시달리는 현대인에게도 훌륭한 정신 건강법의 하나임을 추천하는 바이다. 사족을 하나 단다면, 안정좌법 시의 뇌파는 특징적인 α-파(波)로 구성되는데 이는 바로 잠들기 직전, 또는 잠에서 깨기 직전의 상태이니 고인들이 선정삼매지경(禪定三昧之境)을 비몽비비몽(非夢非非夢), 또는 비사량비비사량(非思量非非思量)이라고 한 것은 재미있는 일이다.

α-파가 유지되는 비사량비비사량의 상태로 앞에서 이야기한 것처럼 잠들려고 할 때와 잠에서 깨어날 때의 잠깐 동안의 상태라고 했다. 따라서 참선이란 이러한 자연상태에서 잠깐 동안 있는 이 삼매의 상태를 불교에서 이를 인공적으로 연장해서 안정심의 커다란 효과를 얻은 것이다. 삼매의 상태를 발견 내지 연장 발생한 것은 불교의 훌륭한 불후의 지혜라고 찬탄해 마지 않는 바이다. α-파가 지속하는 삼매지경을 발견하여 이를 인공적으로 지속 연장함으로써 물론 각성시와는 다르지만 안정을 위해서 수

면과도 또 다른 효과를 내게 하였는데 이러한 발명에 좌법을 세웠다는 것이 훌륭한 발명이 아닐 수 없다. 그런즉 α-파가 지속하는 삼매지경은 수면과 관계하니 자연히 이는 와위(臥位)와 연관하는 것인데 이를 좌위(坐位)로 바꾼 것이 성공이었다는 것이다. 와위에서는 α-파 지속상태를 결코 연장할 수가 없는 것이다. 이유인즉 누워서 하다가는 곧 잠들어 버리기 때문이다. 이 발명은 말하자면, 와위와 관계되는 신경정신 상태를 좌위와 결부시킨 것이다.

여기서 이왕에 좌위니, 와위니 하는 이야기가 나왔으니 현대 정신의학이나 행동과학에서의 태위(態位)에 관한 견해를 피력함으로써 좌선에의 이해를 더욱 깊게 할 수 있겠다.

사람이 태어나면 우선 와위(臥位)를 취하는데 와위란 바로 신체 최대면적이 대지와 접하는 태위(態位)니 가장 이완과 관련된다. 그래서 충분히 안정을 취한 후에야 좌위로 넘어간다. 좌위에서는 터덜썩 펑펴져 앉는다는 말과 같이 안정 위에 확고성을 형성하는 것으로 된다. 다음은 입위(立位)인데 이것은 곧 바로 선다라는 말과 같이 이는 독립성과 유관하고 다시 다음 단계인 걸음새, 보태(步態)는 발랑발랑 걷는다라는 말과 같이 신속성과 유관하고 다시 유태(遊態)는 신나게 논다는 말로 알 수 있듯이 즐거움과 그리고 마지막 태위인 일함세(勞動態)로는 소출 효율과 유관한 것이다.

이러한 태위로 규정되는 이완, 확고, 독립, 신속, 희락, 소출 중에서 좌위와 유관한 확고부동이라는 덕목이 여타 덕목과 어깨를 나란히 하고 있다는 것이다.

제2장　자아 강화법(自我强化法)

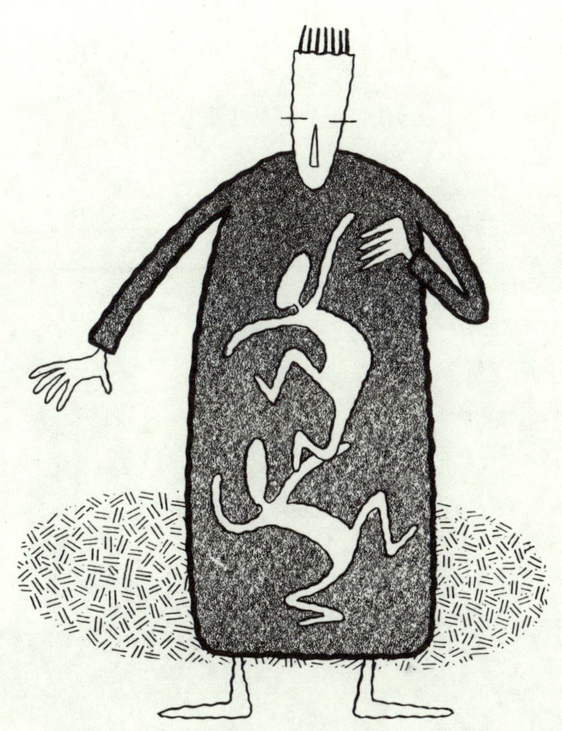

정신건강·인성건강·인격건강

불교와 정신건강

근래에 와서 정신장애니 정신공해니 또는 정신건강이니 하는 말을 많이 듣게 된다. 현대는 인류 역사 어느 시기보다도 정신공해가 양적으로 급증하여 정신장애가 유달리도 많아졌으니 이에 대한 대처 방법이 시급해 지고 있다. 그러나 한편으로 정신장애에 관한 전문가들 사이에서는 반드시 그렇지만은 않다고 하고 있다.

말하자면 정신장애는 인류가 정신적 생물일 때부터 줄곧 있어 왔던 것이고, 다만 그 현상이 여러 가지 모양으로 다르게 나타난 것뿐이라는 견해가 있으며, 그것이 더욱 타당하다고들 한다. 과연 현대가 정신장애 현상이 크게 늘었느냐 아니 늘었느냐는 시비는 고사하고 어느 시대 어느 사회에 있어서도 정신건강의 문제는 인간의 안녕, 행복에 중대한 내용을 이루는 것임에는 틀림이 없다. 따라서 인류 역사상 정신영역이 가장 강대해진 오늘날에는 정신건강 문제가 또한 가장 중대한 문제임이 틀림없다고 생각한다.

정신공해와 거기서 발생하는 정신장애가 어느 때 어느 곳에서나 있어 왔다는 것은 인간의 개적·집단적 역사에 있어서 언제 어디서나 정신 건강에의 지혜가 있어 왔다고 볼 수 있다. 이를테면 인류의 방대한 문화유산의 하나인 불교만 하더라도 이 관점에 따라서 보면 종교란 정신건강을 위한 인류의 최고 지혜의 집대성이라고 볼 수 있는 것이다.

앞으로 상세히 언급하겠지만 예불, 참선, 공양, 경학 작무(作務) 등 불가(佛家)의 일상생활 속에서 행해지고 있는 행사의 어느 하나도 정신건강에 연관되지 않는 것이 없다. 그래서 이번에는 정신건강에 관한 현대정신의학의 최신의 견해를 불교와의 관계에서 검토해가는 방법을 써 가고자 한다.

정신건강이란

우선 정신건강이라 할 때 정신건강이란 무엇인가를 알아보겠다. 정신이라 하면 곧 그와 상응관계에 있는 신체와 더불어 인간존재의 2대영역의 하나라 할 수 있다. 그래서 자칫 잘못하면 오해하기 쉽듯이 '일체유심조(一體唯心造)'의 심(心)을 신체를 여윈, 신체와는 유리된 또는 신체와는 아무 상응이 없는 것으로 오해하는 이분론(二分論)이 되어서는 안 되는 것이다. 말하자면 정신이라 하는 것은 신체와 떼어도 안되고 불가불리의 관계에 있는 것이다. 이것은 일원론(一元論)이 아니고 이원론도 아니고 변증법도 아닌 사구분별(四句分別)의 독특한 불교 논리로 보면 맞을 것이다. 여기에 현대 정신의학의 정신에 관한 기본개념도 있다. 말하자면 정신이라고 하면 아무래도 인간존재를 이분(二分)하여 나머지 반분인 신체를 떼어낸 것만 다루게 된다고 해서 정신이라는 개념대신 인성(人性)이라는 개념으로 대치하여 소위 인간 정신을 다룬다는 정신의학의 대상을 정신 아닌 인성으로 하는 것이 현대정신의학의 올바른 자세라고 할 수 있다. 앞으로 이 정신건강에 관한 것도 이런 관점에서 논의할 것이다. 다시 한번 더 말하면, 정신 건강이란 바로 인성건강, 인격건강이어서 신체건강을 떼어놓는 것이 아니라는 것을 강조해 두고자 한다. 정신건강이란 소위 정신과 신체를 묶은 전체적 총괄적인 인성건강, 인격건강을 말한다. 정신 신경이 안 가는 신체부분이 없고, 신체와 연관 없는 정신이란 없다. 다만 편의상 그렇게 나누었고 하여 신체와 정신은 다른 것처럼 오해하게 된 사정이 있다. 정신건강의 정신이란 인격, 인성 또는 인간을 말한다.

다음 건강이란 개념을 살펴 보기로 하겠다. 흔히들 건강이라면 장애가 없는 것, 병이 없는 것을 말한다. 그렇지만 그것만으로는 건강이라 하기에는 불충분한 것이다. 이를테면 세계와 자기에 대한 확신이 있는 낙천성(樂天性)이 모자란다던가, 스스로의 좋은 행실로서의 인간품위가 떨어져 있다던가, 모험과 적극성이 없다던가, 또는 노력하지 않는다던가, 자주독립성이 모자란다던가, 친근함이 덜하던가, 또는 독특한 인간창조 영역이 없다던가, 또는 초월과 소탈함이 없다던가 등의 스스로 타고난 인성(人性)을 실현하고 있지 못할 때도 역시 건강하지 않다고 할 수 있다.

다른 말로 하자면 사람으로 태어나서 사람노릇(인간행실)을 다하지(使命) 못하면 정신적으로 불건강하다고 하는 것이다. 인간인격이 실현해 나가는 동안 실지(實智)로 갖추어지는 인연의 덕목의 구족을 제쳐놓고 정신건강을 말할 수는 없다.

우주의 가장 향기로운 실지하고 할 인간덕목은 저절로 하늘에서 떨어지는 것은 아니라고 한다. 주어진 문제를, 역경을 또는 번뇌를 해결하고 뚫고 그리고 견디어(인욕) 나갈 때 비로소 익어오는 향기 높은 실지(實智)인 것이다. 따라서 건강이란 문제는 역경(공해)을 또는 번뇌(장해)를 그들과의 상응관계 속에서 이루어진다는 것을 강조하지 않을 수 없다.

그리고 또 정신건강을 말할 때 개인만을 두고 말할 수는 없다. 대개 우리들 개개인의 정신이란 개적(個的)인 것과 동시에 집단—사회적인 것이고, 역시 미래적인 것이기 때문에 불교 말대로 우리는 시방(十方)사람인 것이다. 따라서 개적인 건강만으로는 안 되고, 개성(個性) 속에 스며있는 전공간성과 전시간성, 그리고 전집단성도 충족되어 있어야 하는 것이다.

이상과 같은 안목에서 정신건강을 우선 크게 8대의(八大義)로 과분(科分)하여 낙천(樂天)·위의(威儀)·유천희해(遊天戲海)·정근(正勤)·자성(自性)·친근(親近)·독창(獨創) 및 무애열반(無碍涅槃)으로 하여 그것들을 다시 각각 6소품으로 과분하여 전체를 48품으로 하였다. 그래서 매주 한 품씩 읽어서 일년에 한 주기가 돌아오도록 하여 보았다. 그러나 일년에 과업을 다하는 것도 아니고, 또한 영겁을 걸쳐야 다한다는 것도 아닌 우리들 인생의 우주의 윤회가 그런 것처럼 찰나 속에 영겁이 있고 개자(芥子) 속에 수미산이 있다는 것같이 우리들 각 현존 속에 온 시방이 다 있다는 사사무애(事事無碍)의 사리대로 한 의(義)에 나머지 7의가 다 있고 한 품 속에 나머지 47품이 다 있다고 할 수 있다.

제 1. 낙천(樂天)

제 1 품 태양광명(太陽光明) - 눈썰미 -

우주 비로자나불의 한 고장 태양계의 지구상에 발생한 생물의
한 종인 우리 인류의 씨, 불자(佛子)들도 다른 모든 생물과 같이
부시도록 밝은 태양광명에 힘입어 말하자면 태양광명이 우리몸의
신경에 점찍으니〔點眼〕, 바로 눈썰미 있는 안신경(眼神經)이 발
생 발달하게 된다. 바로 태양의 섭입(攝入) 아니고 무엇인가!
 그래서 태양과 같이 밝디 밝은 눈을 가진 형안(炯眼)의 사람이
되는 것이다. 태양광명의 빛줄을 바로 받은 태양의 아이들인 것
이다. 태양광명의 빛줄을 받아 여기 인체에 각성(覺醒)과 수면의
리듬이 되풀이되고, 또 각성하고 있는 동안 필요한 먹이를 얻게
끔 전후 좌우 상하 및 원근의 사이를 보는 시공감(時空感)이 생
겨 이리저리로 움직이게 되고, 그리고 드디어는 호감스러운 상
(像)과 그렇지 못한 혐오의 상 등을 분별케 된다.
 인간을 배불리 먹여 주고 따뜻하게, 때로는 시원하게 그리고
편안히 잠재워 주고 기분좋게 얼러주는 호감스러운 외계(外界)를
대표하는 어머니로 외계자연 환경은 집결된다. 이렇게 인생의 기
본적 생리욕구인 식욕·수면·운동·배설을 필요한 만큼 담뿍히 충
족시켜 주는, 자기편에 서는 충족자(充足者) '어머니같은 사람'에

의해서 자비의 손길이 이루어질 때 그에게는 세상이 장미빛으로 아름답게 빛나는 낙천(樂天)인 것이다. 하늘이 즐거운 장미빛으로 빛나니 그의 눈동자 또한 빛나지 않을 수 없고 낙천(樂天)을 찾는 데 예민하지 않을 수 없겠다. 이 때 그러한 낙천의 사도(使徒) 낙천의 대행자(代行者)인 '어머니 같은 사람'의 이미지가 그에게는 결정적인 영상이 아닐 수 없다. 이리하여 우주의 5대(五大)인 지·수·화·풍·공(地水火風空)과 태양(太陽)도 모두 즐거운 것으로 비친다. 비옥한 대지, 깨끗하고 맑은 물, 따뜻한 불, 산들바람 그리고 찬란한 태양과 그리고 이러한 것의 호감스러운 영상은 인간의 정신건강의 제1품을 차지하는 것이다.

여기 점점 높아져가는 자연공해와 화학적 처리로 예토화(穢土化)되는 대지, 오염되는 물, 생명과 환경을 다 초토화해 버릴 핵화력, 그리고 텁텁한 스모그, 다시 그로써 찬란한 빛을 잃은 태양 등은 인간의 정신건강을 해치는 제일품(第一品)이다. 여기 불자들은 어떠한 대가를 치루고서라도 바로 이러한 정신공해를 단호히 막아내어, 인간의 정신건강에서 제일품인 빛나는 태양, 산뜻하고 신선한 공기, 따뜻한 화열(火熱), 자연의 비옥토, 그리고 신선한 물은 절대로 양보할 수 없는 정신건강의 제1품이고 이들이 전개하는 아름다운 경치와 그리고 그의 집약적·모태적 영상(母胎的影像)과 때로는 그의 상징인 광막한 바다와 끝없는 지평선, 좋은 색깔들의 조화와 특색들은 눈에 좋을 뿐만 아니라 사람으로 하여금 눈썰미 있는 감각의 사람으로 만들어 준다.

제2품 송풍회우(松風檜雨) — 이총(耳聰) —

이리하여 눈에 좋은 광활한 바다는 그의 물결치는 소리도 소나무 가지에 부는 솔솔바람 소리나 잣나무 잎에 촉촉히 내리는 빗소리 그리고 신성한 시냇물의 영롱한 흐름소리, 또는 장작개비에 붙는 따뜻한 불튕기는 소리 등은 여간 귀에 좋지 않다. 때로는 불을 피워 물을 끓일 때의 아늑한 분위기에 메아리치는 끓는 물소리가 이들을 상징하여 송풍회우(松風檜雨)라고 불리우는가 하면, 또한 그들의 별의별 환상적 발견과 발명으로 즐거운 소리들은 음악이라는 예술로 승화되는 것을 뒤에 언급하겠다. 이러한 아름다운 자연의 소리들로 귀가 살찌면 그 귀가 어찌 밝아지지〔耳聰〕 않겠나 말이다.

그러나 반대로 시끄러운 자동차 소리 등의 60폰을 넘는 기계소음이 바로 우리들의 신경을 그 청각에서 손상하니 어이 그냥 둘 수가 있겠는가! 단호히 소음이 60폰 이상이 되지 않도록 집안에서 거리에서 또는 공장 등의 모든 생활 환경에서 막아야 한다. 인간존재의 기본권의 하나이고 기본적 생리적 충족의 하나인 안면(安眠) 휴양에는 조용한 것을 으뜸으로 한다. 꽤 중증의 정신장애가 되었을 때 그 장애자는 조용한 곳, 소리가 안 들리는 곳, 어두운 구석방을 찾고, 이러한 자연치유적 경향을 알아차려 조용한 절간 등으로 전지휴양(轉地休養)을 간다.

수면요법을 시키면 곧잘 낳는 것 등을 봐서도 고래로 동양의 전통적 지혜가 가리키는 좋은 생활 환경은 적청화경(寂淸和敬)으로 말할 때 이 '조용함(寂)'을 으뜸으로 여겨 때로는 이것을 거의 '신성함'으로까지 보는 것은 훌륭한 지혜라고 하지 않을 수 없다. 그러나 소리 역시 다른 오온(五蘊)과 같이 지나치지 않게 그리고 무리하지 않게 적절히 주어져서 진취적·건설적 그리고 창조적인 좋은 자극이 되는 것이다. 소리에도 자극적인 소리와 동시에 부드러운 소리가 있으니 그들의 적절한 하모니는 말할 것도 없이 좋은 소리 바로 즐거운 소리 음악이다.

제3품 호향(好香)

불교경전에 천한 사람에게서는 천한 냄새가 나고, 고귀한 인격의 사람에게서는 고귀한 향냄새가 난다는 이야기가 있는데, 내음이란 바로 그 사람의 전인간성의 발휘의 한 표현이기도 한다. 이리하여 생기와 젊음과 원숙에는 반드시 상응하는 기분좋은 방향(芳香)이 풍기기 마련이다. 그래서 스스로를 기분좋게 할 뿐만 아니라 주위 사람들로 하여금 기분좋게 한다.

그런데 정신의 이러한 생기발랄한 기운과 평안을 위해서는 우선 외부로부터 이러한 대접을 받아서 좋은 것이다. 이를테면 향기를 풍기는 화초들, 들녘의 신선한 풀이나 나무들이 풍기는 묘향(妙香), 대지의 풍요한 흙내음, 바닷가의 싱싱한 조향(潮香), 장작개비의 불타는 냄새 이러한 것들은 모두 우리들의 정신에 코를 통해서 생기와 안온을 가져다 준다.

이리하여 인류는 이미 아득한 예전부터 향을 발견·발명하여 왔다. 이를테면 싱싱한 초목에서 유달리도 방향(芳香)을 피우는 향초나 향목을 발견하여 이로써 진정제로 썼고, 정력왕성한 향족(香族)의 동물에서 사향을 뽑아내어 정기(精氣)의 자극제로 써왔다. 그래서 향에는 주로 사원 등에서 쓰는 진정적인 것과 흥분제

로서 주로 정기고취에 쓰는 두 가지가 있으니 이들의 미묘한 앙
상블로 팽팽한 정신상태의 유지에 활용되어 왔다.

이리하여 방향(芳香)의 원초(原初)는 유아(幼兒)에 감돌아 흐
르는 유향(乳香)과 그의 여러 단계의 건락물(乾酪物)로 인한 묘
한 향기로 차는 육아실(育兒室)의 그것은 모든 내음의 모태(母
胎)이겠고, 젊은이들이 땀흘려 일하거나 운동할 때 주위에 풍기
는 냄새는 무엇보다도 정한(精悍)으로 채찍질하고, 그리고 인격
이 원숙한 적청노성(寂淸老聖) 근방에 조성되는 성스러운 향기는
주위의 사람들로 하여금 한없는 공경의 지경으로 인도한다.

이러한 것의 정반대는 공해로 오는 썩은 물, 죽은 바다의 악취
이겠다.

제4품 제호미(醍醐味) — 五味 — 五觀 — 貴食母 —

인간에 있어서도 그의 기본적 생리적 욕구 중에 가장 두드러지
는 것은 역시 다름아닌 식욕에 관한 것이다. 따뜻하고 맛있는 음
식이 주는 한없는 안녕감은 설명할 필요조차 없으며, 자양분으로
써 신체와 두뇌를 보양케 할 뿐만 아니라 그로서 오는 자극과 만
족감은 모든 인간으로 하여금 긴장과 이완의 큰 동기의 하나이다.
세상의 별의별 수도의 방법 중 가장 오래된 그리고 가장 광범위
하게 채용되어온 것의 하나가 바로 이 기아감(飢餓感)을 참아 이
겨내는 단식법이었고, 그리고 또한 인간 생명의 별의별 만족감
중에서 최대의 것이라고 일컬어져서 별의별 메뉴를 다 발견·발명
케 한 것이 바로 포만을 가져오는 미각요리인 것이다. 이리하여
유아식에서 정력식 그리고 성식(聖食)에 이르기까지 인생시기에

따라 또한 개인의 특이한 필요에 따라 그 레퍼토리는 전개되는 것이다.

　성장기 인간생명의 완전식(完全食)이라는 유즙(乳汁;싯다르타 왕자가 마지막 수도인 단식을 끝내고 한 회복의 첫 식사 죽)만 하더라도 그것의 저장과 그래서 그의 발효의 정도에 따라 오미(五味)가 나는 유미(乳味), 낙미(酪味), 생소미(生酥味), 숙소미(熟酥味), 그리고 제호미(醍醐味)는 요사이 말로 생우유, 싸우어, 요쿠르트, 버터 그리고 치즈를 말하는 것이다. 이리하여 산과 바다의 자양분을 갖다주는 산해진미가 동과 서의 바다에 트인 중국요리와 양요리와 생(生)과 화(火)의 그것인 생식과 요리식 등 별의별 식단이 세상에서 못 먹을 것이 없도록 다 있는 즐거움〔食道樂〕이다. 그런데 이때 오관(五觀)과 귀식모(貴食母)는 없어서는 안 되는 것이다. 오관으로 말하면 불가에서 발우 공양시의 감사기도 때의 상념인데, 어떤 음식을 먹을 때라도 이 다섯 가지 상념은 꼭 하면서 공양 대접을 받는다는 것이다.

　첫째 양피래처(糧彼來處), 이 음식이 여기까지 오게 된 경로와 사연을 생각하니 그것은 드디어 한량없는 우주의 끝과 연관되므로 귀하게 여기고, 둘째는 촌기덕행(忖其德行) 그렇게도 세상(世上)에 귀한 음식을 대접받을 바에야 내 장점을 더욱 신장토록 해야겠다고 다짐하고, 셋째 방심이과(防心離過) 내 단점 허물일랑 안 일어나도록 노력해야겠다고 다짐하고, 넷째 정사양약(正事良藥) 바로 이 올바른 식사 즉 정식사(正食事)가 최고의 양약(良藥)이다. 그러니 양과 질을 가리고 때를 가려서 먹어야겠다고 조심하고, 가리고 다섯째 위성도업(爲成道業) 그렇게도 귀중한 음식을 먹을 바에야 내가 타고난 성품을 알아차려 그것을 펼쳐 나갈(見成과 成佛) 일에 전심전력하겠다고 다짐하는 것이다. 음식이란 그렇게도 감사스레 귀중한 것이니 여기 가리는 일, 부정 안타도록 하는 것은 두말할 것 없이 중요하다.

현대의 부정(不淨) 그것은 다름아닌 바로 식품공해이다. 빛 좋은 개살구, 유색식품(有色食品), 아껴 먹다 똥되는 보존용 약품첨가식, 그리고 부자연스럽게 빨리 키우려고 약품처리한 조숙식품(早熟食品) 따위는 단호히 우리의 식탁에서 추방하는 것이 정신건강의 제4품이고, 그래서 그러한 식품공해에서 지켜진 신선하고 순일무잡한 자연식이 으뜸인 것이다. 이것을 노자(老子)는 귀식모(貴食母)라고 하였다. 대자연이라는 모(母)가 주는 귀중한 식품이라고 말이다.

제5품 유능제강(柔能制剛) — 대지모(大地母) —

갓난아이가 '앵—'하며 땅에 떨어질 때 이를 받아주는 땅처럼 한없이 부드러운 또 한 분의 어머니가 할머니의 손길이다. 이 때 할머니를 말하자면 어머니의 부드러운 손길은 그 아이에게 앞으로 살아가는 세상을 대표하여 나타나니 생명의 종자씨는 부드러운 땅에서 부드러운 어머니 손길에서 자라 배양되는 것이다.

원숭이 동물실험에서 헤스라는 학자는 새끼 원숭이가 급할 때는 거치른 가시 돋힌 모형어머니보다 부드러운 헝겊으로 치장한 모형어머니에게 가서 찰싹 달라붙는 것을 관찰하여 부드러운 피부촉감이 앞으로 그 원숭이의 집단사회성을 통한 건강에 얼마나 좋은가를 입증하였다. 바로 정신건강에 부드러운 피부접촉이 중요하다는 것이다. 이리하여 부드러운 어머님의 손길로 받아진 어

110

린생명은 보드랍고 부드러운 아기옷에, 아기이불에 안착한다.

사실 여지껏 앞에서 보아온 사랑스러운 눈길이나 아름다운 경치, 듣기 좋은 음악, 맡기 좋은 호향(好香), 그리고 맛좋은 음식들이 모두 그 근원을 따져들어가 보면 바로 그것들이 눈에, 귀에, 코에, 그리고 혀에 부드러운 것이다.

이렇게 생명과 인간을 둘러싸는 좋은 5대환경이란 바로 피부에 부드러운 것이다. 그러한 부드러움의 본거지는 말할 것도 없이 어머님 젖가슴이니 인류는 언제까지나 '옛날에 놀던 금잔디 동산' 부드러운 어머니 젖동산에 영원한 노스탤지어(향수)를 가지는 것이다. 보드랍고 예쁜 항아리를 보면 만져 보고 싶은 생각이 안 드는 어른이 있던가? 있다면 그것은 어딘지 불건강한 사람, 불행한 사람일 것이다. 우리 민족은 항아리 도자기에서는 세계에 자랑하는 일품이 많다. 오랜 역사 전통을 이어 오는 무수한 작품들, 그것을 많이 소장하고 있다.

다른 말로 하면 몹시 부드러운(和) 본거지를 많이 가지고 있다는 말이다. 제아무리 긴장된 그래서 여러 가지로 불행해지고 불건강해진 사람들에게 부드러운 촉감만큼 좋은 감각은 없다. 의·식·주의 기본조건에서 더욱 많은 아늑하고 부드러움을 장치하면 할수록 좋은 환경이 된다.

이리하여 부드럽고 연한 것이 결국 딱딱하고 거치른 것을 기어이는 이겨낸다(柔能制剛)고 하여 여기 힘내기의 한 방법인 유술(柔術) 유도(柔道)라고 하는 것이 있다. 몸과 마음을 부드럽게 부드럽게 다져 단련해 두면 스스로의 최대의 힘이 발휘될 뿐만 아니라 상대방에 착 달라붙음으로써 오히려 상대방의 힘마저 역전하여 활용한다는 기법이다. 그러나 유(柔)도 또한 강(剛)과의

관계에서 상응이어서 이를테면 비로드(벨벳)를 둘둘 감고만 다닌
다고 건강해지는 것은 아니다. 굳음(固·剛)과의 적당한 상응관계
속에서 부드러움은 더욱 부드러워지는 것이다.

 기름져 부드러운 대지를 황폐케 할 어떠한 폐토공해(廢土公害)
도 막아야 할 것은 더 말할 필요가 없고, 우리들의 어머니인 대
지모(大地母)를 더욱 부드럽게 하는 여러 방안들도 이루어져야
하는 것이다.

제6품 화안애어(和顏愛語) － 구료인(救療人) －

 눈에 밝고 귀에 즐겁고 코에 호향(好香)스럽고 혀에 맛있고 그
리고 피부에 부드러워 좋은 우리들 오대오경(五大五境)에 상응해
서 일어난 오근(五根) 오식(五識)인 감각 신경들이 한 묶음으로
묶여서는 지각신경의 하나로 인지(認知)케 된다.

 바로 지각(知覺)의 발생이고 전오식(前五識)들이 육안으로 대
표되어 성소작지(成所作智)를 이루는 데 대해서 전육식(前六識)
인 지각을 '있는 그대로'의 육근지각(六根知覺)으로 천안(天眼)
이라 비유되어 이는 묘관찰지(妙觀察智)를 얻게 된다. 묘관찰지
로 세상을 지각하게 되는 것이 낙천(樂天)이라는 것이다.

 세계를, 경계를 호감(好感)스러운 것으로 여겨 호감스러운 감
정을 일으킬 때 이를 사랑이라고 하게 된다. 세상이 그를 호감스
럽게 대접해 주니 그도 또한 세상을 호감스러운, 사랑스러운 낙
천(樂天)으로 받아들이지 않을 수 없다. 이리하여 육식(六識)에
서 사랑으로 대접받으니 받아들여지고, 존중되어지고, 그리고 기
대되어지니, 이것이 바로 불교용어로서는 화안애어(和顏愛語)이

다. 웃는 얼굴로 미소지워지는 사랑의 말을 건네니 바로 대자대비(大慈大悲)이다.

세상에 태어난 인간생명은 누군가에 의해서 어여삐 여겨지고 사랑이 받아지고 그리고 귀여워져야 하니 정신건강의 제6품은 귀염받음, 좋아짐 또는 사랑받음이다. 사람이 정신적으로 건강하기 위해서는 누군가에 의해서 소중히 여겨지고 받아 들여지고 기대되고 또는 사랑 받아져야 하는 것이다.

인간생명을 무조건 사랑하고 존중히 여겨 주고 귀여워해 주는 세상의 으뜸은 말할 필요도 없이 어머니이다. 우리들에 대한 어머니의 사랑, 어머니의 귀여워함, 어머니의 웃는 얼굴, 그리고 어머니의 사랑의 말씀이 바로 관세음보살의 대자대비심(大慈大悲心)이다. 영겁을 살아가는 아미타 무량수불(無量壽佛)을 그 좌협(左脇)에서 보처하시는 관세음보살은 그의 우협보처(右脇補處)인 대세지보살(大勢至菩薩)이 예지스러운 아버지인 것과 같이 바로 자비스러운 어머니이다.

우리의 관세음보살 어머니는 삼십삼신(三十三身)으로 응화(應化)하시어 우리의 괴로워하는 세음(世音)을 듣기〔觀〕만 하면 그 근기에 맞추어 어디선가 후딱 날아오셔서 우리의 소망을 들어주신다. 바로 정서적 지지(情緒的支持)이다.

한 가족에는 한 사회에는 그리고 한 시대에는 그러한 무조건의 사랑을 주는 일군(一群)의 어머니들 모매집단(母妹集團)이 있어서 그들이 누군가의 필요를 채워 준다는 구제사상을 대지모신사상(大地母神思想) 또는 관음사상이라 한다. 바로 구료인(救療人)과 구료제도(救療制度)이다. 한번 더 강조하면 인간생존이 정신적으로 건강하기 위해서는 누군가에 의해서 사랑이 주어져야 하

고, 그러한 무조건의 사랑을 준비하고 있는 예비군이 바로 모매
집단이라는 것이다.

그들은 어머니됨됨에 남달리 뛰어나 어머니 사랑의 잉여를 비
축하고 있다는 것이다. 최대의 복지집단인 것이다. 인류의 가장
위대한 문화체제의 하나인 불교도 바로 여기에 속하는 것이다.
제육품에 관하여 사족(蛇足)을 붙인다면, 현대에 제육의식 공해
(第六意識 公害)가 있다면 그것은 인간증오임은 말할 필요도 없
다. 무슨 방법을 써서라도 이 증오라는 공해를 단호히 물리쳐야
한다. 그것은 우리의 내외에서 일어나는 증오의 준동에는 거들떠
보지도 말고 대자대비의 살림밑천을 늘여가는 것뿐이다.

제 2. 위의(威儀)

제7품 지관타좌(只管打坐)

공자(孔子)가 의·식·주가 족한 연후에 예의를 안다고 했는데
이것을 뒤집어 말하자면, 의·식·주가 해결되고 나면 사람노릇하
기 위해서는 예의를 갖추어야 한다는 것이다. 다시 말해서 정신
적으로 건강하기 위해서는 우선 의·식·주가 족(足)해야 하고 다
음은 대인관계의 원활을 위해서는 위의가 갖추어져야 한다는 것이
다. 위의(威儀)란 또 앞서 말한 예의 말고 위위(威偉)·의궤(儀軌)
·행의(行儀)·행실(行實)·버릇·품위(品位)·품행(品行) 같은 질서
로 불리어 사람됨됨에의 궤도진입이다. 인간에의 기본적 습관형
성인 것이다. 사람의 인격이, 심신이 불이(不二)로 행주좌와(行
住坐臥)가 제대로 갖추어질 때 심신도 또한 제대로 품위가 갖추
어진다는 것이다.

그래서 와위(臥位)에 대해서도 이미 말한 이완과 유관하니 누
으려면 이완해서 눕도록 할 것이고 다음은 좌위(坐位)로, 이에
대해서는 너무나 유명한 불교의 좌선(坐禪) 이야기로 이에 대신
할까 한다.

불교에서는 좌선이 심신안정법으로는 으뜸가는 것이라 구가한
다. 앉으려면 오직 한마음(지관 : 只管)으로 앉음에 전념한다. 즉

타좌(打坐)할 때 스스로 확고해지고 인욕해진다는 것이다. 그래서 지관타좌(只管打坐)의 공덕이 심신의 안정과 확고 침착함에 그리고 이것이 다시 견성성불로 이어 간다고들 말한다. 불교가 현대서구사회에 널리 알려지고 그래서 불교의 현대화에 박차를 가한 것이 바로 선(禪)을 통해서였다. 선은 정신적 불건강에 고민하는 현대인에게 적극적인 공덕효과를 나타내기 때문이다.

잘 알다시피 좌선은 인도 지방에서 수천년을 내려오는 수도법인 요가(yoga) 중의 한 레퍼토리를 원시불교가 재빨리 그의 수행체계 속에 도입한 고색창연한, 그러나 불후의 공덕이 있는 수행방법이다. 하기 쉽고 효과가 크니 이것을 토대로 하여 나타난 초월명상법이나 자율훈련법 등 여러 가지로 변화된 형태를 취해 지금 서구사회를 풍미하고 있어 그 효과뿐만 아니라 방법 이론적 체계에도 현대과학의 방법이 도입되어 더욱 폭넓게 발전하고 있다.

이러하다가는 선의 본가(本家)인 불교가 뒤떨어지고 말겠다. 저자는 하는 말로 "노느니 염불하듯이 시간만 나면 좌선을 하라, 무료감도 없어질 뿐만 아니라 심신의 안정과 문제 해결이라는 선의 2대 효과가 나니 말이다"고 입버릇처럼 이야기한다.

적청화경(寂淸和敬)스러운 방, 다시 말해서 조용하고 깨끗하고 말끔하게 치워 놓은 방에서는 만사가 소중스러워지고 화의(和意)의 분위기가 감돌면서 너무 밝지도 어둡지도 않게 조명하고, 은은한 방향(芳香)을 피우는 생화를 꽂거나, 좋은 향을 피우고 다시 명상용 음악이라도 때로는 틀어놓고 좌선을 하게 되면 그 공덕은 헤아릴 수가 없이 크다. 다시 선다일여(禪茶一如)라고 해서 차솥에 물끓는 소리―송풍회우(松風檜雨)가 바로 가장 좋은 명상 음악이 되며 종종 저린 다리를 펼 때 마시는 한잔의 차 맛은 숙(熟)·간(間)·오미(五味)를 거쳐 삼매에 더욱 박차를 가할 것은 물론이다. 이리하여 삼매 공덕은 무량하나 비근하게는 심신안정, 피로회복, 허심탄회, 문제해결 내지 영감, 또는 묘안(妙案)이 떠오르기도 한다.

저자는 여기에 다시 그의 효과로 감각, 지각, 감정, 사고, 그리고 단행이라는 일련의 신경정신작용에 각각 예리, 허심탄회, 참신, 신중, 그리고 신속이라는 효과가 주어진다는 것을 말함으로써 현대정신의학자의 한 사람으로서 그간 선에 대해 20여 년간의 연마로 얻은 자그마한 결론을 고전적·전통적 선에 추가함을 기쁘게 여길 따름이다.

"틈만 나면 더더군다나 무료하면 앉아라(只管打坐)"이다. 단 허리를 쭉 펴고 온몸에서 기운을 다 빼고 특히 이마사이, 눈가장자리, 입가장자리, 목덜미, 어깨쭉지에는 힘이 가기 쉬우니 항상 풀어버리고 허리를 쭉 펴되 어깨를 차분히 내려 앉는다. 허리가 쭉 펴지고 온몸에서 기운이 빠지면 그 기운들이 몸의 중심인 아랫배(丹田)에 와 닿아 아랫배가 든든해진다. 동시에 깊숙하고 천천히 조용한 심호흡이 규칙적으로 자동적으로 일어난다.

이 완전호흡(복식호흡)이 일어나면 심신이 이완되어 어느새 손발이 무거워지고 뜨뜻해지고 동시에 이마도 가벼워지고 시원해진다(頭寒足熱). 그러면 온몸이 편안해지고 마음은 고요해진다. 의식적으로는 무념무상(無念無想)하되 무의식에서 일어나는 여러 가지 상념일랑 그대로 내버려 둔다. 그러면 그것들도 차차 가라앉아 무의식과 의식이 일치하기도 한다. 그러나 다시 어떤 상념이 문득 일어났다 꺼졌다 한다. 그런 것을 주마등 지나가는 것보듯이 남의 일 무심히 쳐다보듯이 관조한다. 그러면 종종 자기에게 굉장히 주요한 힌트가 되는 생각이 떠오를 때도 있다. 한 소식 얻음이다. 그러나 그런 것은 바라지도 말고 이무소득(以無所得)으로 묵묵히 지관타좌(只管打坐)한다.

　태연자약으로 독좌대웅봉(獨坐大雄峰)으로 앉으니 현대인의 어지간한 신경쇠약은 다 나아버리고 신경정신은 앞에서 말한 것과 같이 여간 건강해지지 않는다.

　지지, 지관타좌(只只, 只管打坐)이다.

제8품 입파(立派)·입지(立志)·입당기(立幢旗)

　편안히 네 다리를 쭉 뻗고 누움으로써 이완(弛緩) 또는 화완(和緩)이 정신건강의 초석을 잡고 그 위에 으젓히 그리고 확고히 앉음으로써 확고부동(確固不動) 또는 요지부동심(搖之不動心)이라는 정신건강의 제2 기단석(基壇石)을 올려 놓았으니 이제는 제3의 기단석을 올려 놓을 때다.

　어린이들의 신경정신이 자라는 대로 앉음마를 하고 나면 으레 섬마를 어버이들은 기대한다. 어린애가 처음으로 우뚝 서는 것을 보고 어버이나 가족원들은 여간 좋아하지 않는다. '섰다! 섰다'하고 섬마를 대견해 한다. 말하자면 두 발로 선다는 것은 사실 생물진화사적으로 봐서 여간 어려운 일이 아니며, 값어치 있는 일이 아니다.

　전 동물계에서 완전히 두 발로 서는 데 성공한 것은 오직 사람뿐이다. 실로 두 발로 서는 데는 전 신체의 125개의 근육이 다 동원되고 또한 신경도 잘 조정돼야 하니 여간 어려운 과업이 아

118

니다. 그러한 사람되기 위한 과업의 하나인 두발로 섬마를 하게
되니 이로써 도래(到來 또는 如來)하는 좋은 일은 말할 수 없이
크다. 바로 대뇌(大腦)의 발달과 동시에 두 발의 해방으로 앞발
의 수화(手化)가 여래하였으니 선다는 것은 인간을 다른 동물형
제들과 결정적으로 독립케 한 처사이다. 뒷발로 서게 되므로 물
건을 만들어 내고 머리〔頭腦〕를 쓰는 인간으로 결정적으로 진화
독립한 것이다.

　여기 우뚝 똑바로 저 혼자 선다는 것이 인간의 정신 건강에 얼
마나 좋은가는 이제 더 말할 필요가 없겠다. 서려면 언제나 똑바
로 우뚝 서라. 기대지 말고 맥없이 서지 말라는 것이다. 바로 독
립성을 키우는 것이니 말이다. 이리하여 우리네 동양 고인(古人)
들도 선다는 것이 인간에게 얼마나 중요하다는 것을 알았기에 입
파(立派)·입지(立志)·입당기(立幢旗)·입법(立法：成佛)·입교(立
敎)·입원(立願)·입서(立誓) 등으로 그것들의 뜻깊음의 예를 들
고 있다. 모두 다 입파(立派：좋다는 뜻)라는 것이다. 자주독립
(自主獨立)하고 의뢰근성(依賴根性)을 물리치니 말이다.

제9품 經行(行道)

　확고하게 턱 버티고 앉아 있다가 똑바로 일어서게 된 어린애의
다음 순서가 걷는 것이라는 것은 너무나 자연스러운 발전이다.
한 번 발자국을 떼게 된 어린이에게는 이제 그것보다 더 신나는
일은 없다. 그래서 급속도로 걸음걸이는 빨라져서 주어진 자기세
계의 저 끝 지구의 끝까지 무한정 앞으로 앞으로 걸어 간다. 이
때 천천히 힘을 주어 덤벅 덤벅 걷는가 하면 불현듯 쫓아 달리기

도 한다. 여하튼 앞으로 앞으로 나아가는 것이다.

불교에서도 좌선(坐禪)하다가 다리가 아프면 잠시 다리를 풀기 위해 종종 걸음으로 도량(道場) 내를 거닌다. 이것을 경행(經行)이라 한다. 때로 경공부에 너무 치중하여 운동부족이 되어 병이 났을 때 가볍게 걸어 산책함으로써 이를 고치는 요사이 말로 만보걷기 운동이나 거북이 마라톤 따위의 도보요법(徒步療法)을 한다. 이를 일명 행도(行道)라 하니 바로 길 떠나기이다. 인생의 긴 나그네 길, 인생수도의 길, 인생유람의 길, 떠나기 위한 준비도 이로써 다 갖추어지는 셈이다.

앞으로 나아간다는 것은 또 심리적으로 진취이고, 발전이고, 탐색이며 탐험이다. 여기 발랑발랑 걷는다는 것은 신체적으로 건각, 신속, 진보일 뿐만 아니라 정신적으로도 진취, 발전, 향상이라는 성품을 갖추게 해 준다. 그래서 그 템포가 빨랐다가 느렸다가 하는 리듬도 인생의 자성발견(自性發見) 견성에 점수(漸修)와 돈오(頓悟)가 교호(交互)하게 되는 것이다. 그래서 인생의 길이 때로는 외롭고 외로운 고립된 길, 전인미답(前人未踏)의 정글 속이라도 또는 천군만마(千軍萬馬)가 달려드는 험난한 길이라도 나는 간다고 나아가는 진일보성은 그의 무한한 발전을 약속하는 것이다.

여기 걷기, 특히 발랑발랑 걷기가 건각(健脚)을 가져온다는 신체적 건강뿐만 아니라, 이렇게 진보성과 신속성이라는 정신성을 가져 오니 현대인은 모름지기 차에서 내려 발랑발랑 걸을 것이다. 자동차 공해를 없애는 일석이조의 방법이 아니고 무엇인가.

사실 현대인의 많은 불건강이 바로 영양과다 섭취와 운동부족에 기인하는 것은 이들과 관계되는 질병의 이름을 나열만 해 봐도 알 수 있는 일이다. 많은 성인병들, 이를테면 고혈압, 비만증, 당뇨병, 심장병, 불면증 등 질병의 이름을 열거하기에 실없이 바쁘기만 하다.

걷기를 이야기하니 자연 좋은 걸음새에 대해 한 마디 해야겠다. 걷기에서도 마찬가지로 가장 자연스러운 걸음새가 으뜸이다. 상체에서는 불필요한 힘을 다 빼고 허리와 엉덩이로 걷는다. 발로 걷는 것이 아니라, 요복부(腰腹部)로 걷는다는 것이 중요하다. 손과 발에서도 힘을 빼고 요복부에만 힘을 주어 앞으로 전진하는 것이다. 이 때 걸음폭이 너무 커서도 고릴라 같고, 너무 작아도 뒤뚱뒤뚱해서 힘의 불경제와 동시에 보기에도 안 좋다. 곧 피로해지고 무리가 오니 걸음걸이 하나로도 병이 나고 병이 고쳐지고 한다.

손, 발에서 힘을 빼고 상체에서도 힘을 빼고 요복부로 걸으니 손발은 자연히 요복부를 따라갈 따름이다. 이렇게 요복부로 바른 자세로 걷는 사람은 아주 드물어서 거리에서 수백 명이 걸어갈 때도 아주 찾기 힘들고 그런 올바른 행도(行道)를 하는 사람은 수백 명 속에서도 단번에 눈에 뜨이게끔 두드러지게 보기 좋은 것이다. 이렇게 자연과 건강과 미(美)는 항상 일치하는 것이다.

제10품 확고, 독립, 진취, 그리고 긍정과 능동

제1품에서의 자연스러움인 누움새 또는 이완으로 낙천(樂天)을 토대로 다시 올바른 앉음새로 확고함을 자연스러운 섬세로 독립을, 그리고 올바른 걸음걸이로 진취를 얻어, 다시 이들의 종합으로 긍정과 능동을 얻게 되면 건강의 기본자세는 다 잡힌 셈이다.

제11품 사람의 틀〔人格〕잡기

신경학적으로 말하자면 이제 전오식(前五識)은 이루어졌고, 그들로 오는 소식을 알음알이하는 육식지각(六識知覺)이 확립되니 여기 인간 인격의 토대는 잡혀 이것이 자아자성(自我自性)의 눈뜸인 것이다. 자아자성(自我自性)이라는 것은 지각영역(知覺領域)의 근방에서 다섯 가지 감각과 행주좌와(行, 住, 坐, 臥)라는 기본적 네 가지 동작이 시작되는 뇌의 어딘가 근방에서 인격의 심지는 자리잡는다고 볼 수 있다.

신경정신 의학에서 말하는 감각운동계(sensory-motor)의 근접인 S-O-M의 O의 자리이겠다. 이 O의 자리는 항상 이완하고 있으면서도 확고하게 독립하고 있어서 감각으로 들어오는 외계소식에 항상 주체적으로 받아들이고, 또한 긍정과 능동과 진취와 그리고 창조로 대응하는 행동을 일으키는 것이다. 여기 정확한 감각소식과 허심탄회한 지각인지(知覺認知)와 그리고 신속한 대응동작의 범위가 설정되어 방정(方正)한 인격이 자리잡게 된다. 자기의 헌법 테두리를 지나치지 않는 품행단정한 착한 이가 형성되는 사연인 것이다.

제12품 율의인(律儀人) — 예의범절(禮儀凡節) —

행, 주, 좌, 와(行住坐臥)에서의 여러 가지 행동거지가 품행단정일 때 의궤(儀軌)가 잡혔다고 하고, 율의지인(律儀之人)이라고 한다. 다른 말로 하자면 어떤 시대와 지역사회와 그리고 특이한 집단에서 살기 위해서 꼭 지켜 주고 빗나가지 않는 선을 그어 놓고 그 선을 넘어서지 말기를 사회규범이니 예의범절이니 또는 구위(矩位)니 하여 지켜지기를 버릇 들이는 것이다. 어느 집단이고 그러한 법칙을 안 가진 집단은 없고, 또한 그 사회집단 법칙이 비슷하지 않는 바가 없고, 또 꼭 같은 바가 없다. 어느 집안의 가풍(家風)을 봐도 다 꼭 지켜야 할 것이 있어 그것을 벗어나면 그 집단사회를 벗어나거나 아니면 그 집단사회가 망하거나 하는 것이다. 반대로 그러한 구궤(矩軌)가 잘 지켜지면 칭찬은 대단하고 자랑도 대단하여 여기 기품 있는 율의지인(律儀之人)이라는 인격자가 성립된다.

이리하여 불교에서도 위의(威儀)가 불법을 여래(如來)케 하니, 위의 즉 불법(威儀卽佛法)이라고 한 것이다. 말하자면 행동거지가 단정하고 품행이 방정한 예의 율의지인(律儀之人)이면 이미 불법(佛法)이 구현되고 있다는 것이다. 계(戒), 율(律)의 뜻인 것이다. 이러한 것을 입법(立法) 제도화한 것이 다름아닌 별의별 집단사회가 가지는 법률이고 법도(法度)인 헌법이다. 여기에 집단과 그 구성원은 서로 이〔齒〕를 맞추어야 하고 그래서 끊임없는 조절이 이루어지는 것이다.

다시 불교의 밀교(密敎)에 신구의 삼밀가지(身口意三密加持)라는 말이 있는데 다름아니라, 우리들의 전(全) 행동거지에서 착한 행실과 말조심과 생각의 바로박힘이 이루어질 때 불교인이 된다는 것이다. 그러나 뭐니뭐니 해도 이 행의(行儀)를 강조하기는 유학자(儒人)들 말고 더한 사람들이 없을 것이다. 의관(衣冠)을 딱 쓰고 예의범절을 지키는 유학자들의 단정한 모습은 율의지인(律儀之人)의 대표라고 하지 않을 수 없다. 그러나 율(律)이나 계(戒)나 또는 법(法)이라는 것이 시대와 집단과 개인에 따라서 변화가 있음직 하나 그것은 어디까지나 우리 생명과 인생의 알맹이인 생활을 안전하게 영위하기 위한 것이니 제아무리 의관을 단정하게 갖추어야 할지라도 그 알맹이인 몸뚱아리에 맞아야 하는 것은 두말할 필요가 없다. 우리들의 몸뚱아리가 커지고 달라지면 의관이 달라지듯 집단사회의 생활이 풍요, 발전할 때 낡은 율이나 법이나 도(度)가 바꿔지지 않을 수 없다. 의관이나 법도라는 것은 그 알맹이인 몸뚱아리나 생활을 보호하기 위한 것이니 그 내용이 커지고 달라지면 거기에 맞추어 커지고 달라져야 하는 형식인 것이다. 여기 생활이라는 알맹이를 지키기 위한 계(戒), 율(律), 법(法), 헌(憲)의 기능이 있고 그러한 것에 유달리 소질과 수련이 뛰어난 사람과 제도가 바로 정법인(政法人)이고, 정법제도(政法制度)인 것이다. 그래서 정치에 기울어져 있는 시대가 바로 정법시대(政法時代), 이를테면 로마시대 같은 것이겠다.

여하튼 별의별 크기와 모양의 집단생활을 하고 있는 사회 속에 그 집단의 법궤(法軌)를 안으로 밖으로 잘 지키고 지키는 사람 즉, 법정적 인간(法政的 人間)이 있다는 것이다. 그런 위인(爲人)들은 모름지기 각 사회, 단체에서 그 집단의 알맹이인 질서를 지키기 위하여 남달리 애쓰는 정법인(政法人)이 되어 주어야 한다. 시대와 집단과 개인이라는, 융성과 발전에 지장이 없도록 하는 기품 높은 율의지인에 우리는 칭찬을 아끼지 않는 것이다.

스스로 인성(人性)에 입각한 착한 백성들은 다들 법없이 살 수 있는 사람으로 이미 그 본성에 갖추어져 있으니 이 점 자타(自他)가 의심하고 두려워하지〔疑懼〕말라 하며, 원효대사는 부주계상이나 항주정계(不住戒相 恒住淨戒)라고 말씀하셨다. 법을 어길까봐 의심하지 않고 두려워 여기지 않으니, 언제나 깨끗한 기품 있는 법이 저절로 지켜지고 있다는 것이다.

제 3. 유예(遊藝)

　인간생명의 가장 자연스러운 생존양식의 하나가 논다는 것이다. 여기에 대해서 고금동서의 여러 학자나 도인(道人)들은 별의별 표현으로 다 서술하여 왔다. 그런데 논다는 데 대해서는 뭐 그리 위대한 학자님들이나 도인들의 학설에 귀기울일 필요조차 없이 우리 모두들 스스로의 가슴 속에 물어 보기만 하면 충분하다. 누구나 다 '자 그러면 놀러 가세'하면 어른이나 아이나 남녀노소 구별없이 그저 입이 벙긋벙긋하면서 좋아한다. 아니 이렇게 다들 좋아하는 놀이가 과연 자연스러운 것이 아닐 수 없고, 자연스러운 것은 건강이 아닐 수 없다. 따라서 가장 자연스러운 놀이정신을 빼놓고 정신건강을 논할 수 없다.

　사실 어린애들이 혼자서나 또는 여럿이서 노는 것을 가만히 관찰하여 보면 그보다 더 자연스러운 것이 없다. 그야말로 노자의 무위자연(無爲自然)이고 원효대사의 '유심안락(遊心安樂)'이고 니체의 '최후의 진실이자 유일(唯一)의 진지'이고 일 잘하는 것과 더불어 잘 논다는 것은 프로이드의 정신건강 중 그 대표적인 것이다.

　놀이가 가장 자유스럽고 자연스러운 인간존재 양식의 하나라는 것은 체내에 축적되는 신체적 정신적 잉여에너지를 카타르시스하는데 놀이가 가장 빠르고 효과적인 것이기 때문이기도 하다. 이리하여 그 원인이야 어쨌든 간에 축적된 잉여에너지가 술술 잘 유출되면 인간생명의 균형은 잘도 잡히는 것이다. 여기서 노는 것이 그렇게 자연스럽고 만인에게 환영받는 것도 또한 그것이 덮어놓고 '즐겁다'는 것 때문이기도 하다.

놀이의 즐거움은 노는 사람이 즐겁게 무심코 놀기 때문에 옆에서 보는 사람들로 꼭 같이 그 즐거움이 옮아 기분 좋아지는 감정이입성(感情移入性)이 인간의 어떤 다른 행동보다도 강렬하다. 이리하여 잘 노는 사람들은 자타(自他)를 즐겁게 할 뿐만 아니라 그것이 극치에 이르면 '신(神)이 나는 것이다.' 즐거운 박카스의 신이 강신(降神)하니 이 이상 더 즐겁고 재미나는 인간행동이 있겠나? 이리하여 정신의학 출신의 20세기를 대표하는 석학(碩學) 중의 한 사람인 에릭슨(E.H. Erikson)은 놀이는 신나게(play pleasurably)라는 것이 그 본연의 태세이고 그것이 이를테면 죄악감 등으로 협잡되어 있어서는 안 된다는 것이다.

이리하여 정신공해라는 정신의 찌꺼기가 대량 유출되기 쉬운 현대야말로 더 많은 놀이의 시간과 공간 그리고 인간이 필요하다. 남이나 이웃의, 또는 동료의 인간적 안녕(安寧)이나 존엄을 건드리지 않는 한에서는 무제한의 대량의 놀이가 필요하다는 정신의학적 처방이 내려지는 것이다.

즐겁고 신나는 놀이가 많을 때 개인이나 집단사회나 또는 역사가 정기(精氣)·용기·기백·모험 등의 인간덕목이 넘쳐 참신한 풍모를 나타내나, 놀이가 없어 재미도 없고 쾌(快)와 낙(樂)이 없는 인생은 메마르고 병들어 조만간에 스스로나 남의 인간생명을 공격하여 파멸로 몰고가기 쉽다. 그 구체적 예가 무기력등으로 대표되는 여러 정신신체증이고 우울증이고 이웃을 못살게 모질게 구는 침략수탈인 것이다.

제13품 파자소암(婆子燒庵) - 감정의 진실 -

유명한 선화(禪話) 중의 하나인 파자소암(婆子燒庵)에 관한 이야기는 선(禪)이나 불교와 관계 없는 사람에게도 널리 알려진 재미있는 이야기다.

사람 사는 동네에서 약간 떨어져서 홀로 외로이 참선수도(參禪修道)하는 갸륵한 한 젊은 중을 지켜 보던 동네 할멈이 그의 닦음의 정도를 알아보려고 하루는 그녀의 묘령의 딸을 시켜서 차분히 등에 업혀 보라고 하였다. 그리고 이 할멈은 몰래 숨어서 그 젊은 중이 어떻게 나오나를 지켜 보았다.

그 젊은 중은 방향(芳香)도 그윽한 묘령의 낭자가 더더군다나 그녀 상체에 있는 항아리를 두 개나 살포시 등에 갖다대는 데도 에헴 내가 이래도 고목한암(古木寒岩)이랍시고 모르는 척하고 버티고 있더란다. 할멈은 몹시 실망한 나머지 그만 그 암자에 불을 질러 그 젊은 수도승을 내쫓아 버렸다는 이야기다. 그래서 이 선(禪)의 공안(公案)을 둘러싸고 선계(禪界) 불교계(佛敎界)할 것 없이 여러 가지 이론들이 분분하다.

그래서 오늘은 이것을 정신 건강의 입장에서 한번 살펴 본다.

대체로 옛날의 입산수도나 오늘의 학교교육이나 다 청소년들이 공부를 할 때는 금욕이 좋은 것으로 되어 있다. 이성에 눈팔아서는 공부가 안 된다고 한다. 하지만 인간과 가장 가까운 유인원 동물형제들은 이미 5세만 되어도 짝을 지어 희희낙락하고, 예전 사람들은 12살 초립동이면 장가들었다. 그러나, 배워야 할 지(知)가 산더미 같이 쌓여 있는 현대 청소년들은 가엾게도 10년 연기한 22살도 아닌 32살, 그것도 대학에 외국유학까지 갔다오려면 32살 아닌 42살까지도 장가 못간 노총각·노처녀가 많이 있게 된다. 그래서 그 청소년이 수도학습기(修道學習期)에서는 이를 악물로 내가 고목한암(古木寒岩)인데 하며 의식적·무의식적 억압 속에서 지내는 반면, 이제 학습기가 다 끝난 그래서 당당한 자아, 자성이 확립된 젊은이라면 그동안 일차, 이차로 연기하여 두었던 성적·사회적 지불연기(性的社會的支拂延期)를 깨끗이 거두어 연애와 결혼의 재미를 마음껏 만끽할 만하다.

그러니 전자의 경우 그 수도승이 아직 견성·성불치 못해서 고목한암(古木寒岩)하는데 내쫓았다면 가엾은 변을 당한 것이고, 닦기가 다 끝났는데도 불구하고 그냥 심산유곡에 도피하여 고목한암하고 앉았다면 마땅히 사회로 제 갈길로 독촉하여 내쫓을 만한 것이었다. 단 이 양자(兩者)의 경우에서 꼭 같이 내가 그러한 시험에 어떻게 반응하고 있다는 것을 솔직히 인정하는 자기통찰과 곧잘 환경조건, 상황에 적극적으로 적응함으로써 집착되지 않는 것은 중요한 것이다.

그래서 묘령의 낭자를 등에 업고 강을 건네준 노사(老師)는, 강을 다 건너고 길을 가도 가도 머리에서 그놈의 낭자 생각이 안 떨어져서 그동안의 소식을 묻는 제자에게 “애야, 나는 이미 그 낭자를 강가에 내려놓은 지가 오래인데 너는 아직도 엎고 있느냐”고 꾸짖었다. 노사는 바로 감정의 진실인 것이었다.

감정의 진실에 관해서는 가능한 한 최소의 억제가 가장 좋은 것이고, 그러한 최소의 억제가 바로 창조적 사고의 가장 넓은 토대라는 것이다. 여기서 물론 감정의 진실도, 자기의 내외(內外)에서 일어나는 감정의 물결을 솔직히 인정하는 것과 자기 감정대로 방종한 행동을 한다는 것은 전연 다른 오히려 반대의 것이라는 것은 말할 필요도 없겠다.

제14품 위대한 상상력 ─ 시적 공상력(詩的空想力) ─

감정생활에 관해서는 앞에서 말한 솔직히 인정하는 감정의 진실이 비교적 피동적 방법이라면 여기 적극적 방법이 또 하나 있다. 다름아니라 상상(想像)의 날개는 훨훨 펴야 한다는 것이다. 그래서 이 적극적인 상상의 날개는 물론 부정적인 방향 말고 긍정적인 방향으로 날아가도록 해야 하는 것이다. 공상(空想)의 나라로 그것도 긍정적 방향만 해도 무한으로 이어 있는데 하필이면 불쾌(不快) 부정적인 것으로 하겠냐 말이다. 단 적극적인 것에 도움이 되는 조금만 하는 양념조로 부정은 괜찮겠지만.

인간의 개인적 또는 집단적 정신의 발전사에서 볼 때 현실이나 과학에서 실현된 일치이고, 이미 그것을 앞서 공상의 세계에 안 나타난 것이란 없고, 그러한 폭넓은 시적공상력만이 착실히 과학이나 현실을 인도한 선구자라는 것은 인간의 정신사, 그 발견발명사를 보면 알 수 있을 것이다.

단적인 예로 20세기 오늘날의 우주공간에의 비상이 모두 이미 19세기의 공상과학 소설에 다 나왔으며, 심지어 우주로켓트의 모양이 어찌도 그리 닮았는지 깜짝 놀라지 않을 수 없다. 이리하여 환상(幻像), 공상(空想), 예술, SF출현 등이 과학이나 현실로 이어감을 알 수가 있다. 여기 공상의 날개를 펼 때도 폭넓게 훨훨 펴라는 것이 감정의 건강, 말하자면 정신건강의 제14품이 되지 않을 수 없다. 단 긍정적이고 적극적이고 건설적이고 그리고 창조적인 방법으로 말이다.

제15품 매력(魅力)의 심지

놀이가 재미있기 위해서는 울적되는 생명에너지가 잘 유출되고 그 틈에 감정의 진실이 엿보이어야 한다. 그리고 그러한 진실된 감정의 유출이 긍정적이고도 건설적인, 그리고 창조적인 방향으로 크게 날개를 칠 때 놀이는 아연 재미나고 스케일 있는 유천희해(遊天戲海)가 된다고 말했다.

그런데 이러한 내뿜고 과장하는 진실이 솔직함과 더불어 놀이의 재미는 또한 속으로 은닉하고 은유변장하는 재미도 있어야 한다. 별의별 색깔의 조화로 울긋불긋하게 차려입은 옷이 날개라면 그 옷들은 몸이 걸어갈 때나 움직일 때 펄럭이는 과장 디스플레이도 좋지만 또한 속으로 숨기고 여미는 재미도 또한 없어서는 안 된다.

세상만사가 모두 리듬이고 바리에이션이어야 재미가 나는 것이다. 또 숨었을 때도 조명을 밝혀야 하고, 나타났을 때는 배경이라도 소등하여야 하는 것이다. 밝혔다 숨겼다 하는 재미가 숨바꼭질하는 아이들의 놀이에서부터 뒤따르면 여미고 빼고, 멈추면 살며시 여는 청춘남녀의 유희나 하늘높이 펼쳤다가 땅 속 깊이 여미는 그네타기 등 모두가 그동안의 동정을 이야기해 준다. 이리하여 고도의 정교와 섬세가 소요되는 고상한 예술이 순진솔직한 유희에서 진화되어 온 것이다.

어린이들의 별의별 놀이가 고귀한 예술을 지향하고 향기높은 아취를 지닐 때 그것은 인간의 즐거움을 그지없이 높은 지경으로 올려 주고 정신을 고귀하게, 우아하게 만들어 준다. 누구나 알다시피 고상한 예술은 우아하고 재미나는 놀이이다.

이리하여 우리들의 정신건강을 위해서 더많은 양질의 놀이와 예술이 필요하다. 구체적으로는 더 많은 유예(遊藝)에의 공간과 시간 그리고 전문 인간 또는 기법과 도구가 필요한 것이다.

집안에서는 자라는 아이들을 위해서 어버이들이 더 많은 놀이에의 시간과 공간과 장난감을 제공하고, 정부당국은 시민이나 국민에게 유예가 얼마나 필요한가를 잘 이해해서 충분히 뒷받침해 주어야 할 것이다. 또 반대로 어린이나 시민들은 언제 어디서나 그 호기심을 잃지 않는 모험정신이 필요하다. 더 많은 여가휴일과 문화시설, 녹지공원, 스포츠놀이터 등으로 공해를 막을 뿐만 아니라 자연을 보호 육성하는 시책으로 즐거움을 담뿍 안기도록 해야 할 것이다.

우리는 그러한 최고의 놀이터로서의 자연의 참신을 찾아 사랑하는 마음으로 낮이면 자연에서 놀아 유천희해(遊天戱海)하면서 큰 기백을 함양하고, 밤이면 또한 휴식의 좋은 자리를 많이 제공하여 대중들이 쉽게 들릴 수 있도록 가격이나 편리성에 힘을 기울여야 한다.

이리하여 시민이나 국민은 모두 다기다예(多技多藝)할 수 있도록 스스로 앞을 다투어 디자인에 음악에 무용에 또는 연극에 참여하는 국민개학개예운동(國民皆學皆藝運動)을 벌여야 한다. 여기서 학문이야기가 나왔지만, 원래 학문이라는 것은 순수와 응용이 있어서 결국은 두 가지가 서로 보조해야 하지만, 순수학문을 말할 것 같으면 그 정신은 놀이와 같이 그 발생의 근원은 역시 호기심이라는 것이다.

이렇게 놀이와 예술과 또는 문화에 노닐 때 우리는 개인적으로나 또는 집단적으로 가장 활력에 차는 지경에 서게 되니 여간 멋

있는 것이 되지 않을 수 없다.

멋(매력)이란 인간정신의 최고 덕목의 하나이고, 이것은 바로 유예의 영역에서 우러나오는 것이다. 그리고 그러한 멋(매력)은 다름아니라, 펼치는 자유분방과 여미는 절제 즉 다소곳함에 있다는 것을 한번 더 강조한다.

이리하여 정신건강의 제15품은 신나는 유예(遊藝)에서 유래한 멋, 가락이 되어 그것은 바로 즐거움의 자유방출과 절제의 적당한 앙상블에 있다는 것이다.

제16품 상징의 밀교(密教)

세상만사에는 양면(兩面)이 있다고들 한다. 아침해가 떠오르면 세상만사를 다 비추지만, 둔덕을 중심하여 앞쪽은 훤하나 그것은 한 사물의 일면인 표면이고, 산 둔덕 뒤에 그림자 지어 안 보이는 이면(裏面)이 있다. 이리하여 우리네 조상들 특히 동양인들은 예전부터 음양(陰陽)의 사상을 갖게 되었다. 음양의 사상으로 말한다면 햇빛에 훤히 비추어 나타나 보이는 것이 있으니, 언제나 나타남을 통해서 그 뒤에 숨어있는 것을 알아차려야 현재 훤히 앞에 나타나 있는 것도 더 온전히 파악할 수 있다는 것이다.

이것이 불교에서는 현교(顯敎)와 밀교(密敎)이다. 따라서 세상도리나 인생살이를 알아차리고 실천해 가는 자기발견과 자기발명인 견성(見性) 성불(成佛)에는 반드시 밀교를 해야 한다고 하는 것이다.

밀교(密敎)란 세상과 자기에게 훤히 나타나 있는 여러 가지 일 뒤에, 뭔가 또 있는데 그것을 찾아 실천하자는 것이다.

이렇게 보면 또 견성·성불이라는 것이 온통 다 밀교적이라 하지 않을 수 없다. 안 보이는 것을 찾아 제것으로 해버리는 것은 유명한 심우도(尋牛圖)나 목우도(牧牛圖)에서의 이야기처럼 우리 인생사는 바로 자기(自己)를 찾고 자기를 실천하는 일이니 그것이 바로 밀교라 하지 않을 수 없다. 그런데 중요한 것은 과연 밀교적 방법, 다시 말해서 어떻게 자기를 찾고 그래서 자기를 발견해 가느냐 하는 바로 그 방법이 뭐냐는 것이다. 거기에는 별의별 방법들이 결과적으로 제시되어 있어 선(禪)이다, 기도다, 경학(經學)이다, 작무(作務)다 라고 제시되어 지는 것이다 그래서 이번 '상징의 밀교'에서 독특하게 쓰는 비밀을 간직하고 있다는 밀교의 철탑문(鐵塔門)을 한번 열어 보기로 한다.

상징이라는 것은 지금 현시(顯示)되는 것 말고 그 뒤에 숨어 있는 또 다른 하나의 의미가 있다는 것이다. 지금 나타나는 것이 그 자체로서만이 아니라 뭔가 또 다른 하나를 대표하여 나타나 있다는 것이다. 다시 한번 뜻을 찾자는 것이다. 생명이나 인간정신의 가장 심오한, 절묘한, 신통한 작용 중의 하나가 바로 상징형성이고 상징해석인 것이다.

상징의 철탑문을 여는 열쇠는…… 그것은 바로 '유사(類似)와 근방상황'인 것이다. 견성의 방법은 우선, 찾는 소가 남기고 간 무엇인가 흔적, 비슷하고 그와 연관되는 소의 발자국에서부터 시작한 십우도(十牛圖)의 출현이다. 뭔가 숨은 것이 있으면 그것과 엇비슷하고 근사한 것이 남는다는 것이다. 인생사에 관해서, 모든 말이나, 문제나, 사상이나, 감정이나 경향들이 뭔가 비밀을 지니고 있는데 그 비밀이란 다름아닌 지금 나타나 있는 그것들과 유사와 근방이라는 한 가닥의 가냘픈 실로 연관되어 있으니 결국 형안(炯眼)에는 보이어 나타난다는 것이다. 이것이 저 유명한 프로이드의 억압된 그래서 숨겨진 무의식을 찾아가는 정신분석의 기본적 방법인 자유연상인 것이다. 대상(對象)에서 시작하여 뭔가 연상되는 것부터 찾아들어가서 실오라기를 찾는 것이다. 다른 말로 하자면, 우리 인생의 발견과 발명의 역사나 방법이 바로 이런 것이다. 자유스러운 무애(無碍)의 분위기에서 찾아 들어가는 것이다. 비밀은 이미 현현(顯現)된 것에 그 자취를 고스란히 나타내고 있는 것이다.

이러한 상징의 비밀의 구조를 알았을진대 이제는 그것을 반대로 활용하기로 한다. 심오하고 고상한 예술적 방법의 하나가 바로 상징적 방법인 것이다. 함축성 말이다. 그래서 활짝 핀 꽃보다 꽃봉오리를 더 숭상하는 것이렸다. 꽃이 식물의 성기라는 것은 말할 필요가 없겠다. 살포시 다소곳이가 고상한 예술이요, 품위이고, 아취이고, 고귀함인 것이다. 여기 인생의 비밀을 열고 닫고 하는 상징의 자유무애(自由無碍)가 정신건강의 16번째 거리〔品〕인 것이다.

제17품 풍류화랑(風流花郎)

우리 민족의 위대한 역사책인 『삼국유사』에 국유현묘지도(國有玄妙之道)라 하여 유·불·선(儒佛仙)의 제도(諸道)가 들어오기 전에 이미 현묘한 도가 있었고, 그것은 자연과 더불어 노니는, 자연과 더불어하는 인생도(人生道)인 풍류라고 하였다. 다름아니라 바로 하늘과 더불어 노닐고, 바다와 함께 희롱하는 신나는, 스케일 큰 놀이의 도(道), 말하자면 유예정신(遊藝精神), 인생에 있어서 유예의 진리구현을 말한 것이다. 가장 자연스럽게 가장 즐겁게 노니 그것이 가장 건강한 인간존재양식이고, 이로써 정기(精氣), 용기, 기백, 모험 및 대참 등의 덕목이 풍부하게 되는 것이다. 이리하여 신라의 젊은이들로 하여금 인생을 기백과 용기와 그리고 대참으로 해주는 놀이의 정신, 현묘한 풍류에 들게끔 하였으니 여기에서 우리 민족정신의 근원인 화랑도(花郎徒)가 발생한 것이다.

화랑은 자연과 더불어 노니 그 기백과 모험과 용감함은 이를 데 없이 신장되는 것이다. 그리하여 드디어는 자기와 자기 집단을 지키고 외적을 물리치는 전쟁도 놀이의 정신으로 하였으니 생사를 넘나드는 영웅의 심정이 바로 놀이였던 것이다. 쟁투를 놀이경기로 보니 규칙 지키기를 존중하였고, 적에 대한 예절이 숭상되었고, 비열한 행위를 해서라도 이기려고 하지는 않았던 숭고함이 있었던 것이다. 또 그런 숭고한 용기 앞에는 무적이었던 것이다.

왜냐하면 이미 거기에는 신명(神明)이 나 있었고 신내리고〔降神〕 있었으니 더 말할 나위가 없다. 우리네 호국불교가 스스로와 집단을 지키는 일을 삼매지경에서 하는 것도 바로 이런 신명나는, 신내린 놀이의 정신과 다를 바 없는 것이다. 인생의 만사를 놀이화하는 것, 그래서 얻어지는 결과는 안 따지고 놀이를 하는 즐거운 행위, 그 자체가 더없이 숭상되는 '멋'이라는 것이 바로 정신건강의 제17품이다.

제18품 참회(懺悔)

신나는 그래서 무조건 즐거운 놀이도 끝나고 보면 좀 지나쳐서 너무 했다는 생각이 종종 들기도 한다. 때로는 쥐구멍이라도 있으면 찾아들어가고 싶은 부끄러운 마음, 죄악감에 몸둘 바를 모르고 질질 매기도 한다. 바로 양심의 가책, 천성(天聲)의 꾸지람, 초자아의 자아에의 나무람의 광경이다.

이처럼 놀이라는 것은 항상 지나쳐서는 죄악감을 불러 일으키고 양심의 가책을 받고 그리고 초자아의 질책을 당하니 놀이가 지나쳤을 때의 대응책을 가지고 있어야 한다. 아닌 게 아니라 놀이가 지나치거나 또는 양심이 지나치게 강한 사람들은 죄악감에 시달려 이런 저런 정신장애, 이를테면 우울증, 강박증, 그리고 성격장애의 '깡패' 등이 일어날 수 있다. 그래서 죄악감에의 대처가 따라서 정신건강에의 제18품인 것이다. 그것은 다름아니라 참회(懺悔)이다.

뉘우침, 얼마나 좋으냐! 누구라도 죄를 다소간에 지을 수 있으니 곧 뉘우쳐 인생의 본도(本道)로 돌아가 더욱 도업(道業)닦기에 다짐하는 것이 좋은 것이다. 일을 저지르는 것이 나쁜 것이 아니라 저질러진 후에 곧 대처를 하나 안 하나가 문제인 것이다.

놀이로 난장판이 된 뒤의 장소와 시간과 대인관계에서 다음날 아침 말끔히 치우고 시간표를 새로 잡고 대인관계에서 사과하고 곧 참회하여 더한 성취도업(成就道業)―자기발견과 자기발명―에 다짐하는 것이다. 견성성불(見性成佛)에 가일층의 자기 결심을 하는 것이다.

그 광경은 아름답고 바로 정신건강에의 열여덟번째 거리이다. 이 때 우리들의 정신은 다시 그 활달함으로 되찾게 되는 것이다.

제 4. 정근(正勤)

인간의 정신발달 인격형성 또는 자아발생을 가만히 보면 어린 이에게서 관찰되는 대로 '놀이'가 먼저고 놀다 싱거워서 또는 놀고만 있을 수 없는 각박한 현실상황으로 '일'을 하게 된다. 바로 '일'은 '놀이'에서 진화해 오는 것이다. 다른 말로 하자면 노는 여력이 시켜서 일을 하게 된다. 즐겁게 노는 것만으로는 싱거워서 이젠 뭔가 소출을, 효율을, 산물을 가져오는 쪽으로 마음이 돌려진다. 바로 '즐거운 놀이'에서 '소출 있는 일'인 것이다. 노는 것은 그 자체로 즐겁기만 하면 되지만 일단 일이라면 뭔가 소득과 소출이 있어야 된다는 것이다. 보람이 있어야 하는 것이다.

이리하여 프로이드의 말을 한번 더 연상하면 '즐거운 놀이'와 '보람있는 일'이라는 양대 지주가 우리 인생에서 정신의 건강을 잘 괴고 있는 것이다. 정근(正勤), 바르게 부지런함은 '소출있는' 일인 것이다.

그러면 과연 소출 있는 일, 올바른 부지런함은 어떤 것인가를 제19품에서 제22품으로 살펴 보기로 한다.

제19품 여의주(如意珠)

사람은 누구나 나면서 별의별 성품을 다 타고 나온다. 다 그것이 그냥 그에게 고스란히 그대로 내려지는 것이 아니라 잠재성으로 가능성으로 내려지는 것이다. 말하자면 '불성(佛性)'으로 타고나는 것이다. 그래서 우리가 살아간다는 것은 바로 그러한 타고난 천성, 천품을 발견하고, 그것을 다시 다듬어 가는 발명의 과정에 지나지 않는다.

견성성불이 우리들 생애의 전부이고 또한 정신건강의 전 내용인 것이다. 그러니 천성을 발견하고 그것을 발명하지 않고 뭘 하겠느냐는 것이다.

현대정신의학에서 아직 증명은 되지 않았지만 그러나 누구도 감히 부정은 못한 가설이 하나 있다. 다름아니라 우리네 일반대중은 일평생 동안 타고난 천성의 기껏해야 1/4정도 밖에는 발견 내지는 개발 못하고 간다는 것이다. 얼마나 아깝고 억울한 일이냐는 말이다.

그래서 소위 일가견을 이루었다는 사람들은 적어도 이 나머지 3/4의 잠재성을 개발하여 꽤 많은 소출을 얻은 사람들이라는 것이다. 그러니 우리 모두가 이 나머지 3/4의 잠재성을 발견하고 발명하는 데 나서야 되지 않느냐는 것이다. 다시 말해서 지금 각자가 생각하고 있는 스스로들의 가능성의 견적에 곱하기 4를 하자는 것이다. 자기가 자기를 평가하고 있는 수(數)의 적어도 4배는 더 있다는 것이다.

이 소리를 들을진대 귀를 쫑끗하고 눈을 번쩍 떠서 무릎을 탁 치고는 옳지! 그렇다면 나도 해야지 하고 일어서는 것이다. 맨날 화투놀이나 만지고 술잔이나 기울이던 동네 날라리패가 자기집 뒷동산에 금은보배가 묻혀 있다는 소리를 들었을진대, 화투목을 내어던지고 자리를 차고 일어나 앞뒤 가리지 않고 달려가 파헤치지 않을 수 없다.

그것은 또 『법화경』의 이야기이기도 하다. 한 장자가 자식을 외국수행으로 내보낼 때 소매자락에 금은보배를 숨겨 주어 어려울 때 꺼내 쓰라고 한 것이 불성, 천성, 소질의 잠재성을 말한 것이다. 그것을 알아 차리지 못한 자식은 거지꼴이고, 알아차린 자식은 서슴치 않고 금은보배를 꺼내 쓰는 부자인 것이다. 불성과 천품과 소질의 총체를 일컬어 여의주(如意珠)라 한 것이다. 그것을 발견 발명만 한다면 세상의 목표 소원은 없는 보배인 것이다. 우리들의 불성, 천품, 소질을 현대에서는 뇌신경에 있다고 한다. 그것들을 단적으로 말한다면 뇌신경세포다.

현대신경학의 보고에 의하면, 뇌신경세포는 140억개가 있고, 그 중 지지세포(支持細胞)가 100억 개가 되어 그것을 빼고나도 40억 개가 평소 신경정신활동을 하고, 이들간의 별의별 배합이나 집성으로 그 기능은 실로 무한으로 이어 있다고 해도 무방하다고 한다. 그러한 것이 보배가 아니고 무엇이 보배란 말인가. 아니 40억의 뇌신경세포의 하나를 1원으로 치더라도 우리들의 뇌의 값어치는 40억원이다.!

그런데 아니 누군들 뇌신경세포 하나를 1원에 판다고 할까? 십원, 백원 아니 그 하나를 천원에 판다고 해도(얼마든지 더 받을 수 있다고 한다면), 사실 인간은 욕심이 많으니까 천원에도 아무도 안 팔 것이다. 그러나 많이 양보해서 뇌신경세포 하나를 1000원에 판다고 하자. 그러면 4조원의 값어치라는 말이다. 따라서 불교에서는 이를 무진장(無盡藏)이라고 하는 것이다. 우리 각자가 4조원의 혹은 그 이상의 매장된 무한한 가능성이 있으니 '어이 나는 기껏해야 천만원도 못 되는데'하고 풀이 죽어있거나, 질

투하거나 하겠냐 말이다. 배짱장 든든히 "험, 내가 이래도 4조원의 백만장자인데"하고 소위 세상에 부러운 부자 없다고 그 4조원을 조금씩 꺼내 쓸 따름인 것이다.

제20품 시행착오

자, 우리 집 뒷동산에 4조원이나 되는 금덩어리가 있다고 믿는 사람은 그야말로 미친 듯이 천방지축으로 파뒤집고 파뒤집는 데 여념이 없을 것이다. 나와도 또 파고 안 나와도 또 판다. 또 어딘지 흥미나 관심이 가면 혹시 광맥이 아닌가 하고 파본다. 또 팔까 말까 할 때는 반드시 판다. 이것이 시행착오(試行錯誤)라는 실패로 성공이라는 결과에 관계없이 이무소득(以無所得)으로 자꾸 해보는 일인 것이다. 허겁지겁 미친 듯이 판다고 하여 발견광(發見狂)이라 하고 발명광(發明狂)이라 한다.

에디슨, 콜럼부스를 위시해서 인류역사에는 너무나 많은 시행착오의 위인들이 있었다. 이 이야기는 연금술도 마찬가지다. 중세의 연금술은 틀림없이 금이 나온다고 연구하고 연구했으니, 비록 금은 안 나왔지만 사실은 금덩어리 몇 개보다 우리에게 무한히 값어치 있는 그래서 결국은 금덩어리도 만들어 내게 된 화학(化學)이라는 위대한 발명을 하였다.

제21품 심려사찰(深慮査察)

뒷동산에 금은보배가 묻혀 있다고 확신함으로써 미친 듯이 허겁지겁 파다가 보니 앞으로도 파기는 파되 차츰 요령이 생긴다는 것이다.

미친 듯이 천방지축으로 파다가도 금덩어리가 나오는 맥(脈)과 지푸라기가 나오는 맥을 분별할 수가 있게 된다. 오랜 경험이 시켜서 그간의 많은 소식정보를 축적하게 되어 드디어는 그 많은 정보를 정리·정돈 또는 분류하게 된다.

이제는 앞으로도 계속 파기는 파되, 요령이 생겨 비교적 덜 실패하는 효과적인 일을 하도록 하게 된다. 열심히 파다가 얻은 소식, 지식정보를 낱낱이 줏어다가 골고루 정리해 놓는 것이 다름아닌 우리들의 기억능(記憶能)인 것이다. 요샛말로 컴퓨터화인 것이다. 듣지도 보지도 못하던 새로운 어떤 움직임을 포착했을 때 이를 곧 인간두뇌 컴퓨터에 가서 물어보는 것이다. 그러나 사고(思考)라는 두뇌활동은 소상히, 꼼꼼히, 면밀히, 빈틈없이 골고루 비교·관찰·연구하는 정신활동인 것이다.

신중(愼重)하게 심중(深重)하게 그리고 소상하게 비교연구하는 사고에도 유사와 근방 상황에 따른 분류법이 다시 한번 적용된다. 유사와 근방상황에 따른 분류사고에서는 좌우로 따져 보고 앞뒤로 뒤져 보고 상하로 굴려보고 원근을 재어보는 이리저리 방법을 소심(小心)하게 쓰는 것이다. 사고에 있어서는 제아무리 신중해도 지나친 법이 없는 것이다. 또한 과거나 현재 또는 미래에도 갖다 놓아보는 동일화도 해 보는 것이다.

이렇게 일단 일이 생각에 관한 건이 되면 또한 일을 무한대로 극대화해 보기도 하고, 무한소로 극미화(極微化)해 보기도 하여 결코 한 개념에만 포로가 되지 않도록 하는 것이다.

이렇게 생각일랑 길이 소상히 그리고 골고루 하는 것이 정신건강에 관한 제21품이 된다. 생각이 그렇지 못할 때 여러 가지 사고의 병통으로 저 유명한 사고의 병통인 망상 따위가 일어난다. 여기서도 긍정적이고 적극적이고 진취적이고 건설적이고 그리고 창조적이어야 하는 것은 물론이지만 객관적인 사고라는 것은 유독 강조되어야 한다. 사람이란 항상 자기 중심적이고 이기적이기 쉽기 때문에 무슨 생각이 떠오를 때라도 우선은 이것이 또 그것이 아닌가 하고 성찰(省察)하는 태도가 있어야 하는데, 이러한 성찰이 없을 때 우리는 항상 사고(思考)에서도 자기 중심적인 왜곡을 하고 마는 것이며, 이것이 극단적으로 되었을 때 망상이라는 병통이 생기는 것이다.

제22품 소심담대(小心膽大)

제21품에서는 사고(思考)라는 정신작용은 소상히, 깊숙이, 그리고 넓게 살피기를 강조했는데 이것은 다른 말로 소심해야 한다는 말이다. 이것은 참 재미있는 말이다. 그래서 보통 사람들이 곧잘 자탄하기를, "나는 소심해서 못써, 왜 남들처럼 배짱이 좀 두둑해서 대담하지 못할까"한다. 대담은 좋고 소심은 나쁘다는 것이다. 이런 것이 바로 글자 하나 잘못 읽어서 지옥으로 떨어지는 좋은 예인 것이다.

'소심하게'하는 말은 어디까지나 사고라는 정신 활동에 관한 것이다. 사고는 소심하게 해야 한다. 소심히 면밀히 구석구석에까지 미치도록 해야 하는 사고라야 좋은 것이다. 그것을 엄벙덤벙 도맷금으로 했다가는 사고작용을 완전히 망쳐버리기 일쑤이다. 사고는 소심하게 하는 것이 건강한 방법이다. 많은 축적된 소식정보의 구석구석에 이르기까지 뒤져서 새로 전달되어 온 정보

소식의 진정한 뜻이나 지금 이 마당에서의 의미를 알아차릴 수 있는 것이다.

이리하여 그러한 온고지신(溫故知新)한 좋은 소식정보로 단정을 내릴 때는 그야말로 대담하게 하면 되는 것이다. 정책결정을 하고 판단을 하고 그래서 이것이 실행으로 이어가는 결단의 일부로서 단정을 할 때는 사고 때와는 전연 달리 그야말로 확고 대담하게 해야 하는 것이다. 단정, 판단, 또는 우유부단으로 하면 안 되는 것이다. 설사 뒤에 가서 이 단정이 잘못될 손치더라도─그럴 때도 있다. 그러나 그것은 단정 때문이 아니라 관찰, 지각, 감성, 사고 또는 행동에 있어서도 마찬가지로 다 있는 법이니─단정 때는 확고히 대담하게 하는 것이다. 이리하여 사고는 소심, 단정은 대담으로 되어야 하는 것이다.

제23품 과학산업인(科學産業人)

자기 속의 여의주를 확신해서 그것을 파내려고 심려사찰과 소심담대의 방법으로 죽자고 파내는 부지런함을 인성의 특성으로 하는 사람들이, 이리하여 탄생한다. 실학인이라고도 하고, 기업가라고도 하고, 산업인이라고도 한다. 전자 유천희해함을 특성으로 하는 사람들이 예술가임과 동시에 과학자인 것이다.

전자가 환상을 주제로 하는 것과 대조로 이들은 현실을 주제로 한다. 발을 대지에 딱 붙여서 뭔가 일을 하니 착실한 착지보살들인 것이다. 현대사회야말로 과학산업시대를 정보사회로 바뀌는 이런 시대를 앞질러가는 사람들이 과학산업인이고, 그들의 최대 특징은 부지런함이다.

　기업을 일으키고 부를 축적하고 돈을 벌려면 뭐니뭐니 해도 어떤 여타의 덕목보다도 정근(正勤)이라는 덕목이 실현되어야 한다. 이런 능력, 힘, 부지럼함, 돈 등이 덕목을 상징하는 것들이 된다.

　이리하여 바로 이 시대와 사회가 과학산업시대이니 과학산업인 또는 정근이 가장 중요한, 그래서 가장 건강한 덕목으로 보기 쉬우나 우연히도 이 시대와 사회가 정근이라는 덕목과 이가 딱 맞아서 그렇지 거기에는 역시 합시대적, 또는 합사회적 조건한도가 있음을 알아야 한다. 그들은 예전 종교시대나 예술사회나 또는 여타의 시대에서도 조아려야 했던 것이다. 그 단적인 예가 봉건시대나 귀족사회에서는, 그들은 장사치들의 아래로 가서 꾸부리고 있어야 했던 것이다. 이 점 과학산업만이 전능이라고 생각하다가는 큰 코 다칠 것이다. 코 큰 서양사람들이 과학산업으로 그 큰 코 다치고 있는 것이 바로 현대의 과학산업공해 아닌가 말이다.

제24품 불기(不器)

　이렇게 인간의 덕목에도 여러 가지가 있어서 그들이 고루고루 등용되어 있어 경우에 따라서는 이쪽 덕목이 앞서 나왔다가 또는 저쪽 덕목이 뒤숨었다가 할 따름인 것이다. 제 아무리 부지런한 과학산업인이라도 위대한 상상력이나 유예놀이를 무시하고 있으면 결코 정말로 위대한 과학산업인은 안 될 뿐만 아니라 조만간에 자기 당착으로 굴러 떨어지고 마는 것이다. 그 예는 인류과학산업사에 얼마든지 있다.

또 반면 이를테면 위대한 종교시대에서도 이러한 과학산업의 정근의 덕목은 유효하였다. 마명보살이 산업을 일으키어 잠업을 융성케 해서 그 당시의 인간 집단에게 큰 보시를 한 것처럼, 어떤 덕목도 다 필요하다. 다만 그 비율이 시대와 사회에 따라 역동적으로 변하고 있을 따름이다. 이 점 자기의 소질이 합시대적이 아니라고, 또는 합사회적이 아니라고 열등해 할 필요가 없는 것과 꼭 같이, 우연히도 그야말로 정말로 우연히 자기의 처지가 합시대적이고 합사회적이라고 우쭐대고 교만하다가는 역시 큰 코 다칠 것이다. 열등감에서 오는 태만이나 우월감에서 오는 교만이 다 같이 만심이다.

당대에 제 아무리 합시대적이 아니고 합사회적이 아니라고 해도 우리들의 영원한 생명인 계통발생을 두고 보면 결국 다 똑같은 것이다. 그래서 "삼대(三代) 거지 없고, 삼대 정승 없다"고 하지 않았나 말이다.

눈을 더 크게 떠서 바라보건대, 내 속에 내 영원과 생명 속에 그런 모든 것이, 정(正)이고 부(不)고가 다 있음을 보고, 그래서 겸손하지 않을 수 없고 당당하지 않을 수 없는 것이다.

이것이 내 못난 것이, 불기(不器)가……하면서 물러앉는 자세가 결코 열등감에서 하는 것이 아니고, 내가 지금 나서야 한다고 하는 것이 결코 우월감에서 하는 것이 아니므로, 꼭 같이 소임상〔役割遂行〕 사명감으로 이루어져야 하는 것이다.

내 못난 그릇〔不器〕 속에 얼마나 잘난 것이 있나를 알면서 불기〔不器〕를 인정하는 것이나, 내 잘난 그릇〔名器〕 속에 얼마나 못난 지푸라기가 많은가를 알면서 명기(名器)로 나아가는 것은 꼭 같이 숭상되어야 할 정신건강 제24품인 것이다.

제 5.　자아자성(自我自性)

　이 자아자성이라는 덕목은 바로 실유불성(悉有佛性)의 불성(佛性)과 같은 것이다.
　불성! 하면 불교인이면 누구나 최고의 명제로 숭상하는 것이다. 그것은 우리들이 영겁의 과거에 이미 수수하여서 다시 영겁의 미래로 전수하는 최고최귀의 모든 것이 아니고 무엇인가.
　인류의 역사를 거슬러 올라 가면 20만년, 생명의 역사를 거슬러 올라 가면 6억 5천만년, 그리고 다시 지구사의 그것은 20억년, 이렇게 또 다시 태양계로 하여 우주의 그것으로 한다면 영겁의 저쪽에서 그 새 중간에 또 한번의 단절도 없이 이어 온 것이니 세상에 귀하다 귀하다 한들 이 보다 더 귀한 것이 따로 어디 있단 말인가. 그 절대적 존귀 그것이 바로 불성(佛性), 부처님인 것이다. 공경하고 감사하고 수순할 따름인 것이다.
　"우리 모두 그 위대한 부처님의 제자 아닌가 말일세" 하시면서 약간의 슬럼프에 초췌해 하는 우리를 위로함으로써 다시 용기 백배해 주시던 지금은 안 계시는 한국 현대불교사에 큰 족적을 남기신 효당(曉堂) 스님의 말씀 그대로 우리 모두 세상에 존귀한 불성을 지닌 부처님 제자라는 것을 깨쳤을진대, 더 이상 바랄 것 없이 용기로 충만한 채, 이제는 차분히 침착히 가라앉아 그 엄청난 부처님의 저력을 뿜어 올리기에 전심전념할 따름이다.

제25품 착지보살(着地菩薩)

이렇게 커다랗게 요지부동의 대안심을 하고 나니 이제는 착실하게 발을 땅에 딱 디디고〔着地〕 살아가게 된다. 이를 현대적으로 이야기하자면 현실에 투철한다는 것이다. 현실에 발을 딱 디디고 살아가기 위해서는, 말하자면 현실에 투철키 위해서는 세 가지 점에 유의해야 한다.

첫째, 외계에서의 소식정보에 대해서 가능한 한 집착·왜곡 없도록 허심탄회해야 한다는 것으로 현실감각을 말한다. 다음은 그러한 외계에의 이쪽에서의 작용, 반응 또한 거기에 잘 상응한다는 것이다. 이리하여 현실과의 관계에서 특히 여러 가지 대인관계가 환상이나 공상 또는 상상에 의하는, 하늘에 붕 뜬 것이 아니라 어디까지나 착실하게 땅에 발을 내린 현실적인 것으로 시종하니, 불보살수행도의 52계위 중 마지막 2계위를 두고 41에서 50계위까지를 십지(十地)보살위라 하여 지(地)를 강조한 것이다.

신체획득을 위시하여 계체획득 등 별의별 덕목을 다 거쳐서 불지에 오르기 직전 적어도 현실체 획득을 위하여 10계위는 차분히 수행해야 한다는 것이다. 현실적 획득이 되어 있지 않은 상태를 구름을 잡는 소리, 허무맹랑한 짓과 소리, 황당무계한 생각은 우리들의 절대자, 궁극자 또는 불(佛)과는 전혀 무관한 것에 지나지 않는다. 여기 현대불교는 모름지기 현실성과 현실참여와 그리고 현실관계가 착실히 착지되어 있어야 한다. 다른 말로 하자면 과학적, 실학적이어야 한다는 것이다.

현실에 발을 디딘다. 착지한다는 것은 또 다르게 말하자면 주체와 환경이 일치되어 있다는 말로서 이는 바로 원효대사(元曉大

師)의 '심일경성'이다. 대상과의 사이에 머리카락 하나 끼어 들어
갈 틈이 없어 착 달라 붙어 있음을 말하는 것이다. 바로 선의 최
고 지경인 것이다.

제26품 천직(天職)

이리하여 자아자성의 덕목 확립에서는 사람은 두 가지 터를 닦
아 놓아야 한다는 것이다. 그것은 다름아니라 자기의 개성을 영
위하기 위한 직업의 확립이고, 다음은 자기의 영생, 계통생의 확
립을 위한 결혼의 확립이다. 전자를 천직이라 한다면 후자는 바
로 천생연분이다.

사실 얼마나 많은 청년들이 시대나 사회의 차별없이 직장과 사
랑의 문제로 고민했던가 말이다. 바로 이 두 문제가 성숙과 어른
이 되기 위한 가장 중요한 토대이니, 이로써 청년기의 별의별 사
건, 장애, 우회 등이 일어 났던 것이다. 가깝게는『젊은 베르테르
의 슬픔』이 있는가 하면, 멀리는 우리들의 위대한 선각자의 한
사람이신 고오타마붓다도 그의 싯다르타 청년시대에 바로 이 자
아자성 확립의 문제로 출가하지 않았나 말이다.

싯다르타에 있어서도 바로 이 자아자성의 문제가 생로병사라는
4대인연을 계기로 해서 크게 야기되고, 자아자성 붕괴상태 또는
구애집착상태로 빠졌던 것이다.

제27품 천생연분(天生緣分)

자기의 천성(天性) 또는 불성(佛性)을 알아차려 그로써 천성을

닦아 천직을 얻어, 뒤에 세상에 자기말고 아무도 못 하는 천기(天技)를 부리는 자아자성의 정착과 확산을 위하는 직업적 주체성 확립과 더불어 천생연분을 찾아 결합함으로써 자아자성의 또 한면의 정착과 확산을 위하는 성적주체성확립이라는 과업은 인간이 청년기에 풀고 넘어가야 하는 인생의 중차대한 공안(公安)이다. 불성을 알아차려 그것을 닦아 나아가는 천직 천기라는 사회적 기가(社會的技價) 얻기와 더불어 이 천생연분을 알아차리고 그것을 얻어 닦아가는 결혼생활의 확립이라는 이 문제에 사실은 많은 청년들이 걸리어서 별의별 인생윤회와 지연과 경과를 걸어 제각기 얼마나 독특한 문화를 창조했는지 모를 일이다. 그 많은 젊은 날의 고뇌의 전부를 채우는 사랑의 문제가 바로 이것이다.

여기서 꼭 한 가지 유의하고 넘어 갈 것이 있으니 다름아니라 세상에는 별의별 인생이 다 많으나 자기에게 꼭 맞는 천생연분은 반드시 있는 법이고, 그것이 또 그렇게 멀리, 얻기 힘들게 있는 것이 아니라는 것이다. 자기에게 꼭 맞는 연분이 아니면 연애 도중이라도 결혼 도중이라도 인연따라 헤어질 수 있고, 재혼 아니 재재혼(再再婚)이라도 한다는 결심과 더불어 뭐 그것이 반드시 그렇게 비장한 각오와 실천이 아니더라도 대부분의 경우에서 그렇게 어렵지 않게 그렇게 드물지 않게 풀리고 얻어진다는 것이다.

물론 세상에는 그의 풍요한 인간성 또는 양성성(兩性性) 때문에 충분히 독신생활을 즐거움과 보람으로 누리는 사람도 있겠으나, 역시 대부분 사람들에게는 결혼하여 남녀가 짝지어 산다는 것이 훨씬 수월하고 자연스러운 것이다. 그것은 이미 우리 인간은 수천만 년의 유성생물(有性生物)의 단계를 거쳤고, 또한 수십만 년의 유성성 인간생활을 거쳤기 때문에 그렇게 생물학적으로, 심리적으로 조건지어 왔기 때문이다.

따라서 행복하고 의미있는 생활 또는 정신건강을 위해서는 자기의 성적(性的) 짝을 찾아 연분을 맺고 같이 살아가는 것이 그들의 위성도업(爲成道業)을 위해서 마땅하니, 적당한 성대상사(性對象者)를 찾아 결혼생활을 한다는 것이 바로 정신건강을 위한 제27품이 되는 것이다.

결혼해서 같이 사는 상대자들이 새로운 대인관계를 형성해서 서로의 그 후의 자기실현, 다시 말해서 성불(成佛) 과정(過程)에 크게 도움이 되는 것은 사실이고, 그것이 얼마나 큰 인간 안정에의 토대인가 하는 것을 가장 구체적으로 말해 주는 사실이 정신의학 영역에 있다. 그것은 다름아니라 정신장해의 통계를 보면, 천성을 발산 못하여 천직을 얻지 못하여 천기가 없는 사람과 천생연분을 얻지 못하여 안정된 가정을 못 꾸민 사람들이 압도적으로 많다는 것에서 잘 나타난다.

제28품 환희천(歡喜天) ― 사랑과 미움의 기교(技巧) ―

천생연분을 알아차려 그를 맞아서 짝 지어 공동생활을 꾸려나가는 데 무엇보다도 사랑을 피울 줄 알아야 되고 미움을 단호히 막는 기법말고 더 한 것이 없다.

사람이 무엇을 좋아한다는 것을 가만히 살펴 보면 거기에 반드시 그만한 사연이 있는 법이다. 이를테면 한 남자가 어떤 여자를 좋아하고 또 한 여자가 어떤 남자를 이유없이 미워하는 것 등에서 거기에는 이미 전생(?)에 그만한 뿌리가 있다는 것이다. 자비스러운 어머니의 사랑을 담뿍 받고 자라난 사내아이가 뒤에 가서 반려 선택에 있어서 어머니에 대한 야릇한 회고, 노스탤지어(향수)가 안 나오겠는가? 따라서 어딘가 어머니 같은 몸매·얼굴·거동이 닮은 여자를 좋아하지 않겠나 말이다. 꼭같이 모진 계부에게 시달린 여식애가 나중에 어떤 사내가 어딘가 그 몹쓸 놈의 계부 같은 내음을 풍기거나, 그의 인상이나 거동이 계부를 연상케 한다면 그 여식애가 그 사내가 목을 매고 따라다녀도 이유없이 싫어서 거절하는 것은 이해하고도 남음이 있다.

이렇게 우리들의 애증(愛憎)에는 다 그만한 감정이입(感情移入)의 뿌리가 있으니 이를 똑바로 알아차려 그것을 잘 처리하는 것이 무엇보다도 중요하다. 이를테면 자기의 애정편력을 똑똑히 알아차린다는 것이다. 어릴 때 그렇게도 귀여워해 주던 인생초기의 주요인물들에 대한 반축(反築)이 중요한 것이다.

할머니는 얼마나 자상한 노파심을 부려 주셨는데 그 모습이 어떠했으며, 얼굴과 목소리 등 근엄하시기 짝이 없던 할아버님의 꿋꿋한 모습은 어땠고, 그것이 그대로 아버님의 모습으로 이어 있음을 깨치게 되고, 할머님의 자상한 노파심 위에 결국 어머니의, 큰 누나의 모습이 그대로 교차해서 자기의 이상적 여인상이, 또는 '남성상이 이러이러한 것이로구나' 하고 그리게 된다. 애정에 관한 사연은 참 재미나는 것으로, "마누라가 예쁘면 처갓집 말뚝 보고도 절을 한다"라는 식의 유사(類似)와 근방(近傍)의 법칙이 아는 사이, 모르는 사이에 적응이 된다. 이리하여 한없는 노스탤지어가 감도는 그리운 옛동산에 올라 바라볼라치면 반드시 거기에는 자기의 기호에 꼭 맞는 상대가자 나타나는 것이다.

이 때 이쪽의 그리는 모습이 확실히 초점이 안 맞아 희미할 때가 있으니, 이럴 때 잘못 짚게 되어 얽히고 설키는 애정도가 나타나기도 하는 것이다. 자생 애정분석이 이러한 혼돈이나 붕괴를 피하는 기초적 작업이다. 이것을 어렵게 이야기하자면 자기특유의 애정욕구의 분석이라고 한다.

이렇게 자기 전생에 대한 충분한 분석과 깨침이 되고 나면 이제는 그렇게도 이유없이 싫던 상대들에게서도 그렇게 강렬한 감정의 회오리바람 속에 말려 들지도 않게 되어 그저 담담히 거리를 두고 쳐다보고 대할 수 있게 된다. 바로 '애정을 넘어' 나아가는 이성(理性)의 길, 피안(彼岸)의 길, 또는 열반(涅槃)의 길이 되는 것이다. 그러한 피안도달(彼岸到達;아제아제 바라아제 바라승아제) 이전의 우리들의 애정판도가 다름아닌 정념(情念)에 사로잡혀 꼼짝 못하는 속되고 짐승 같은 그래서 비인간적 생활이다.

피안도달이 욕정이나 정념이 없어지고 메마른 한암고목(寒岩古木)의 생활이 아니고 바로 욕정이나 정념을 살리면서 통합하는 위대한 이성의 길, 인간의 길 그리고 정신의 건강인 것이다. 전자가 욕정에 휘말려 귀중한 인간의 진리에의 소지를 망쳐버리는 금수적 하등생활(下等生活)이라면, 후자는 바로 욕정을 잘 조절해서 지성과 더불어 또는 이성 밑에 잘 통제된 그러나 생생한 욕정이 살아 역동하는 인간적 고등생활(高等生活), 바로 성(聖)에의 길인 것이다.

그러한 이성(理性)에 통제된 지성과 더불어 감성이 풍요롭고 신선하게 공명할 때의 욕정생활이 바로 환희지(歡喜地)에서 누리는 욕정생활이니 환희천(歡喜天)의 즐거움인 것이다.

내외분의 성생활에서 그들은 즐거이 환희천하면서도 결코 규(規)를 넘지 않으니 바로 원효대사(元曉大師)의 '부주계(不住戒)

152

항주정계(恒住淨戒)'인 것이다. 그들이 제아무리 희희낙락하며 놀아나도 결코 사회적 규범이나 인간적 윤리를 벗어나지 않는다는 것이다.

다른 말로 하자면, 사회적 규범이나 인간적 윤리를 벗어나지 않는 한 제아무리 까불고 놀아나도 좋다는 것이다. 물론 사회적 규범이나 인간적 윤리가 시대와 장소에 따라 다르고, 또한 달라진다는 것도 사실이다.

제29품 애증만다라(愛憎曼陀羅)

동물세계의 욕정·공노애락(恐怒哀樂)은 모두 그 주체자의 소원성취와 원망좌절을 둘러싸고 발달되어 온 비교적 초기의 신경정신박약(神經精神薄弱)이다. 그래서 그들 중 공애(恐哀)는 후자, 원망좌절과 그리고 노락(怒樂)은 원칙적으로 소원성취와 유관(有關)하나 이것을 또 다르게 표현한다면 애정과 증오로 나눌 수 있다.

욕정생활 정념이란 바로 이 애와 증의 뒤엉킴 말고 아무 것도 아니다. 바로 애(愛)와 증(憎)의 상응인 것이다. 다르게 이야기하자면, 애증의 상응관계에서 어떻게 사랑이 유리한 고지를 잡고 있어서 항상 증오를 통제하고 있다는 것이 된다. 그러한 사랑의 유리한 고지·점유가 다름아니라 사랑의 기교(技巧)이고 싸움의 전술(戰術)이다. 그래서 이들의 기교와 전술을 지양하고 있는 것은 바로 관여하는 양자가 다 서로의 자기발견과 발명이라도 견성성불의 대원칙에 연유하여야 한다는 것이다.

쉽게 말해서 싸워서 더 친해지고, 싸워서 더 발전한다는 원칙을 잊어서는 안 된다. 그것이 훨씬 적극적이고 보편적이고 진취적이고 발전적이고 그리고 창조적 정신건강이라는 것이다. 사랑싸움, 사랑에도 반드시 싸움이 그림자처럼 뒤따른다. 그것들이 언제나 얽히고 설키면서도 위의 다섯 가지 원칙에 입각하고 있어야 한다는 것이다.

이 사랑과 미움의 갈등, 애증도에서 가만히 보면 좋은 것은 서로 좋아하는 양(陽)의 동일화, 다시 말해 수희(隨喜)여야 하고, 음(陰)의 동일화는 안 된다. 다시 말해서 깔봐서는 안 된다는 것이다. 상대방이 부정적이고 소극적이고 그리고 파괴적이고 그리고 사무적일 때 그것이 달갑지 않다는 것이다.

다시 말해서 그러한 사실은 우선 받아 놓고 그 다음 뭔가 일을 한다는 것이다. 감추면 꼭 같은 꼴이 되어 결국은 동류급으로 타락할 수 밖에 없다.

선의(善意)는 선수(先手)를 잡고 자타 속에 있는 것을 자꾸 들추어 내고 악의는 거들떠 보지도 말고, 거들떠보면 이미 말려 들어 간 것, 더욱 선의의 선수를 강화해 가는 것이 바로 사랑의 기교이고, 싸움의 전술이겠다.

제30품 수파리(守破離) — 유예기간 —

인간도 거기에 속하는 가장 고등동물인 포유류에서 보면 새끼들이 어미에게서 젖만 떨어지면 대부분의 경우 너 언제 봤다느냐는 듯이 뿔뿔이 헤어져서 어버이 곁을 다 떠나가 버린다.

그래서 동물의 진화의 정도가 높아짐에 따라 새끼들이 어버이 곁에 의존하고 있는 기간이 차츰 늘어난다. 우리 인간에게 있어서는 그 의존기가 최장시로 되어 있다. 바로 문화의 전수에 그만큼 많은 시간이 걸린다. 또한 가장 많은 전수된 지혜를 받는다는 것이다. 그래서 우리네 인간의 원시시대만 하더라도 열두 서넛 초립동이만 되어도 이미 성년하고 성숙하였다고 어버이에게서 독립하여 큰 절을 한 번 하고 부모님을 하직하였다. 그러던 것이 차츰 전수해야 할 문화나 지혜가 많아지니 부모에의 의존기간이 더욱 더 늘어나 지금에 와서는 중·고등학교는 물론 대학교, 외국 유학 시기까지 늘어나고 있으니 수염 가시 돋을 때까지 의존하게 되는 꼴불견이 다 생긴다. 그래서 자칫 잘못되면 그놈의 의뢰성 근성 때문에 스스로의 천성을 발견, 발명 못하고 마는 수도 생기게 된다.

이것은 동물계에서 새끼를 둥우리에서 에미가 차 내리던지 또는 스스로 후딱 날아가 버리는 것보다 많이 후퇴한 것이 아니고 무엇인가 말이다. 때늦은 의존성이란 이렇게 동물에게도 부끄러운 짓인 것이다. 스스로의 자아자성의 발견과 발명에 더는 얻어 배울 것이 없다고 알아차리면 꽤나 섭섭하기는 하겠지만 이제 자아자성의 새 길을 찾아 용감히 일어서 나갈 것이다. 그렇지 않아도 인간은, 현대인은 정상적으로 유아성 지불연기(幼兒性 支拂延期)라는 5~6세에서의 향후 10년간의 연기와 다시 거기서 사회성 지불연기(社會性 支拂延期)라는 2차에 걸치는 자주독립에의 연기를 얻었으니, 이제 청년기에 들어서면서 당당히 직장과 결혼이라는 2대(二大) 독립생활을 마련하기 마련이다. 이러한 어버이에서의 자주독립이 제대로 안 될 때 별의별 정신장애, 더군다나 의뢰와 반항과 연관되는 병폐가 생기는 것이다. 그래서 정신건강에 관한 제30품은 조금 모자라는 듯한 데서 부모에게서의 의존

생활을 청산하여 ‘출가’하여 스스로의 자주독립 생활을 꾸민다는 것이다. 수·파·리 라는 말대로 부모님 밑에서 충분히 의존해서 배우고 지킬 것을 잘 지켰다면 이제는 그것을 뚫고 떠나 간다는 것이다. 그래서 수·파·리를 잘 해서 훌륭한 독립을 하면 그 때에야 비로소 자기 자신이 홀로 서는 것이다.

이 때 ‘가출’이란 아직 설익은 상태에서 엉덩이 뿔 난 채로 집을 뛰쳐 나가는 미숙이고, ‘출가’란 자의식적인 굳건한 독립정신의 발로인 과숙의 경우라 해서 과히 틀리지 않을 것이다.

제 6. 친근(親近)

　이제 제각기 한 사람의 당당한 자주독립의 사회인으로 확고한 줏대를 가지고 독특한 자아 자성인으로 독립했다. 그리고 그러한 확고하고 당당한 자아 자성인으로서 인생에 생활에 활약해 갈 양대기지(兩大基地)인 직장과 가정이 굳건히 다져졌다. 천성을 펼쳐 천직 내지 천기를 발명하고, 천생연분과 애증만다라를 긍정적·적극적·진취적·생산적 그리고 창조적으로 펼쳐나가다 보면 이제는 자기 자신의 양대기지에는 차츰 자기 자신의 권속무리들이 생긴다. 이를테면 직장에서는 수하 부하들이 생기고, 가정에는 귀여운 자녀들이 생긴다.

　이리하여 자기 자신의 권속무리는 차츰 늘어나 이를테면 한쪽에서는 직장에서 계장·과장·부장 또는 사장으로 되어감으로써 그의 무리들은 중생무변으로 이어 있고, 또한 다른 쪽에서는 가족·씨족·부족 민족 등으로 다시 인류사회로 이어가는 것이다. 여기 이러한 제반 크기의 인간 집단에 관한 정신건강, 말하자면 이제까지는 개인의 그것이었으나 이제는 바로 집단으로서의 자기, 사회로서의 자기의 정신건강이 문제가 되는 것이다.

　제6의 친근이란 바로 인간으로 건재하기 위해서는 집단생활이 있어야 하고 그것이 또한 건재해야 한다는 것이다. 권속무리로서의 인간의 정신건강의 측면들이다. 그래서 친근이란 바로 글자

그대로 집단원간의 관계는 서로 어버이가 가까이는 자식을 대하
듯 이무소득(以無所得)으로 그저 좋아하는 그것이다. 친히 돌보
매 즐겁다는 것이다. 진정으로 좋아한다는 것이다. 별의별 크기
의 인간집단에서 그것들을 속으로 묶는 정서유대(情緒紐帶)는 바
로 사랑, 인간애라는 것이다. 이제는 남을 사랑하고 위해 주는 것
이 바로 자기를 위하는 것이라는 지경에까지 이른다. 집단에서는
남을 좋아하면 할수록 결국은 더더욱 자기에게는 득이 되고 덕이
된다는 것이다. 사랑의 목적은 자기에게 있지만 그 방법은 남에
게 있다는 것이다.

제31품 응집(凝集)과 확산(擴散) — 권속 무리 거느리기 —

이렇게 한 집단의 성원이 된다는 것은 여러 가지 별의별 나이
의 차나 성격의 차이나 또는 자기실현의 과정의 차이에도 불구하
고 뭔가 공통되는 큰 목적, 이득이 있어서 서로 동일시, 동일화하
는 일군의 무리가 된다는 것이다. 그러니 그들이 여타의 별의별
차이에도 불구하고 뭔가 큰 이득이 있으니 이 이득을 바라서 한
무리가 된 것이다.

다름아니라 제각기의 특이한 인생시기에서의 견성과 불성에의
무언가의 지지(支持)와 편의를 제공받기 위해서이다. 그래서 그
러한 지지와 편의가 많으면 많을수록 그들 무리들은 그 집단을
더욱 좋아해서 여기 응집, 단결 또는 집단성은 더더욱 올라가고
좋은 집단이 된다. 그러한 지지와 편의를 공여해 주는 것이 다름
아니라 이제는 개인으로서는 이제다 성숙한 어른들이 하는 일이
고, 그 급여의 양과 질이 훌륭하면 할수록 좋은 것이다.

반대로 자기 발견과 자기 실현에의 지지와 편의가 적으면 모두들 뿔뿔이 흩어져 가는 확산·분열·붕괴가 일어날 것은 너무나 당연한 일이다. 이렇게 한 군속무리라는 것은 이렇게 각 구성원의 이득을 기준으로 응집과 확산을 역동적으로 유지하고 있는 역동적 집합체다.

따라서 어떤 한 권속무리가 튼튼하기 위해서는 우선 그 구성원의 최대이익과 편의와 지지가 보장되어야 하고, 그러기 위해서는 그 무리집단이 기본적으로 그 구성원들에게 그러한 최대의 공여를 할 수 있는 양질의 잉여를 정신적으로나 물질적으로 최대량 소유하고 있어야 한다. 여기 정신건강의 제31품은 어른이 되고나면 자기가 속하는 여러 가지 정도의 권속무리에게 줄 수 있는 양질의 정신적·물질적 잉여 에너지를 풍부히 가지고 있어야 한다는 것이다.

다시 말해서 자기가 가지고 있지 않은 무엇인가를 다른 사람이 얻어갈 수 있도록 스스로 독특한 정신적·물질적 잉여를 풍부히 가지고 있어서 필요한 사람에게는 누구에게나 필요한 만큼 줄 수 있는 복지인이 되어 있어야 한다는 것이다.

여기 천성을 개발하여 스스로가 쓰고도 남는 스스로의 레파ー토리에 걸치는 양질의 잉여를 주기에 아무소득하는 오직 나누어 주는 데 즐거움과 보람을 느끼는 큰 사랑이 필요하다는 것이다.

제32품 노파심(老婆心)

이렇게 자기가 우두머리인 권속무리에 대한 어른의 태도란 친근함이란 적절한 태도로 감싸여 지는데 이러한 감싸여 줌은 마치 할아버지 할머니가 손자를 대할 때 그저 좋아서 어쩔 줄 모르는 태도로 구체화되어서는 종종 지나친 쓸데없는 걱정까지도 하게 된다고 해서 이를 노파심이라 한다.

그렇다. 어버이의 마음이란 바로 때로는 과잉할 정도에 이르는 과실이 간혹 있다 하더라도 충분히 담뿍 주어지는 것이 모자라는 것보다 얼마나 좋으냐는 말이다. 이리하여 할머니가 키운 아이는 정말로 끈끈한 인내력과 고귀함과 인정머리에서 누가 키운 아이에 뒤지지 않는다는 것이다.

사람이 자기가 속하는 별의별 집단의 구성원을 만났을 때 그저 반가워서 좋아하는 것 말고 더 좋은 일이 따로 없다. 좋은 것이 언제나 어디서나 좋은 것이다. 우선은 받아 주는 것, 그래서 차츰 시비가 스스로 가려지도록 지지하는 것, 그래서 그것을 정서적 지지라 하고, 받아들임이라 하고, 사랑이라 한다. 물론 이것은 그 뒤에 따르는 인가(認可)와는 다르지만 말이다.

어떠한 인간집단 속에 태어난 그 구성원은 반드시 그 집단에 의해서 무조건의 지지와 편의가 주어져야 한다. 스스로의 소질의 발견과 발명 또는 견성과 불성을 위한 최대의 지지와 편의가 제공되어져야 한다는 것이 위대한 인간주의의 불살생의 인간복지의 대사상인 것이다.

그것이 다시 한번 구체적으로 표현해서 무조건 사람이면, 만나는 사람이면 좋아하고 반가워하는 것이 바로 그 노파심이라는 것이다. 이에 그의 권속무리들은 응집성과 소속성과 충성심과 그리고 동정심이라는 집단성이 더더욱 앙양되는 것이다.

인간의 행위 중에 끝모르는 투자를 하면서도 아무런 이득도 바라지 않으면서 내뿜는 이 이무소득의 사랑 말고 더 고귀한 것이 따로 없다. 그저 약하고 병들고 잘못된 것들을 돌보는 행위야말로 가장 고귀하고 보람있는 행위가 아닐 수 없다. 바로 자심불살(慈心不殺)이고 자비무적(慈悲無敵)인 것이다.

사람이란 "자기를 사랑하는 만큼 남을 사랑할 수 있다"는 서양의 사상이나 "자기가 좋아하는 것을 남에게 해 주고 자기가 싫은 것은 남에게도 하지 말아라"라는 동양의 사상이 꼭 같이 남을 좋아하고 사랑하는 사람이 사실은 가장 좋은 사람이고, 남을 사랑하는 정도가 많으면 많을수록 자기에게 이득이라는 사실을 일깨워 준다. 그래서 남을 부처로 대접하는 그 사람이 바로 부처라는 『법화경』「상불경보살품(常不輕菩薩品)」의 대목은 바로 집단성에 관한 진리임은 더 말할 필요가 없겠다.

제33품 소임살이

아직껏 유약하거나 병약한 자들에게 지지와 편의를 공급해 주는 어른들도 각계 권속무리 속에서 효과적이기 위해서 분업과 협동을 하게 된다.

각자의 소질에 따른 더욱 능률적인 방향으로의 일의 분업과 전문화가 이루어진다. 말하자면 권속무리의 큰 살림살이를 각자가 분담해서 하는 소임살이로 나누어 지는 것이다.

이 소임살이는 물론 자기가 맡은 바 소임살이는 누구보다도 잘 알고 잘 처리해 나가야 하지만 또 동시에 같이 하는 이웃의 소임살이도 잘 알아서 때로는 역할이 바꿔지거나 부득이하게 대타를 하게 될 때면 거침없이 할 수 있도록 평소에 이해와 동감이 잘 되어 있으면 더 좋은 일이 없겠다.

　그래서 간혹 큰 능력의 어버이들은 종종 엄마이자 아빠이고, 형이자 아빠이고, 누나이자 엄마일 수 있는 것이다.

　상기한 맡은 바 소임살이를 얼마나 중요시 하나 또는 인간 생활의 기본적인 일과 연관하는 일일수록 보기에는 하찮은 것 같은 일들이 사실은 더더욱 중요하다는 것을 시사해 주는 좋은 교훈 이야기를 하나 들까 한다.

　때는 중국에서 송나라가 동양의 문화권을 주도하고 있는 시대, 장소는 일본, 그들로서는 가마꾸라 시대겠다.

　하루는 송나라 중국의 한 항구에 멀리 일본에서부터 선진문명국으로 무역선이 들어 왔다. 그 무역선에는 일본의 여러 특산품이 실려 왔을 뿐만 아니라 이 무역선을 타고 일본의 젊은 소장학승이 한 사람 타고 있었다. 기예(氣銳)한 불교학승은 다름아니라 뒤에 일본이 낳은 가장 독창적이라는 평을 받은 바 있는 도원(道元)이었다. 그는 일본에서는 이제 더 이상 사사할 사람이 없었으니 당시의 대 문명국이자 대 불교국이던 송나라로 건너와서 학문을 닦겠다고 결심한 기예 쟁쟁한 소장학자(少壯學者)였던 것이다.

　이제 무역선이 그리던 송나라의 항구에 닿았으니 이제 소원하던 학문의 곳으로 닿았다고 선창에 나와 중국의 대지를 바라보고 있으니까 어찌된 셈인지 작은 전마선을 타고 이곳 무역선으로 가까이 오는 그곳 송나라의 승려를 보았다. 같은 교학의 동지이자 또한 본거지 사람이라 그는 유심히 그가 가까이 오기를 기다렸다. 그가 무역선에 오르자 주로 주방에서 쓰는 찬거리를 진기한 것으로 일본에서 싣고 온 산해진미들을 고르고 흥정하고 있었다.

　그래서 그는 매우 의아했다. 아니 송나라 대국의 불교 승려가 되는 사람이 주방의 찬거리를 찾고 있다니, 일면 놀라면서도 가벼운 경멸의 감정마저 느껴졌다. 그러나 그는 정중히 그를 자기 방으로 안내하여 자기는 일본에서 유학 온 학승임을 밝히고 하는 말이, "보자하니 노장께서는 불교승려이신데 어이 고상한 학문은 하지 않으시고 그래 주방의 찬거리나 사러 다니시느냐"고 물었다.

그랬더니 그 송나라 노승은 껄껄 웃으면서 "외국의 젊은 수도승이여! 그대가 내 하는 일이 얼마나 중요한 수도이며, 또한 그것이 바로 불도임을 아직 모르시는 구려! 언젠가 알게 될 때가 올 것이오."하면서 배를 내렸다.

그 후 도원은 오랜 수도와 학문 끝에 일본 불교사상 아니, 일본사람으로서는 보기 드문 일본의 정신사상, 최대의 독창적 학자로서 대성하였던 바 그는 언제나 그 당시의 일을 회상하면서 일면 부끄러워하고, 또 일면 그것이 계기가 되어 진정 학문이나 수도라는 것이 무엇이며, 학문이 생활이나 인생과의 관계에서 그처럼 불가불리(不可不離)의 것임을 누누이 후학(後學)들에게 가르치고 타일렀다 한다.

고상하고 고귀한 학문이란 도도한 상아탑 속이나 세간을 여민 곳에나, 또는 승려가 구름 위에 노니는 고산선경(高山仙境)에 있는 것이 아니라 바로 우리들의 이 비근한 생활 속에 있고, 학문이나 수도란 그런 생활이 시발이자 귀착이라는 것이다. 의·식·주의 평상생활이 학문이고 수도이며, 또 학문이나 수도가 다 되고 나면 결국은 항상하는 이 의·식·주의 생활이 평상심(平常心)인 것이다.

문제는 권속무리들의 살림살이 생활에서 맡은 바 소임살이를 잘 해 내느냐 아니냐에 우열이 있지 무엇을 해야 고상하고, 무엇을 하면 저열하다는 것이 아니라는 것이다. 그리고 무엇을 맡겨 놓아도 맡은 바 소임살이는 거뜬히 해내는 것이 요사이 말로 하는 역전살이인 것이다. 말하자면 부엌 살림살이 하나 철저하게 잘하면 나라 살림살이인 수상직을 맡겨 놓아도 잘 해낸다는 것이다. 자기가 맡은 바 소임살이가 잘 될 때 그것이 얼마나 권속무리에게 훌륭히 좋게 영향되어 가느냐를 똑똑히 알아서 또한 높은 금도를 지닐 것이다.

이를테면 부엌에서 맡은 바 밥이나 찬거리를 잘 장만해서 생활수도에 필요한 자양분을 필요할 만큼 많지도 않고 적지도 않게 제공하면서도 그들이 맛있게 먹음으로써 생활에 감사를 느끼며, 생활에 즐거움과 보람을 느끼게 해주는 채공이나 주방 살림살이가 얼마나 중대한 보람있고 떳떳한 소임살이냐 말이다.

큰 자부심과 자존심과 그리고 영광을 가지고 할 것이라는 것이다. 그것이 무엇이든 이러한 태도일 때 그는 당당해지고 도도해지는 것이다. 이 때 바로 못난이 한산습득(寒山拾得)이가 사실은 보현·문수보살인 것이다.

제34품 공동운명체에의 충의와 보은감사

우리 인간의 가장 뚜렷한 생물학적 특징을 두 가지만 든다면, 그것은 두 발로 일어서 걷게 되기 때문에 뇌, 특히 대뇌피질과 손의 발달과 그리고 여러 가지 권속무리 속에 산다는 군거성·사회성이라는 것이다. 후자로 말하자면 사람은 별의별 사회집단 속에서 살기 때문에 인간이 되었고, 인간으로 건재하기 위해서는 집단사회 속에 있어야 하니 집단성이야말로 자기의 존재의 일부이고, 스스로의 자존심의 중요한 일부임에 틀림없다.

자기의 여러 집단성을 자랑으로 여기고 고마워하고 거기에 속함을 떳떳이 여길수록 그는 자존심이 올라가 정신건강에 한몫하게 되는 것이다. 여기 자기 집단에의 자랑스러운 소속감과 동일감과 그리고 충성심과 그리고 또한 보은감사에 차는 것이 바로 정신건강 제34품인 것이다.

제35품 수소작주(隨所作主)

한 권속무리 속에서 스스로의 일에 전신전령으로 하는 다시 말해서 심일경성(心一境性)하는 자세가 어느덧 몸에 배이면 그의 자리에 따라 주도성이 생기는 것이 아니라 스스로의 일에 관한 태도로 주도성이 발휘하게 되는 것이다. 이를테면 한 회사의 급사가 스스로의 맡은 바 일을 그야말로 천직으로 여겨 요새 말로 전력투구하고 있을라치면 그는 바로 급사라는 그 일로 해서 그 회사의 주인인 것이다.

반대로 명색이 사장이면서도 제 소임살이 하나 잘 못하여 빈들거리고 있다면 위치야 회전의자 사장자리겠으나 실제로는 주인이 못 되고 만다는 것이다. 이것을 유명한 당의 조주선사는 "수소작주(隨所作主)하면 도처개진(到處皆眞)"이라 갈파하였던 것이다. 스스로의 일, 소임살이 또는 자기의 처지를 알아 차려 거기에 진력하는 주도적 자세를 취해서 일한다면 어디가나 주인이고, 그것이 바로 주인이고, 급사 두고 주인이 따로 없으니 이것이 바로 진실된 주인자리라는 것이다.

　아닌 말로 그러한 수소작주하는 급사면 자리도 또한 어느새 승진할 것이겠다. 그러나 역시 그러한 것일랑 생각 말고 오직 자기 일에 수소작주 한다는 것이 또한 우리의 최대의 명제의 하나인 이무소득의 정신이다. '이무소득고(以無所得故)로 무소부득(無所不得)'일 때 뒷 것 '무소부득'은 쳐다 보지 말고 앞의 '이무소득'에만 눈 팔아 전심할 것이라는 것이다.

　여기 정신건강에 관한 제35품은 어디서나 수소작주하는것, 처지에 있는 응분의 일에 전력투구하는 것, 전신전령을 기울이는 것, 또는 심일경성하는 것이다. 심일경성이란 전신전령을 기울이며 정성을 다하니 알뜰하기 짝이 없으니 주체와 객체, 자기와 대상 사이의 분별심이 떨어진 일체가 되는 상태이다. 무분별 초출방외(超出方外), 또는 전기(全機)라는 지경인 것이다.

제36품 적적요요(寂寂寥寥)

　군거환담(群居歡談) 독거사색(獨居思索)이라는 말이 있는데 이것은 인간이 저자에서는 권속무리 속에서 어울려 있는 이득을 말하는 것이고, 후자는 또한 홀로 있는 이득을 말한 것이다. 권속무리 속에서 끼리끼리 어울려 노닐다가도 각자 제 자리 제 일 보기에 바빠서 또한 뿔뿔이 흩어지기 마련이다.

　멀리 떨어져서 홀로 독거할 때의 고독감은 여럿이 어울려 있을 때의 범용함과 더불어 자칫 잘못하면 우리들의 건강을 해치기 쉬운 것이다.

　권속무리를 떠나 멀리멀리 홀로 있을 때의 한없이 밀려 오는 외로움의 파도는 정녕 견디기 어려울 정도일 때가 종종 있다. 이 때 '정말 권속무리란 좋은 것이로구나'고 뼈저리게 여겨 그저 고맙고 감사히 여기게 되면 그 적적요요함도 또한 살릴 수 있다. 아니 그렇게 되면, 살짝 외로워함은 심신에 약이 되는 것이다. 외로워서 뇌뇌(惱惱)하는 심정은 야릇한 쾌감마저 없지 않다는 것이다. 외로움은 그리움의 변이이니 님이란 대상 상실도 또한 친근과 적요라는 대응의 전체적 상황에서는 과히 나쁘지 않다는 것이 적요의 미학이겠다. 우리들의 기본적 권속무리란 다름 아닌 바로 부모·형제·자매·부부·자녀·사제·붕우·선·후배 등으로 그래서 때로는 적대자로도 전개되는 소위 중요한 타인이니 님이란 바로 그들이고, 그것은 드디어는 자기가 속하는 별의별 인간집단으로 전개되어서 드디어는 인류로 변해가는 것이겠다.

여기 별의별 애정대상에서 떨어진 '간(間)'에 외로워 외로워하는 특히 현대 서구인들은 그들이 지나친 개인주의에 빠져 있는 결과라는 것을 똑똑히 알게 된다.

한번 더 강조해서 사람이 인간으로 건재하기 위해서는 상기한 별의별 권속무리 속에서 끼리끼리 더불어 해서 따뜻한 체온을 느껴서 좋지 저 혼자 강하다고 날뛰더라도 언젠가는 외로운 한 마리 늑대로 쓸쓸히 지낼 수 밖에 없겠다. 독재자의 말로인 것이다.

여기 님 향한 일편단심 속의 살짝 외로움은 우리의 정신건강의 제36품으로 중요한 대목이 되는 것이다.

제 7. 전법륜(轉法輪)

사람이 반 평생 정도, 이를테면 한 삼심 년 정도 뭔가를 외골로 파고 있으면 거기에는 반드시 이력(履歷)이 나는 법이다. 그래서 그 이력에 따른 일에 전념하고 있을 때가 바로 전법륜(轉法輪)이겠다. 예를 들어 장군이 말채를 휘두르고, 대교향악단의 지휘자가 지휘봉을 휘두르고, 화가가 화필을, 항해사나 운전기사 또는 조종사가 조종타를, 그리고 교사가 교편을 휘두르고 있을 때 수법단(修法壇)의 아사리(阿闍梨) 금강살타(金剛薩埵) 부처님이 이무소득(以無所得)으로 대사자후(大獅子吼) 설법하는 것과 꼭 같이 모두들 법의 수레바퀴를 돌리고 있는 것이다.

그들은 모두 제각기 제자리 만다라(曼陀羅)에서 제 할 일, 요가(瑜伽)를 하고 있는 즉신성불(卽身成佛)한 부처님네들인 것이다.

그들은 적어도 30년 동안을 대충 잡아 처음 10년은 기력(技力)을, 다음 20년은 법력(法力)을, 그리고 또한 10년을 통해서 도력(道力)을 얻게 되었을 것이다. 이러한 외골을 적어도 30년은 파서 부리는 일, 그것은 그만이 부릴 수 있는 기법도(技法道)이고, 그 때 제각기 그 자리에는 신 내리는 강신(降神)이 있어 선정삼매(禪定三昧)에 입신하여 신비한 정신을 발휘하는 신(神)나고 '신명나는' 귀신 같은 재주를 부리게 되는 것이다. 그러니 그것이 다 '천상천하유아독존(天上天下唯我獨尊)'의 신통한 일인 것이다.

한 번 더 이야기해서 이 때야말로 '신(神)나는 일이니' 하늘이 즐거운 낙천(樂天)이다. 낙천에의 회귀인 것이다. 정말로 '손오공'의 신통력이나 '원더·우먼'의 하늘을 날으는 초능력의 현실에서의 실현인 것이다. 전법륜(轉法輪)이란 이러한 여러 부처님네들이 제각기 제자리 만다라에서 제각기 독특한 신통력을 부리고 있는—요가를 하고 있는—모습인 것이다.

제37품 성자신해(행)〔性自神解(行)〕—지천명(知天命)—

구둣방 할아버지가 이삼십 년 구두를 줄곧, 그것도 정성껏 만들어 왔다면 더욱 자기의 장기인 여자의 하이힐을 만들어 왔다면 그 무명의 구둣방 할아버지가 여자의 하이힐 만들기에서는 국내에 유일하고 그를 감히 뒤따라 갈 사람이 없게도 된다.

이 때 그가 부리는 그 기술은 그 특수 분야에서이기는 하나 '귀신 같은 재주〔神技〕'이자 그 제화의 요령이나 잘잘못을 '귀신같이 알아차리는' 것이다. 이 점을 원효대사는 '성자신해(性自神解)'—성품은 스스로를 귀신같이 알아차린다—라고 했다. 바로 여자의 하이힐에 관해서는 전지전능(全知全能)이고 독존(獨尊)이다. '하이힐 제화 신(神)'인 것이다.

여기 줄기차게 외골로 들이 팜으로써 알아차려지는 지혜라는 플래시로 비추어 볼 것은 다름 아니라 우리들의 인연과보(因緣果報)에 대한 것이다. 인(因)이란 다름아니라 내 스스로의 타고 난 천성(天性)이 어떠어떠한 것인가이고, 연(緣)이란 그러한 천성이 꽃피기 위한 주위 환경 조건이 어떠어떠한 것인가이고, 과(果)란 그런 천성과 주위 환경과의 상호 작용에 의해서 형성된 현실적인 결과인 인격구조이고, 보(報)란 그러한 인격의 기능인 인격 태도나 인격행동인 것이다.

여기서 우리는 성자신해(性自神解)하는 올바른 뇌신경의 사용법을 일별하지 않을 수 없다. 흔히들 말하는 사고방식이 어떻고 인생태도니 행동양식이 어떻고 하는 그것이다.

올바른 뇌신경의 사용으로 성자신해하는 창조적 결과를 가져오는 신경 정신은 다름아니라 불교의 저 유명한 오안(五眼)과 오지(五智)에 관한 것이다.

첫째는 뭐니 뭐니해도 우리들의 육신에 직결되는, 그래서 대경(對境)과의 관계에서 최첨단에서는 신경인 5대 감각이 날카로워야 한다는 것이다. 그래서 날카로운 ‘육안’이기 위해서 항상 외계에서 이들 말초신경에 적당한 자극이 빛·색·소리·향·맛 및 접촉으로 주어져 있어야 하는 것이다.

다음 둘째 눈인 ‘천안(天眼)’이란 지각, 알음알이이니 이는 감각이 실어 온 정보를 가능한 최대로 ‘있는 그대로’ 알음알이 해야 하니 여기 허심탄회니, 명경지수(明鏡止水)니 하는 말이 나오고 그러기 위해서는 항상 안정, 침착해 있어야 한다는 것이다. 여기 좌선(坐禪) 등의 심신 안정법이 유효하겠다.

세 번째 눈은 ‘혜안(慧眼)’으로 이는 직관적 느낌이니 ‘잘 울리고 투명해야 한다’는 것이다. 그래서 감정을 다스리는 2대목표는 감정의 진실―차(茶)에서 말하는 결숙(結熟)―이자 감정의 순화―차(茶)에서 말하는 경숙(經熟)―인 것이다.

네 번째 눈은 ‘법안(法眼)’으로서 이는 바로 생각하고 심려사찰(深慮査察)하는 것이다.

170

다섯 번째 눈은 우주의 일반 진리를 꿰뚫어보는 안목으로서 '불안(佛眼)'이라 하니 이는 20세기 유행어의 하나인 '단행(斷行)(判斷과 實行)'인 것이다. 이것은 확고하고 신속해야 하니 항상 이의 몸가짐을 가지고 있어야 하는 것이다.

이러한 5안(五眼)으로 얻어지는 각 지혜가 바로 성소작지(成所作智), 묘관찰지(妙觀察智), 평등성지(平等性智), 대원경지(大圓鏡智), 그리고 법계체성지(法界體性智)인 것이다.

제38품 기·법·도(技·法·道) — 제법제신(諸法諸神) —

이리하여 수법단(修法壇) 만다라(曼陀羅)에서 대사자후(大獅子吼) 요가(瑜伽)설법을 하고 있는 아사리(阿闍梨) 금강살타(金剛薩埵)를 위시하여 구둣방 할아버지에 이르기까지 모두들 제각기 특이한 만다라에서 특이한 요가를 하고 있는 특이한 부처님네들이며, 그들이 부리는 별의별 재주가 모두 전기(前記)한 오지(五智)인 것이다.

이들 지혜 재주에 등급은 물론 없으나 단 그 발생 단계를 이해하기 쉽도록 도해(圖解)·분석한다면 성소작지(成所作智)와 묘관찰지(妙觀察智)를 위주로 부려질 때 이를 기술(技術) 또는 기사(技師)라 하고, 평등성지(平等性智)와 대원경지(大圓鏡智)가 위주로 나올 때를 법도(法度) 또는 법사(法師)라 하고, 그것이 법계체성지(法界體性智)가 위주일 때 이를 도력(道力) 또는 도사(道師)라고 하겠다.

전기(前記)한 구둣방 할아버지는 요사이 소위 학교 교육에서는 일자무식이라도 30년을 줄곧 하이힐을 외골로 지어 왔으니 이미

처음 10년의 과정에서 제화의 구체적 기술을 획득한 기사(技師)
가 되었겠고 다음 10년에서 제화에 관한한 모든 법도, 법칙일랑 모
두 알아차려 부리고 있는 법사(法師)이었고, 그리고 또한 10년에서
어느새 그는 제화를 통해서 우주의 진리를 알아차려 우주 근본력
을 부리는 지경에까지 이르는 것이다. 과연 제화 보살에서 제화
불(佛)에 이른 것이다. 다른 말로 해서 그의 영역에서 신비한 신
통력을 부리는 제화 신(神)인 것이다. 그래서 사람들은 그 할아
버지를 가리켜 "구두 만드는 데는 귀신이거든"하며 찬양한다.

이렇게 인간 행위의 어떤 영역을 가든 한 길을 외골로 줄곧 이
삼십 년을 심일경성(心一境性)하여 온 사람이면 누구다 다 제나
름대로의 기술과 법도와 도력을 부리는 기사이고, 법사이고, 도
사인 것이며, 도사에 이르러서는 모두들 전지전능한 신이 되니,
여기 신이 자기를 두고 따로 하늘에 없으며, 남도 또한 꼭같은
전지전능한 절대자 신이구나하고 알아차리게 된다.

아니 하늘나라의 신이란 바로 우리들 속의 그 전지전능한 절대
성이 그 자체가 하도 높아, 높이높이 하늘로 치솟아 올린 따름인
것이다. 이 지경에서는 우리 모두가 신이니, '제법제신(諸法諸神)
이 사는 신의 나라 불국정토(佛國淨土)가 바로 이곳이로구나' 하
고 알아차리게 된다. 바로 여기가 '그 자리'인 것이다. 밀교(密
敎)적 표현으로 이를 알아차림으로써 즉신성불(卽身成佛), 바로
부처님인 것이다.

그런데 가만히 생각하니 이 감(感)은 언젠가 어디에선가 이미
경험하였던 것 같다는 것이다. 다름아니라 부처님께서 우리 인간
으로 나셔서 '주행칠보(周行七步)' '지천지지(指天指地)'하여 "천
상천하 유아독존(天上天下 唯我獨尊)"을 선언했을 때의 바로 그

유아적(幼兒的) 전지전능 및 독존감이며, 이의 영판없는 재현이 따르는 것이다. 또 지금은 그 때의 확신과는 다르게 그 감(感)의 현실 구체적 실현, 실유인 것으로 '유아적(唯我的)'이라는 관사마저 필요없어 그 뚜껑이 떨어져 나가는 것이다.

그리고 '그동안 그 감(感)이 어디에 잠적하고 있었을까' 하고 곰곰히 생각하니 어린애 때 여러 가지 모양으로 그에게 묘유한 비유·상징으로 나타나서 그의 가능성을 알려 확신케만 하고, 그것일랑 피눈물이 나도 극기(克己) 노력만 하면 반드시 실유의 것으로 된다는 것을 확신케 했으니, 여기 이의 획득에의 확신과 인내의 용맹과 정진을 불러 일으키고, 저 깊이 깊이 정신 세계로 잠적하고 있었던 것이다.

그래서 각자 택한 바 외골로 들이파고 또 파니 그것으로 해서 이제 그 신비스러운 감(感)과 다시 신통케 되었다는 전기(全技), 심일경성(心一境性), 또는 전신전령(全身全靈)이라는 알뜰함만이 해저 유전에 다다를 뿐만 아니라, 인간 에너지 개발이라는 석유의 수십 배 수백 배 아니 수천 배의 에너지원에의 도달인 것이다. 아니 이 외골로 들이파는 그 구멍, "신공(神孔)은 일미(一味)하여"(원효) 무진장의 에너지를 쏟아 나오게 하는 신과의 통로, 신통(神通)이니 여기 무궁무진한 신력(神力)이 쏟아 나오지 않고 어찌하겠느냐는 말이다.

제39품 강신(降神)·입신(人神)·정신(精神)

이리하여 그 들이 판 신공(神孔)을 통하여 드디어 신내리니[降神] 제각기 독특한 수법단(修法壇) 일터에 선 아사리, 즉 기법도

사들은 드디어 입신(入神)삼매에 들어 그가 부리는 별의별 해행(解行) 재주는 바로 신불 삼매행(神佛三昧行)이 되는 것이다. 여기 신의(神意)에 의한 신언(神言)공수가 있고, 신행(神行)이 있는 것이다. 구체적으로는 번개 같은 진리에의 통달, 구슬을 굴리는 부드럽고 낭랑한 목소리(神樂·法樂), 그야말로 무애(無碍), 신나는 증도무(證道舞)가 있고, 신필에서 시작하여 별의별 신기(神技)가 다 있는 것이다.

그들 삼매의 상태에서 부리는 별의별 신구의 삼밀가지행(身口意三密加持行)은 이무소득(以無所得)인 것과 또한 무분별(無分別), 초월이어서 과거·현재·미래와, 좌·우·전·후·상·하·중의 시방행이고, 또 자타(自他)·주객(主客)·이해(利害)·염정(染淨)·선악(善惡)·애증(愛憎)·생사(生死)·미추(美醜)·유무(有無) 등의 분별의 테두리를 넘어 하늘로 뛰어오르는 초출방외(超出方外;원효), 비약이니 바로 신불행(神佛行)이지 않을 수 없다. 바로 요새말로 해서 정신이 하는 신행(神行)인 것이다.

여기 맑은 정(精)·신(神)이 하는 정성들인 인간의 수련된 어떤 해행(解行)도 신행(神行)이 아닌 것이 없다. 그것은 바로 신기(神技)를 타서 신당(神堂)에 내린 신묘한 신행(神行)들인 것이다. 무량장엄 무량보신(無量莊嚴 無量報身)이고, 불국토에 불성(佛性)이 부리는 불보살대성행(大聖行)이다. 그래서 과보는 모두들 신작(神作)이나 불후의 명작이다. 그들 신행(神行)·신작(神作)들은 귀신을 곡하게 하고 항마(降魔)케 하여 그들의 신성성을 회복하여 쾌유케 시키고 있는 것이다. 인간의 별의별 영역의 신작(神作)치고 정신의 치유에 영험치 않은 것이 없고, 이 때 하는 일이나 해 낸 과보가 모두 무슨 무슨 정신치료일 수 있는 것이

174

다. 정(精)·신(神)이 내려 치료하니 말이다.

이것을 다시 다른 말로 하자면, 우리 인간에서 유년기에 잠깐 나타났다가 깊이깊이 정신 세계로 침잠되었던 전지전능성이 오랜 수련 끝에 이제 다시 인생 선(線)상에 그 신체를 현전(現前)하니 이제는 구체적, 사회적 그리고 실체적인 것으로 나투게 된 것이다. 이에 관한 모든 연구가 신학(神學)인 정신학이고, 그의 활동이 신유(神癒)인 정신치료이고, 그의 토대가 악마학인 정신 병리학인 것이고, 그의 예방이 신무(神巫)인 정신건강〔自我強化法〕인 것이다.

제40품 수순중생(隨順衆生)

신이 내려 차려진 정신(精神)이 이제 할 일이 뭔가 하고 손을 이마에 얹고 멀리를 두리번거리며 쳐다 보니 과연 거기에는 각기 제신 제법대로 할 일이 보인다. 그래서 제 아무리 많은 신(神)들이라도 제각기 할 일이 독특하게 있으니 그 신들 사이에는 아무런 차질이 없다. 이를 원효 대사는 '각개분제 불상방(各皆分齊 不相放)'이라고 함으로써 제법제신(諸法諸神)이 노닐고 부리는 기·법·도(技法道)는 서로 상방(相妨)하지 않고 각기 맡은 바의 전법륜을 크게 하는 것이다.

제법 제신이 제각기 스케일 큰 전법륜을 할 때 그 목적은 다름아니라 '님' 향한 일편단심(一片丹心)이다. 그래서 이제 그 '님'이란 자기, 그리고 별의별 정도의 자기 권속, 그리고 드디어는 인간 생명과 이를 둘러싸는 대자연 우주까지도 그 대상에서 제외되지 않으니 이를 통털어 '님'이고, 님 향한 일편단심이다. 이를 원효대사는 다시 ‘수순중생(隨順衆生)’이라고 하였다. ‘님’이라면, ‘님’의 뜻이라면, 님께서 하는 일이라면 어디까지나 순순히 따르겠노라고, 요새말로 수용하는 것이다. 그러나 제아무리 중생님의 일을 거들어 따를지라도 그것이 공도리(公道理)가 아니면 인정 못 하겠다고 한 것도 또한 원효 대사님이다. 역시 수용과 인가(認可)가 다르다는 현대 정신의학 사상을 앞서간 지 천 년이 넘는다는 점에서 우리는 고개숙이지 않을 수 없다. 여기서 공도리(公道理)란 물론 진리의 별다른 표현이다. 따라서 제 아무리 대승보살행이 ‘님’향한 일편단심이라도 ‘님’의 요구가 공도리(公道理)에 입각한 진정한 욕구가 아니고, 단지 피상적인 요구나 잘못된 필요에 지나지 않을 때는 인가치 않는다는 것이다. 물론 이 때 받아 들이기는 하되, 이것도 또한 현대 정신의학의 기본 개념의 하나를 그대로 표현한 고전(古典)이다.

그런데 어버이 됨됨으로 주는 것도 사실은 쉬운 일이 아니다. “내사 뭐 주는데 어떻게 주든 말든 네가 무슨 잔소리냐”고 할 수 없다는 것이다. 주는 것도 함부로 않는다는 것이다. 너무 많이 주거나 너무 적게 주거나 안 줄 것을 주거나가 다 안 되는 것이다. 별의별 크기의 권속 집단 성원에 그들의 성숙, 다시 말해서 견성과 성불에 꼭 필요한 것을 주어야 되는 것이다.

여기 시(施)에 재시(財施)와 법시(法施)가 있고, 다시 그들을 이무소득(以無所得)으로 아무런 사심(邪心)없이 주고 받되 재(財)·법(法)에 또한 사심 없는 허심(虛心)한 생각으로 주어야 한다는 것이다. 누구에게 무엇을 줄까는 곰곰이 소심(小心)하게 생각하고 가리되, 줄 때는 이무소득(以無所得)으로 선뜻 해야 한다는 것이다. 이의 고전(古典)적 불교적 표현이 자비도 사섭법

(慈悲道四攝法)이겠다. 사심 없이 주고 받은 재법2시(財法二施)와 반드시 그에게 덕이 되는 이행(利行)을 그것도 사랑스럽게 하는 말을 곁들여서(애어 : 愛語), 기쁜 마음 같이 즐기며(同行隨喜)한다는 것이다. 그리고 법시라는 정신적 마음의 선물에도 자비 사랑과 지혜 참꾀를 줌이 바로 어버이의 최고 선물이라는 것이다.

제41품 상불경(常不輕)보살

그러한 법시 중에서도 최고의 그것인 자비와 지혜를 또 다른 말로 표현하면 바로 중생을 부처님으로 모시고 받드는 일이다. 수순중생(隨順衆生)이란 다름아니라 바로 최고 최귀(最貴)의 존재 양식인 부처님으로 받들어 모시는 일이다.

못나고 몹쓸 짓이 바로 스스로의 업(業)이니, 그것이 내밀어짐은 바로 부처로 대접 받고자 함, 다시 말해서 부처로 대접을 받아야 낫겠다는 표시이고, 업이야말로 그로 하여금 부처님으로 유도할 유도자인 것이다. 그러니 바로 지지리 못나고 못돼먹음, 그것이 우리가 존경하고 존중할 대상이라는 것이다.

아마(阿魔)의 사귀(邪鬼)를 퇴치하는 법은 바로 그 아마의 사귀를 부처님으로 대접하는 것 말고는 없는 것이다. 그것을 부처님으로 존경할 때 비로소 사귀성(邪鬼性)은 떨어져 나가는 것이다.

여기 경우 유기미뜰 먹구렁이 용(龍)되는 이야기나 『법화경(法華經)』「상불경(常不輕)」보살품 이야기나 또는 아마(阿魔)에 사귀성(邪鬼性) 퇴색하는 이야기나가 다 부처님 노릇하는 데 초

점이 맞추어져 있다. 부처님이란 바로 부처노릇 하는 데 참된 사
람 노릇 하는 데, 더더군다나 어른 노릇하는 데 있다. 미생(未生)
억겁의 상불경보살이 상불경의 보살행을 닦았으니 부처님이 되
고, 또한 미생억겁의 부처님이 부처님 노릇 않으면 어느새 중생
으로 떨어지고 마는 것이란다. 부처님 노릇, 자비와 지혜의 부처
님 노릇을 하면 당장 그 자리에서 부처님이 되고〔卽身成佛〕, 그렇
지 못하면 당장 그 자리에서 지옥에 떨어지니 우리는 수시로 어
느 곳에서나 부처님 될 수 있는 것이 바로 일념삼천(一念三千)이
겠다.

　또 한번 다르게 이야기해서, 무변중생(無邊衆生)이 없는 부처
만큼 서글프고 불쌍한 부처님도 없겠다. 아니 자비나 지혜를 줄
대상인 중생이 없는 부처님, 가엾잖은가. 지지리 못나고 몹쓸 놈
의 무변대중이 부처님의 부처님 됨됨에의 최대의 살림이니 지지
리 못나고 몹쓸놈의 무변대중이 없으면 부처님 과업실직이니 그
날부터 부처님 그만두기인 것이다.

　니수(泥水)야말로 연꽃의 전제 조건이다. 그래서 니수는 연꽃
과 꼭 같이 앙상블해서 좋은 것이고, 연꽃 없는 니수나 니수 없
는 연꽃이나 똑같이 서글픈 것이다. 니수는 연꽃을 만들어 주고
연꽃을 존경하고, 연꽃도 또한 니수 없이는 안 되고 연꽃도 니수
를 존경한다. 여기서 먼저 선뜻 할 것은 연꽃이 니수 쪽인 것이
다. 이것이 존(尊)을 즐기는 존락(尊樂)이고 존(尊)을 고맙게 여
기는 존사(尊謝)이겠다.

　그래 익이익(益而益) 즐겁고, 익이익(益而益) 고마워서 눈물이
날 지경이라면 이미 그의 몸에는 가설 감사 물질(感謝物質)이라
는 것이 생겨 온 몸을 돌아다니니, 정신건강에 이 이상 좋은 약

은 없다. 그것이 세리예(Selye)의 '감사의 철학'이 불교와의 화통(和通)하는 것이다.

한마디로 지지리 못나고 몹쓸 놈을 돌봐주는 이 부처님 사업이 세상에서 제일 재미나고 보람된 사업 중에도 사업, 지업(至業)이다.

제42품 대활현성(大活現成)

이렇게 여러 정도의 자기의 권속 집단원에게 괴로움을 들어주고 즐거움을 불러 일으켜 주는〔拔苦與樂〕이 불본행(佛本行)이야말로 모든 것을 다 살려내서 제 자리 제 곳에 있게 하고, 제 할 일 제 구실을 하게 하는 것이다.

자비와 지혜의 밑천을 가지고 무변중생(無邊衆生)으로 하여금 발고여락(拔苦與樂)하는 이 대활현성행(大活現成行)을 그 발진기지(發進基地)에서 점검을 하면 다음과 같다.

그는 아무런 집착 없이 거리낌 없이 그리고 차별심(差別心) 없이 지혜를 부려 각기 필요한 사람들에게 베풀겠노라고 다짐하며 먹는 우주 공식(空食)으로 연료 탱크를 채우고, 어떠한 어려움이 있더라도 어떠한 아첨과 비방이 있더라도 굳건히 견디어 나갈 수 있는 인의(忍衣) 우주복으로 단단히 몸 가짐을 하고 지혜의 공격을, 그것도 선의의 선수를 칠 우주선의 자비의 조종사 좌석에 앉는 것이다.

그리하여 앞으로 중생 무변으로 이어 있고 우주 공간을 종횡무진으로 웅비(雄飛)할 자비 지혜호(號)를 몰고 갈 법륜(法輪) 조종타를 쥐고 있는 것이다. 이제 발진하기만 하면 성자신해(性自神解)한 스스로의 성품을 천명(天命)으로 여겨 그 천명을 다하도록 날아 나가는 것이 바로 불도(佛道)이자 인도(人道)이고, 우주 공도리(公道理)인 것이다. 그 우주 공도리를 궤도 삼아 대활현성(大活現成)하는 것이다. 대활현성(大活現成), 모든 것을 살리는 것, 제 구실 제 자리 찾게 하는 것, 불살생(不殺生)의 대도(大道)인 것이다. 불살생이란 그저 생명을 안 죽이는 것뿐만 아니라 비록 무생물에 이르기까지 심지어는 한 생각, 한 사건에 이르기까지 그 모든 것들을 하나도 버릴 것 없이 끝까지 다 살리는 것이다. 가장 구체적인 예가 가사를 못 입을 때까지, 낡아지면 그것을 버리지 않고 걸레로 하고, 걸레까지도 못 쓰게 되면 그것을 찢어서 벽을 도배하는 데 넣어 벽이 튼튼해지도록 끝까지 살리는 것이 대활현성(大活現成)이다. 이 세상에 버릴 것이란 아무것도 없다는 것이다. 그것들을 잘못 버리고 함부로 함으로써 일어나는 것이 오늘날 커다란 문제인 쓰레기 환경 공해인 것이다.

　물건을 제대로 쓰지 않고 그래서 함부로 버리는 것도 중대한 살생, 공해인가 하면, 쓰지도 못할 물량(物量)을 함부로 많이 만들어 물량을 귀히 여기지 않게 하는 것도 중대한 살생이다. 일이 비단 물량에서만 그치는 것이 아니라, 그것은 쓸데없이 많은 말, 쓸데없이 많은 생각, 그리고 쓸데없이 많은 행동 그래서 드디어는 쓸데없이 많은 인간 생명까지도 있겠다. 이런 것들이 모두 환경과 인간에 관한 중대한 공해가 되지 않고 무엇이 되겠는가. 신구의(身口意)에 관한 공해가 다름 아닌 정신 공해인 것이다. 그럴 때의 최대의 처방이 바로 지관타좌(只管打坐)하여 생각 않는 무념무상(無念無想)이고, 대답 않는 묵묵함구이고, 행동 않는 유유부동인 것이다. 말 않고, 생각말고, 행동 않는 것이 때로는 그것들을 하는 것보다 얼마나 더 위대한 대활현성인지는 모를 것이다.

제 8. 무애열반(無碍涅槃)

이제 우리의 정신 건강을 위한 48품 중 마지막 6품, 다시 말해서 제8의만 남기고 다 거쳐 왔다. 이제 마지막 제8의인 6소품만 살피면 정신건강에 관한 48기법을 다하는 셈이다. 이것은 또 다름아니라 우리 개체발생〔胎臟曼陀羅〕을 한 바퀴 도는 것이 되는가 하면, 또한 우리들의 계통발생〔金剛曼陀羅〕도 또한 한 바퀴 살핀 것이 된다. 다시 말해서 정신 건강의 48기법은 개체사(個體史)에, 계통사(系統史)에 또는 한 순간에도 다 있다는 것이다. 바로 불교의 일념삼천(一念三千), 사사무애(事事無碍)이다.

그러한 정신 건강의 종의(終義)인 제8의, 6소품을 마치면서 한 번 더 강조하고 싶은 것은 이 글의 시작인 13회 전의 첫 출발에서 정신건강이란 바로 우리의 구체적 생활 속에 다 있는 바로 그것들이고, 또한 정신 건강은 정신 장애와의 대응 속에서만 발견, 발명되어오는 생활의 지혜일 뿐더러 바로 생활 그것, 슬기로운 생활, 지혜로운 생활이라는 것이다. 그래서 그것을 종적으로 훑어보면 8대의(大義) 48품이 있고, 횡적으로 훑어보면 적극적·긍적적·진취적·생산적 그리고 창조적이라는 5대법(大法)이 있다는 것이다.

정신건강에의 48수(手) 아닌 48품을 끝에서 맺은 마지막 6소품(小品)을 묶어서 무애열반(無碍涅槃)이라 대의(大義)하고 내용인즉 인격이 두루두루 갖추어지는 원만구족(圓滿具足)으로 하였다. 이것은 물론 저자의 발명이 아니고, 문자 그대로 우리들의 위대한 지혜의 대계(大系)인 전통 불교의 대유산(大遺産)에서 유래되었음은 물론이다. 이러한 정신건강에의 마지막 보도(寶刀)인 원만구족(圓滿具足)도 단 그것으로 마지막이라 본다면, 그것은 바로 원효 대사의 "위관규천(葦管窺天) 이라작해(以螺酌海)"인 것이다. 제가 제아무리 글재주가 있어서 붓끝을 알랑 알랑 놀려도 그것은 결국 붓대롱을 통해 하늘을 쳐다 보아 "흥, 하늘이란 요 돈짝만한 것이로구나"고 하는 교만과, 제 아무리 고동을 불어대어 제딴에는 대사자후(大獅子吼)를 한답시더라도 그것은 결국 고동껍질로 바닷물을 재려고 하는 어거지임에 지나지 않는 것이다. 그러니 오로지, '무애열반(無碍涅槃)'으로 맺는 이 글이 위관규천(葦管窺天)하는 갈대구멍이나 이라작해(以螺酌海)하는 고동〔法螺〕이 안 되도록 오직 구원실성(久遠實成)한 제법실상(諸法實相)에 경애함과 공손함과 그리고 외경함으로 귀의할 따름이다. 바로 실(實 : 生命) 제(際 : 環境)에의 귀의, 자타에의 귀의인 것이다.

제43품 태장·금강만다라(胎臟·金剛曼茶羅)
—무량장엄·무량보신(無量莊嚴·無量報身)—

만다라(曼茶羅)란 모두들 잘 알다시피 원래는 제단(祭壇)을 차리는 단을 의미한다. 제단을 차리고 그 단 앞에 서면 자연히 경건, 경애 및 공손해지는 입정(入定)에 드니 바로 초월(超越)에의 가장 기본적 전통적 방법이다. 스스로 나투기 위한〔見性成佛〕조건들, 바로 인간 생명의 면목약여(面目躍如)키 위한 진정한 환경들, 다시 말해서 무량장엄인 것이다. 조건 형성, 또는 소도구(小道具) 갖춤이기도 한 것이다. 여실(如實)키 위한 변제(邊際)인 것이다. 그러한 환경 조건이 없었던들 실(實)이 여실(如實)일 수 없는 것이다. 여기 형식이 내용이고 내용이 형식이니 이를 원효 대사는 다시 무량장엄(無量莊嚴)·무량보신(無量報身)이라 하셨다. 무수히 많은 별의별 부처님이 나투신다는 것이다. 만다라 아닌 것이 없고 거기에 적합하면 부처님 아닌 것이 없다는 것이다. 바로 '그 환경에 그 사람, 그 사람에 그 환경'인 것이다.

인간 생명의 실현과, 약동(躍動)을 위해서는 기어이 필요한 조건에서 2대장(二大場)을 불교에서는 태장 만다라(胎臟曼陀羅)·금강 만다라(金剛曼陀羅)라 한다. 전자는 어머니 뱃속의 안태고향이고 후자는 그 후의 세계인 것이다. 안태는 나기 전의 집〔子宮〕이 적당함이 좋고, 나고 나서는 뛰고 날으며 활약할 그의 세계가 적당함이 좋다는 것이다.

그래서 6억 5천 만년의 생명사(生命史)를 10개월이라는 단시일 내에 한번 더 거치는 계통발생의 집인 자궁(子宮)이 중요함과 동시에 어버이들의 발자취를 또 한번 다지는 생후의 개체 발생에서 별의별 집인 현대 주택의 오두막집 단칸방에서 아파트, 단독주택, 그리고 드디어는 해중(海中)주택, 우주 스테인숀에 이르기까지 별의별 인간의 집들이 다 있는 것이고, 그 집들에서 주인장 노릇 잘 하는 것이 바로 그들 집을 스스로와 꼭 같은 것으로 여길 때라는 것이다.

현대 정신의학에서 이들 환경세계를 그 깊이에서 세 층으로 이야기하는데 말하자면 자연환경, 대인관계환경 그리고 신체환경이다. 이는 말하자면 불교의 삼계(三界)에 버금하는 것으로 불교의 중대한 교시의 하나인 삼계유심조(三界唯心造)로 계환경(界環境)과 심주체(心主體)가 다를 바 아니지만 편의상 분별하였고, 기실은 삼계(三界)가 유심(唯心)으로 계(界)와 심(心)이 하나라는 것이다.

자기의 계(界)가 바로 자기이고 자기가 또한 바로 자기의 계(界)인 것이다. 자기가 사는 물리적 환경이나 자기가 맺고 있는 대인관계나 또는 자기의 이 신체가 모두 기실은 자기이니, 이를 소중히 여김이 바로 자기를 소중히 여기는 자존(自尊)인 것이다. 여기 자기 주체적인 심(心)과 자기 환경인 계(界)가 결코 분별되어서는 안 된다는 무분별지(無分別智)가 이루어지는 것이다.

또한 이 태장(胎臟)만다라가 그대로 금강만다라이고 금강만다라가 그대로 태장만다라라는 것도 다름아니라 계통발생이 바로 개체발생이고, 또한 그 반대도 그렇다는 것이다. 유한한 개성(個性)이 바로 무한한 계통생이라는 것이다. 자식이나 자손과 내가 다를 바 없고 어버이나 조상이 나와 다를 바 없다는 것이다.

제44품 이변이비중(離邊而非中) 묘계환중(妙契環中)

무분별지(無分別智)가 비단 계통생과 개체생에서만이 아니라 그것이 여러 가지 대응에서 사려진다. 이를테면 유(有)와 무(無)에서, 자(自)와 타(他)에서, 또 귀(貴)와 천(賤)에서, 염(染)과 정(淨)에서, 다시 선과 악에서, 친(親)과 소(疏)에서, 또는 우(優)와 열(劣)에서 등이다. 이러한 상응 대경(對境)의 마당에서의 대위법을 불교의 근본 원리에 따라 원효대사는 잘도 표현하셨다.

184

　이러한 즉자즉리(卽自卽離)의 경지를 그는 이변이비중(離邊而非中) 묘계환중(妙契環中)이라 하셨다. 말하자면 모든 상응(相應)의 상황에서 변(邊)을 여의되 중(中)도 아니다. 그러나 묘한 환(環)을 지으면, 다시 말해서, 변이든 중이든 어디라도 다 맞는다는 것이다. 따라서 변이든 중이든 다 활연히 현성(現成)되기 위해서는 그 대립과는 한 차원 다른 묘계환(妙契環)이 중요한 것이라는 것이다. 직선에서는 변두리고 중심이고 간에 모두 틀렸지만, 한 차원 높은 묘계환을 지으면 변두리가 중심이고, 중심이 변두리일 뿐더러 그 묘계환상(上)의 무수한 점이 모두 꼭같이 제구실로 살아난다는 것이다.

　한번 더 말해서 대원행(大願行)이라는 지금 눈앞의 당장의 목표보다 한 단계 높은 초(超) 목표가 있으면 생사간에, 중변간에, 토각귀모(兎角龜毛)간에 다 좋다는 것이다. 이리하여 우열이 다를 바 없고, 친소가 다를 바 없고, 선악이 또한 다를 바 없고, 다시 염정이, 귀천이, 자타가, 그리고 유무가, 시비가, 모두 분별할 바 아니라는 것이다.

　이러한 초월의, 초출방외(超出方外)의 지경을 한번 더 바르게 이야기해서 '선분별상(善分別相)하되 불취상(不趣相)'인 것이다. 대원행의 초목표만 서 있다면 대극에 붙었던들 여의었던들, 마음을 내지만 않는다면, 이무소득(以無所得)으로 사심만 내밀지 않는다면, 다 괜찮다는 것이다.

　여기서 대원행이란 사홍서원(四弘誓願)이겠고 그의 소원과 실행일 때 우리는 금강삼매의 대반석(大盤石) 위에 안정히 놓이어 있으니 과연 무파이무불파(無破而無不破)이고 무립이무불립(無立而無不立)이고 그래서 무리지지리(無理之至理)이고 불연지대연

(不然之大然)인 무소불파(無所不破)의 지경에 있는 것이다.

이리하여 정신건강의 제44품은 무소불파의 지경인 묘계환중에 있는 것이다. 언제나 한 단계 높은 차원에 목표를 설정한다는 것이다. 눈 앞의 금방의 목적에 눈독 들여서는 무분별지(無分別智)가 안 풀려 나온다는 것이다.

제45품 불본생(佛本生)·본행(本行)과 중생상(衆生相)

우리는 언제부터인지 잘 모르지만 어느새 생활과 행위에 관한 원형을 가지게 되었다. 그래서 별의별 말들, 개념 또는 규범 등으로 불리어진다. 그것들 중에서 우리들에게 귀익은 말의 하나가 불본생담(佛本生譚)과 불본행담(佛本行譚)이다. 아득한 옛날 옛적에 또는 아득한 옛날 옛적부터 내려오던 이야기가 있으니, 사람은 어떻게 나고 죽고 그리고 어떻게 행세한다는 '사람노릇'(曉堂)하기의 본맥이 있는 것이다.

요샛말로 바로 이상적 인간상이고 이상적 인간행위인 것이다. 그것을 일명 '불(佛)'이라고도 한다. 그래서 불교에서는 견성성불(見性成佛)이 인생최고의 목표로 설정되었던 것이다.

그래서 이상적 인간상의 고전적 설정이던 성불(成佛)이나 신(神)의 개념은 휴머니즘의 창궐 아래 없어졌으나 '사람노릇'하기 위한 모델이 없을 수는 없는 것이다. 그래서 과연 '신'이 죽고나서 무엇이 가장 사람들의 관심사인가고 살펴 보니, 바로 건강의 개념이라는 것이다. 현대에서만큼 사람들이 '건강'에 사로잡힌 시대는 없다고 한다. '건강이 최고'라는 시대, 돈보다 권력보다 명예보다 우선 '건강'해야 한다는 것이다. 바로 '건강'개념이 그것의 고전적 표현인 '신'이나 '불'과 바꾸어진 것이다. 달리 말하자면 '건강'개념이 신격화한 것이다.

이리하여 건강에 관한 이론, 책, 방법, 식음, 생활법 따위가 금세기 최대의 물량을 기록하고, 그것이 너무나 강조되고 분별되니 온통 세상이 불건강으로 우글거리는 것 같고, 그 중에서도 정신건강은 그 강조에 있어서 차츰 신체건강에 앞서기 시작했다. 선진제국에서는 정신건강이 전부라고 하여 정신병원 베드 수는 엄청나게 늘기만 하였다. 미국 같은 곳은 정신병동이 한동안 총입원 베드 수의 반을 차지하게 되어 이것 큰일났다고 하며 그 불건강인을 사회에서 치료하자고 하는 사회정신의학을 주창하기에 이르렀다. 그리하여 환자들이 사회로 다시 돌아오니 사회는 마치 정신병원처럼 되어 야단법석이라는 것이다. 그래서 걸핏하면 "저 친구 좀 이상하지 않아." 또는 "나 좀 이상한데." "신경쇠약이야." 등등의 말들이 홍수같이 쏟아진다. 그래서 드디어는 "세상에는 정신적으로 건강한 사람은 없어, 누구나 다 조금은 이상해" 하는 결론 같은 개념이 내뱉어진다.

아니 바로 이 '정신건강에 관한 48장－자아강화법(自我強化法)'이 바로 그 좋은 예이지 않고 무엇이겠는가. 정신 건강에 관한 이야기면 어디서나 대환영이며 누구든 귀기울인다.

다름아니라 정신건강이란 불정신건강과의 상응관계 속에서의 일이고 불건강 없는, 불건강의 자극 내지 위협 없이는 정신건강이란 없다는 말이다. 다시 말해서 올바른 생활, 사람노릇 또는 이상적 인간상 그리고 정신건강에 대해서 생각해 온 것이 바로 불건강과의 상응 속의 것이다. 그런데 그러한 이상의 하나라고 내세우는 이야기가 현대에 변용해서 나타난 불본생담(佛本生譚),

불본행담(佛本行譚)인 것을 알게 된다.

여기 선분별중생(善分別衆生)하되 불취중생상(不趣衆生相)인 것이 그대로 들어맞게 된다. 불(佛)과 중생을 분별은 하되 결코 편집하지는 않는다는 것이다. 한 단계 높은 차원에서 본다면 '부처'가 '중생'이고 '중생'이 '부처'라는 것이다. 이런 한 단계 높은 차원에서 볼 때 비로소 '불(佛)'과 '중생'은 또한 잘 분별되기도 한다. 이상적인 정신건강에의 이야기(佛本生·本行譚)가 우리들의 실생활과는 다르다는 것이다.

실생활을 이상에 가깝도록 끌어올리려고 힘껏 노력하지만 그 끝에 오는 결과를 고맙게 감사히 받아들일 때 소위 불건강한 중생상이 건강보다 한 단계 위에 서는 것이다. 이것이 바로 병을 앓고 있는 유마거사가 소위 건강한 제보살들에게 설법하고 부처님이 이를 옳다[可]고 하는 것이다.

부처님이 언제까지나 중생으로 남아 있겠다고 한 것, 성불(成佛)하지 않겠다고 한 것이 바로 부처님 속에 병이 있고, 불건강한 권속무리와 더불어 지역사회에 살고 있고, 그리고 병들어 있는 시대에 살고 있다는 것이다.

이리하여 정신건강의 제45품은 정신적으로 건강하기 위하여서는 정신적으로 조금은 불건강해야 한다는 것이다. 조금은 병들어 있어야 더욱 건강해진다는 것이다. 그야말로 부처님 속에 중생상이 있어 선분별(善分別)하되 불취중생상(不趣衆生相)인 것이다.

제46품 불정토·불보살(佛淨土·佛菩薩)

정신건강을 위한 48수〔技法〕를 말하매, 꽤 많은 것들이 이미

2중 아닌 다중으로 겹치고 되풀이됨을 본다. 그럴 수 밖에 없는 것이 어떤 한 명제에 접근함에 있어서 무문관(無門關)이고 일념삼천(一念三千)이니 말이다. 더구나 기법(技法)이 진행될수록 중첩(重疊)의 도(度)가 가속화(加速化)해지는 것이다. 그래서 나중에는 마치 나선형 진행의 정점(頂點)에서는 모든 것이 다 나타나는 것인가 한다.

이 점 중요하고 아직 잘 해결되지 않은 문제—이것은 그 자체로도 미급할 뿐더러 더욱이 저자의 능력이 미흡해서 그런 것이 더 많을테니 현명한 독자들의 많은 깨우침을 바라마지 않는 바이다.

지금 이 제46품만 하더라도 제목이 다르지, 아니 제목에 단 부제(副題)도 저자의 생각에는 바로 앞 장에 나온 원효대사 말씀인 무량장엄(無量莊嚴)·무량보(無量報)인데 다시 또 달기가 민망해서 안 달았을 따름이다.

따라서 앞 부분의 보충, 보완일 수도 있고 그의 중복일 수도 있다. 단 미해결의 문제로, 유성기 소리처럼 되풀이해서 그대로 또는 변장해서 되풀이, 되풀이 나오는 스테레오 타입이니 이 점 저자의 미해결의 문제, 말하자면 무명(無明)을 현명(賢明)한 독자께서 살펴 주시기 바란다.

우리가 뭔가와 만날 때, 곧잘 대립의식을 가진다. 분별식(分別識)이다. 그래서 너는 너, 나는 나다 하여 곧 공격 아니면 방어적으로 되기 쉽다. 그래서 하염없는 악순환인 윤회를 되풀이하는 것이다.

이 때 이러한 악순환의 윤회를 끊는 불보살은 다름아니라 다가오는 대립자를 결코 남이 아니라고 여겨지면 된다는 것이다.

　아니, 자기가 아닌데, 자기와 아무런 관계가 없는 것이 내게 보일 리도 없고, 들릴 리도 없고 또한 코로 맡고 혀로 맛보고 그리고 스칠 일이 없는 것이다. 또한 알음알이될 리도 없고, 다시 느끼고 생각하고 그리고 단행할 이가 없는 것이다.

　이미 눈에 보이고 귀에 들리고 코로 맡고 혀로 맛보고 그리고 살갗에 닿으면 그것은 바로 나의 문제 나이고, 지각(知覺)이고 알음알이스러워지고, 느껴지고, 생각해지고 분석하게 되면 그것은 바로 나의 문제, 나의 것, 그리고 나인 것이다. 그래 해후(邂逅)란 바로 자기 해후에서 그 클라이막스를 이룬다고 하지 않았나.

　여기 불보살에게는 그가 사는 곳 지역 환경이 바로 나이고 그가 만나는 모든 대인관계가 자기의 몸뚱아리 살갗과 같이 바로 자기인 것이다. 어쩌다 떨어졌다가 만난 것이다.

　자기 환경 속에 제아무리 언짢은 것이 있더라도 그것은 바로 나의 그림자이고, 자기의 몸뚱아리나 다가오는 대인관계 속에 제아무리 보기 싫은 것이 있더라도 그것이 바로 나라는 것이다. “오ー라, 네가 바로 나로구나.”일 때, 지독한 분별식이나 대립감으로 시달리던 고생 중생이 구원되는 것이다.

　너, 나의 대립감이나 분별식이 떨어지고 나면 뭔가 새로 지경(地境)이 열리어 한 단계 더 높은 데서 문제는 저절로 풀리어 인생은 한 걸음 더 나투게 되는 것이다.

　부처님께는 그에게 다가오는 모든 대경(對境)이 불정토(佛淨土)이고, 불정토에는 반드시 그곳의 불보살이 계시는 것이다. 여기 만다라 장엄(莊嚴)과 보신불보살(報身佛菩薩)은 하나이자, 서로를 필요로 하고, 그로 해서 내가 있는 공생(共生)의 관계이니, 바로 너, 나 할 것이 아니라는 것이다. 자기에게 다가오는, 맞서는 모든 것이 자기이다.

제47품 불안(佛眼)·법계체성지(法界體性智)

그래서 자기의 대경(對境)을 너, 나 않고 조용히 관조하면서 무분별(無分別)의 경지에서 쳐다보는 눈이 우리의 마지막 안목인 불안(佛眼)이고, 그러한 무분별의 불안에서야 비로소 인간 사리(事理)와 세상물정이 다 보이며, 그로써 얻어지는 지혜가 인생의 진리, 우주의 법도인 법계체성지(法界體性智)인 것이다. 불안(佛眼)과 법계체성지로 생·노·병·사(生老病死)하는 사람은 이미 생·노·병·사를 윤회하는 악순환으로 여기지 않고, 생·노·병·사 그대로 초탈(超脫)이다. 한번 더 이야기하면 생로병사가 그대로 무애대자유(無碍大自由)인 것이다. 정말로 이 때 생로병사가, 고생(苦生)이 이대로 해탈 열반이니 이보다 더 위대한 독존(獨尊) 주존(主尊)은 없는 것이다. 이 불안(佛眼)·법계체성지(法界體性智)에서 비로소 여타(餘他)의 4안(眼)·4지(智)도 모두 나투어 제각기 안목(眼目)과 지혜의 구실을 다하는 것이다. 오안(眼)·오지(智)가 두루 사사무애(事事無碍)로 약동할 때 세상에 더 할 일이 있다. 바로 무위자연(無爲自然)이다.

오안·오지가 제각기 다투기만 하면 육안은 지각운동의 성소작지(成所作智) 지혜를 획득하게끔 날카로워져 있고, 천안(天眼)은 알음알이 지각(知覺) 묘관찰지(妙觀察智) 지혜를 획득하겠끔 '있는 그대로' 비추어 보게 되고, 혜안감정(慧眼感情)은 직관 평등성지(直觀平等性智) 지혜를 얻게끔 참신하고, 공명(共鳴)되게끔 무색투명 내지 허공장(虛空藏)되어 있는 것이다. 그리고 사고(思

考) 법안(法眼)은 대목경지사고지(大目鏡智思考智)가 획득하게끔 '심·려·사·찰(深慮査察)'하고 마지막 불안(佛眼) 단행(斷行)은 법계체성지(法界體性智) 우주의 진리가 획득하게끔 '확고신속(確固迅速)'한 것이다.

그리하여 이를 5안(眼)·5지(智)로써 서로 사사무애(事事無碍)하여 한 안목(眼目), 지혜 속에 여타의 네 가지 안목 지혜(眼目智慧)가 다가와서 스며있다는 것이다.

이리하여 불교(佛敎)는 1지(一智)가 2덕(二德 : 지혜〈智慧〉, 자비〈慈悲〉)·3학(三學 : 계·정·혜·〈戒·定·慧〉)·4제(四諦)·5력(五力)·6바라밀(六波羅蜜)·8정도(八正道)·12인연(十二因緣)으로 전개되되, 그 근원은 불안(佛眼)·법계체성지(法界體性智)의 일지(一智)이다.

제48품 수분(數分)

일혜(一慧)·이덕(二德)

지금껏 현대 정신의학적 입장에서 정신건강을 논함에, 우리들의 위대한 전통 문화인 불교의 고전적 제(諸) 지혜를 융(融)하여 현대적 개념으로 또는 현대적 테두리 속에 넣어서 살펴 왔었다. 소위 불교가 가지는 정신건강에의 고전적 수식으로 사용되어 온 개념 중 수분(數分)하여 온 것이 대단히 많은데 그것들을 수(數)가 10이 넘지 않는 것까지만 그대로, 말하자면 그 테두리를 해체하지 않고 추거(推擧)하고자 한다. 다름아니라 일혜(慧)·이법(法)·삼학(學)·사제(諦)·오력(力)·육바라밀(波羅蜜)·칠각지분(覺支分)·팔정도(正道)이다.

불교를 말하고자 할 때 한마디로도, 한 문장으로도, 한 품(品)으로도, 또한 한 권으로도 아니 팔만대장경으로도 드디어는 그래도 다 말 못하는 무진장으로 이어 있음은 말할 필요도 없다. 그래서 여기서는 그것을 이상과 같이 팔정도(正道) 정도로만 이야기하고 그치고자 한다.

우선 불교를 한 마디로 말하자면 그것은 바로 일혜(慧)인 것이다. 일혜란 우주의 법도(法度)·인생의 진리를 말하는 것이다. 그러니 우주는 법도에 따라 존재하고 움직이고 있고, 다르게 말하자면 우주의 법도, 그것이 그대로 우주일 수 있다. 또 인간 생명을 이야기하자면 역시나 거기에서는 법도인 인생의 진리가 있고, 거기에 따라 인생의 진리, 그것이 바로 또 인생, 그것일 수 있는 것이다. 이러한 우주의 법도, 인생의 진리를 알아차리고〔見性〕, 그것을 쫓아 타는 것〔大乘 또는 成佛〕이 인생의 할 일이고 이것 말고 우리의 할 일은 없다는 것이 불교의 일언이폐지(一言以蔽之)이다.

바로 불교는 지혜의 종교이다. 인생을 살아가는 데 우주의 법칙과 인생의 진리를 알아차려 그것을 믿고 실행해 가는 것이 불교의 전부이다. 바로 요샛 말로 적응의 지혜인 것이다.

다음은 이덕(德)이라고 한다. 사람의 품격·인격을 말할 때 두 마디로 하면 지혜와 자비로 끝이라는 것이다. 닦아갈, 해야 할 二대 목표라는 것이다. 여기서 이미 지혜는 앞에서 설명이 되었으니 자비란 말할 것도 없이 그것은 자기나 남이나, 더군다나 어른이 되고나서는 자식이나 남들을 똑같이 자식으로 어여삐 여김, 사랑이다. 이 이대 덕목을 구태여 나누어 어버이에게 돌려 분담시킨다면 다름아니라, 어머니는 자비 사랑이고 아버지는 지혜 재주이다. 대세지보살의 지혜와 관세음보살의 자비사이에 우뚝 서 있는 나, 우리 주존(主尊)은 바로 자비와 지혜의 아이들이라는 것이다.

삼학(三學)·사제(四諦)·오력(五力)

이제 삼학(學)을 이야기하자면, 불교의 가르침, 배울 바는 세 가지니 하나로 혜(慧)고 둘은 '정(定)'과 '계(戒)'이다. 정이란 바로 심신의 안정을 말한다. 이 때 안정은 물론 '죽음의 고요' 같은 안정이 아니라 굉장히 동적(動的)인 것이다. 크게 안정되니 그것이 동할 때는 커다란 힘이 우러나온다. 대해(大海)의 안정이 바로, 솟구치는 천장절벽의 역동을 가져오는 것이다. 그러나 모름지기 그 토대는 안정이다. 안정의 수법으로, 선정·참선·좌선으로 초학자들이 시작함은 마땅한 것이다.

'계(戒)'는 심신을 안정해서 보니, 지혜가 보이거늘 그 지혜를 알아차려 거기에 대승(大乘)하려니 언제나 최소한의 규칙은 지켜야 하더라는 것이다. 인생에 있어서의 최소한의 계(戒)가 다름 아니라 2~3세에서 시작하는 '버릇 들이기'에서 연유하고, 이것이 인간 인격의 토대이자 뼈대이고, 그것이 앞으로의 품위로 이어감을 우리들은 이미 잘 알고 있다.

다음 고집멸도(苦集滅道) 사제(諦)를 논함에, 고(苦)는 인생의 진리나 우주의 법도를 모르고 있으면 인생이나 세계는 곳곳이 고통투성이, 증상(症狀)투성이라는, 고해(苦海)라는 것이다. 그러나 차츰 우주의 법도와 인생의 진리를 깨쳐 알아차려가는 이치 궁리이니 바로 요샛 말로 병리학(病理學)이다. 이의 고전적 불후(不朽)의 거작의 하나가 역시 우리네 원효의 『이장장(二障章)』

인 것은 잊을 수 없는 일이다. 이렇게 고(苦)나 장(障)의 이치를 알아차려서 선뜻 뚫리는 것은 거기에서의 해방의 길, 치유의 방법 '멸(滅)'이 있어, 그로써 드디어 고통이나 장애에서 해탈하는 것이 '도(道)'이다. 요샛말로 증상학(症狀學)·병리학(病理學)·치료학 및 예방·예후학인 것이다.

이제 오력(力)을 말함에, 정력(定力)·통력(通力)·차식력(借識力)·원력(願力), 그리고 법위덕력(法威德力)이다.

정력(定力)은 말할 것도 없이 심신이 안정되었을 때 그가 지니는 최대의 힘이다.

통력(通力)은 흔히 사계(斯界)에 통하기만 하면 그것의 힘을 얻어 활용할 수 있다는 것이다. 어떤 용역에라도 우선 거기와 교통해야 한다. 이러한 교통 또는 소통으로 사계의 사정을 충분히 이해할 때 그곳의 힘을 얻어 활용할 수 있다는 것이다. 그래서 그 사계가 신체적 영역이든, 정서적 영역이든, 또는 지적 영역이든 마찬가지고, 또 크게는 복지 영역이든, 정법(政法) 영역이든, 유예(遊藝) 영역이든, 또는 산학(算學) 영역, 주체 영역이든 다시 집단 영역이든 초월 영역이든 상관 없고, 다시 개인적 범위이든 집단사회적 영역이든 또는 종족 역사의 영역이든 마찬가지라는 것이다. 그래서 드디어 신불(神佛)이니 절대자라고 개념화되는 법계체성(法界體性)과도 통할 때 신통력이 일어날 것은 물론이다.

차식력(借識力)은 의식해온 힘, 말하자면 재생할 수 있는 방법으로 얻어지는 힘이다. 과학적 제 능력이라면 이것이겠다. 추시(追試)를 통해서 증명됨으로써 몇 번 되풀이하려 해도 조건만 맞추어 주면 언제나 얻어지는 제력(諸力)이다. 핵폭발력소를 못 얻을 수 없다는 것이다.

다음 원력(願力)이란 바로, 이제까지 누누이 제기되어 왔던 바로, 그 모티브〔동기〕에 관한 건으로서 그것이 깊으면 깊을수록, 절실하면 할수록, 그리고 꿰뚫어지게 보고 있으면 있을수록, 큰 힘이 되어 개인의 일생을 또는 한 집단 무리를 공명시키면서 드디어는 역사적 사명까지도 해내려 하는 힘이 있음은 물론이다.

다시 마지막으로 법위덕력(法威德力)이란 여덟 쌍의 대덕목이 갖추어져 그들의 오묘한 계합으로 홀연히 우러나오는 신묘한 인격력을 말함이니 인간에의 우주 법도와 인생의 진리를 대승할 때 지니고 발휘하는 힘은 바로 대신통력, 우주의 힘이 아니고 무엇이겠는가.

육바라밀(六波羅蜜)·칠각지분(七覺支分)·팔정도(八正道)

육바라밀(六波羅蜜)이란 보시·지계(持戒)·인욕(忍辱)·정진(精進)·선정(禪定)·지혜이니 이미 앞에서 지혜, 선정, 지계, 정진은 설명되었으니, 나머지는 보시와 인욕을 말해야겠다.

보시는 베풀기이다. 보시는 인간이 성숙하여, 이제 자기의 특수 영역을 통해서 넘치는 잉여 에너지를 이무소득(以無所得)으로 마음껏 주위에 부릴 수 있으니 이보다 더 신나는 일은 없겠다. 베풀며 조금도 사심 없고, 받음에도 그렇고, 시물(施物)에도 마찬가지다. 단 시물(施物)에는 신심(身心) 양면으로 특정지워지는 법시(法施 : 정신적인 것)와 재시(財施 : 물질적, 신체적인 것)가 있으나 결국은 물심양면을 구별할 수 없고, 서로 안 따르는 것이 없음은 물론이다.

인욕(忍辱)에 대해서도 어려움을 참아가는 것이 커다란 자아

(自我)의 강화법의 하나이자 바로 또한 자아의 힘을 키우는 방법 중의 하나임은 더 말할 필요가 없다. 인욕자란 '참는 자'이고 그래서 참아버릴 때 기어이 난관을 극복하고 마는 승리라는 것은 물론이다.

칠각지분(七覺支分)은 택법각분(擇法覺分), 희각분(喜覺分), 제각분(除覺分), 사각분(捨覺分), 정각분(定覺分), 염각분(念覺分) 및 정진각분(精進覺分)이다.

여기서 정진각분, 정각분은 더 설명할 필요가 없겠다. 택법각분이란 지혜로 모든 법을 살펴서 선한 것을 골라내고 악한 것을 버리는 것이고, 희각분이란 참된 법을 얻어서 기뻐하는 것이며, 제각분이란 그릇된 견해나 번뇌를 끊어 버릴 때는 능히 용단을 내려 단호히 하는 것이며, 사각분이란 쓸데없는 것으로 알았을 때는 곧 버리는 것을 말함이다.

팔정도(八正道), 이는 불도(佛道) 수행, 다시 말해서 스스로의 천성을 알아차리고 견성을 하여 스스로대로 나투어지는 자기 실현[成佛]이라는 과정에 나아가는 데 가장 널리 알려진 방법이다. 따라서 여기서 더 이상 사족(蛇足)을 달 필요가 없겠지만, 한번 더 되풀이해서 정견(正見)·정사유(正思惟)·정어(正語)·정업(正業)·정명(正命)·정정진(正精進)·정념(正念)·정정(正定)이니, 여기 정명(正命)이란 올바른 사명을 이어받음이 더 나은 해석으로 여겨진다.

제3장 차와 다도(茶道)

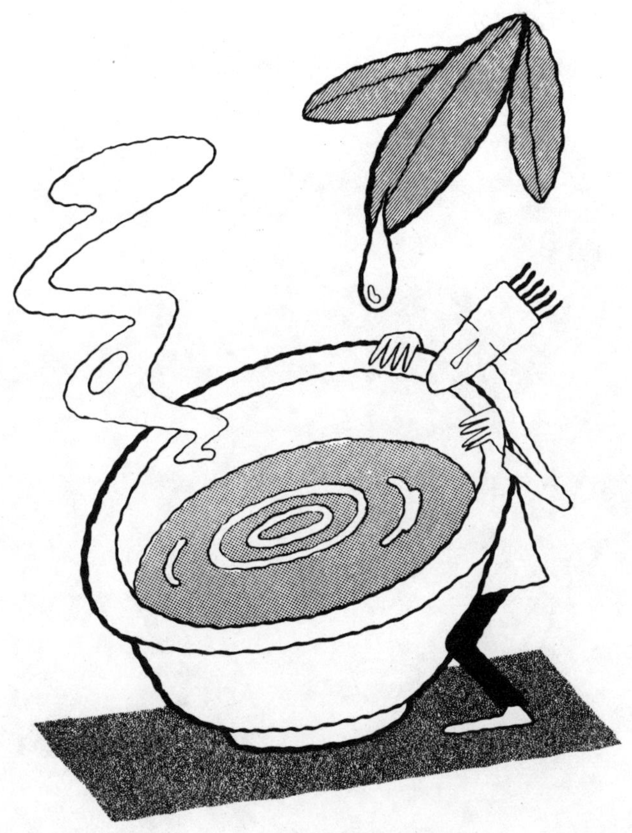

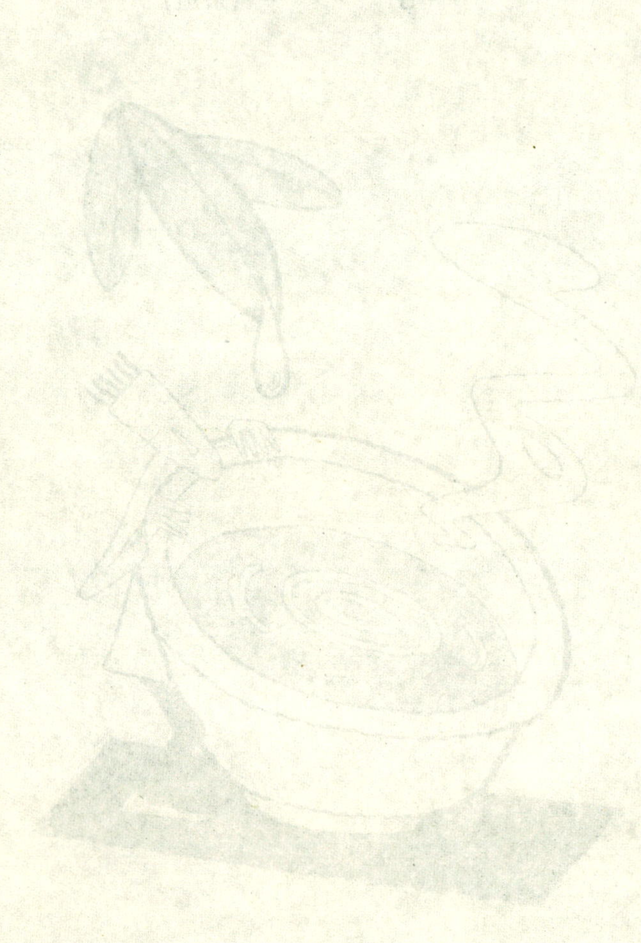

한국(韓國)의 차(茶)

홍차(紅茶)와 녹차(綠茶)

우선 차(茶)라 하면 우리들은 뭐라도 마시는 것 중 맹물 말고 뭔가 타기만 하면 차라고 한다. 그래서 유자차, 생강차, 오미자차, 두향차 등등 심지어는 꿀차까지 차는 한정없이 많아진다.

그러나 정확하게 말하자면 차는 딱 한 가지밖에 없다. 무슨 말인가 하면, 차란 식물학적으로 동백과(桉栢科)에 속하는 차(茶)나무 관목의 잎을 따서 만든 것이다. 단 차나무의 잎을 따서 만드는 법을 법제(法製)라고 하는데, 그 법제하는 방법에 따라 크게 두 가지로 나뉜다.

차나무 잎을 따서 높은 열에 찐 것을 홍차(black tea)라고 하여 주로 서양사람들이 많이 마시고, 다엽(茶葉)을 약한 불에 달인 것을 녹차(green tea)라 하여 주로 동양삼국(중국·한국 및 일본)에서 즐겨 마시는 것이다. 그런데 서양의 홍차도 원래는 동양에서 건너간 것이다.

멀리까지 보내야 하니 그 법제(法製)가 찌는 방법을 썼을 것이며 대체로 서양말로 tea라는 말이 이쪽 차(tea)에서 연유한 것이다. 곁들여 말하자면 '茶'는 '차 다'라고 읽어 우리말로 '차'이고 중국말로는 '타'이고 우리말이 그대로 일본에 건너가서 Cha로 발음되는 것이다.

차나무라는 관목은 열대 내지 아열대에서 자라는 식물로서 인도·남부중국·우리 나라 남부지방, 일본의 남부지방 등에서 자라는 마치 동백(柊栢)나무 비슷한 식물이다. 이러한 차나무가 인도에서 중국으로, 중국에서 우리 나라로 건너올 때는 차(茶)씨를 가져왔을 것이며, 이것이 역사적으로는 신라시대에 거슬러 올라가며, 일설에 의하면 인도에서 직접 배를 타고 건너와 가야(伽倻)에 왔다는 설(說)도 있다.

그래서 차나무의 번식지는 지금도 그렇듯이 우리 나라는 주로 전라도·경상도 지방의 따뜻한 지대로서, 유명한 차고장이라면 해남 대흥사, 구례 화엄사, 지리산 화개동 일대, 광양·진주·밀양 등지이다. 주로 언덕받이 안개가 자욱이 잘 끼는 곳, 대(竹)밭이 있는 곳에 잘 서식한다 해서 '죽로(竹露)'라는 차의 이름도 있다.

차나무는 씨를 심은 곳에서 키워야

차씨는 중국이나 인도에서 갖다 심은 것으로 그것들이 야생하다시피 서식하여 전남·경남 각 지방에서는 차라는 이름을 잊고 작설(雀舌)나무라는 이름으로 시골사람들에게 알려져 있기도 하다. 그래서 저자의 고향인 밀양의 산골에서는 차나무를 발견해 "이것이 차나무다!"하면 "아! 그것은 작설나무다."라고 한다.

재미있는 것은 이 차나무는 씨를 심은 곳에서 그냥 키워야지 옮기면 잘 죽는다. 예전에 시집가는 신부의 시가집 선물로 차를 가져 가는데 이는 봉차(封茶)로서 "나는 영영 당신집 귀신이 될 때까지 당신집에 살지 딴데로 안 옮겨 가겠노라."는 의미가 있었다.

요즈음은 어느새 그 봉차가 말만 봉채(封采)로 남아 금은보배다. 냉장고다, 텔레비전이다 또는 기타 혼수용품의 물질적인 냄새가 강한 물건들로 변하고 말았다.

우수한 이뇨제(利尿劑) 풍부

이 차의 등품은 바로 약리학적인 것이다. 아시다시피 만물이 소생하는 봄이라도 되면 모든 식물들도 다시 눈을 뜬다. 이 때 그 눈잎에서 생명의 가장 중요한 요소인 필수아미노산들이 많이 포함되는데 우리네 작설차에도 구루타민산이 가장 많이 함유되어 그 맛이 구수하게 좋으니 일등품으로 치는 이유가 바로 이처럼 훌륭한 약효성분 때문이다.

적·청·화·경(寂淸和敬)

다실(茶室)의 기본적 조건

　차를 달이고 마시는 다실의 분위기야말로 다사(茶事)를 성공적으로 진행시켜 성사(成事)케 하는 첫째가는 가장 기본적인 조건이다.

　이리하여 차에서는 다실의 기본적 조건으로 적(寂;조용함), 청(淸;말끔히 정리정돈되어 있음), 화(和;너그럽고 화목스러움), 경(敬;존경하고 소중히 여김) 네 가지를 든다. 그러면 그것들을 차근 차근 살펴 보기로 하자.

　① 적(寂) : 적이란 한자 그대로 고요할 적(寂)이니 고요함, 조용함을 말한다. 대체로 식음(食飮)을 하는 장소가 너무 시끄러워서는 안 되지만 특히 이 차를 마시는 방은 조용해야 한다는 것이다.

　식음섭취의 중대한 방법 중 먹는 것과 같이 중대한 방법인 마신다는 일은 그 뿌리가 다름 아니라 유아(乳兒)의 젖 빠는 일에서 연유해 온 것이다. 따라서 유아가 마음 놓고 빨 수 있도록 하기 위한 가장 중요한 조건이 바로 이 조용히 해 둔다는 것이다. 육아실(育兒室)이 조용함과 꼭 같이 우리네 다실도 조용해야 한다는 것이다. 물론 절대적 적막이란 있을 수 없으니 사실은 고요함에는 반드시 시끄러움이 꼬리로 달리는 것이다, 육아실에서와 마찬가지로 다실이 적막일 수는 없어 그저 조용히 조용히 진행에의, 최소의 필수 불가결한 소리만 내는 것이라는 것이다.

② 청(淸) : 깨끗하게 정리정돈되고 말끔히 치워지고 가셔져 있어도 좋다는 것이다. 그러나 여기서도 또한 100% 청(淸)이란 구체적으로는 없다. 제아무리 깨끗히 정리정돈한다 할지라도 거기에는 반드시 탁하고, 흐트러져 있고, 또한 더러운 면이 조금은 있다. 그러나 부정적인 면이 적으면 적을수록 좋고, 그리고 그러한 부득이하고 불가피한 흐트러짐은 오히려 맑은 청에의 강렬한 대조 내지 자극이 된다는 것이다.

단 이러한 부정적인 면이 긍정적인 맑은 청(淸)을 넘어서서는 안 된다. 말하자면 꼬리는 언제까지나 꼬리로서의 역할을 할 때 좋은 것이지 꼬리가 머리와 뒤바뀌어 꼬리가 커지고 머리가 작아져서는 안 되는 것이다. 이것은 적·청·화·경 어디서나 마찬가지이다.

③ 화(和) : 이것은 바로 평화(平和)스럽고 화평스럽고, 화목하고 그리고 너그러움을 말하는 것이니 인간환경치고 그렇지 않아서야 되겠느냐고 수긍케 된다. 하물며 식음하는 장소인 다실에서라야 말이다. 다실에서는 시비, 갈등이나 아귀다툼이나 또는 쟁투(爭鬪)가 있어서는 안 된다는 것이다. 얼마나 좋은 환경이냐. 그러나 여기서도 역시 얼마간은 불가피하고 또한 부득이한 소량의 쟁투는 오히려 전자와 좋은 앙상블을 이루고 전자의 증대(增大)에 좋은 자극이 되는 것은 물론이다.

④ **경(敬)** : 이것은 말할 것도 없이 공경하고 존중하고 소중히 여김이다. 다실에서는 주·객 사이에서나 또는 동료간에서나 서로 공경함은 물론이고, 심지어는 물 한 방울, 차 한 톨에 이르기까지, 또는 행동거지의 일거수 일투족에 이르기까지, 한 마디, 한 생각에 이르기까지 모두 소중히 여겨서 말하자면 잡담이니 잡념이니 하는 발상은 결코 하지 않는 것이다.

잡념(雜念)과 사고(思考)

지금 잡념이라는 말이 나왔으나 사실은 잡념이란 없다. 흔히 잡념이 떠올라서 공부가 안 된다, 잡념이 많아서 정신통일이 안 된다고들 하나 그것은 틀린 말이다. 아니 잡념이 어디 있단 말인가? 우리들 머리에 떠오르는, 스쳐가는 그 많은 사고(思考)의 일편(一片)들을 그렇게 업신여겨 말하는 모양인데 그것들이 사실은 잡념이 아니라, 우리의 위대한 두뇌가 살아 생생히 활동하고 있다는 너무나 역력한 증거인 것이니, 그런 자유 연상(自由連想)되어 오는, 단편적일 것 같은 생각이야 말로 소중히 여길 것이고, 그렇게 할 때 그 끝에 우리는 맑은 샘물과도 같은 지혜의 용출에도 도달한다는 것이다.

사실 이 경(敬)의 사상이야 말로 모든 인간사고의 근본이고 인간존재 내지 생명 또는 존재 그 자체에의 외경스러운 우리의 근본태도임은 말할 필요도 없는 것이다. 부처님, 불타(佛陀)의 사상이란 바로 이것 말고 없는 것이다. 자기를 포함한 모든 것을, 무변중생(無邊衆生)을 공경하고 소중히 여길 때 너 자신이 소중한 자, 부처님이 된다는 것이 불교의 근본진리인 것이다. 그래서 돌로 나무로 부처님 영상(影像)을 깎아 세워 ‘절’하게 하니 그

'절'(공경하는 곳)에 드나드는 사람은 어느새 부처님의 거룩함으로 된다는 것이다. 이것이 저 유명한 『법화경』의 상불경보살품의 제목인 것이다.

한 동네에 중이 한 사람 나타났는데 그는 만나는 사람마다 공손히 절을 하면서 "당신은 세상에도 존귀한 부처님입니다"고 합장한다. 그래서 처음에는 다들, '아니 내가 부처님이라니 무슨 소린고' 하고 여기면서 항상 스스로를 대수롭잖게만 여기던 터이라 '내가 무슨 존귀한 부처님이냐'고 의아스럽게 생각하다가 드디어는 '네가 미친 놈이구나'고 되려 그 중을 웃음감으로 여겨 나중에는 아이들까지 미친 중이라고 경멸하고 돌팔매질을 하였다. 그러면 그 중은 멀리 피신하여 다시 경멸하고 웃어대는 그들을 향해 공손히 손 모아 "당신은 세상에서 존귀하신 부처님입니다"고 합장한다. 그래서 그가 뒤에 진정 존귀하신 부처님이 되었다는 이야기이다.

경(敬)의 근본성(根本性)

세상의 많은 종교, 또는 근본사상치고 이 '경'을 이야기 않는 것이 없다. '경'이야말로 인간사상의, 생명현상의 그리고 세계존재의 근원인 것이다. 이 점 현대정신의학도 다른 모든 사조들과 같이 '경'을 그의 기본좌표로 하고 있다. 사람이, 사람의 정신에서 이것이 손상되어 찌그러질 때 정신장해가 된다는 것이다. 그래서 이를테면 열등감이다, 죄악감이다 등으로 자기 존경심이 손상될 때 병이 나는데 그것이 적게 손상되면 노이로제, 신경쇠약, 신경증이 되고, 그것이 많이 손상되면 정신증이 되며, 드디어 자기 존경심이 손상됐다는 것을 모를 정도로 많이 손상될 때가 정.

신분열증과 같은 가장 중태의 정신병이라는 것이다.

우리가 모두 세상에도 다시 없이 존귀하고 존경스러운 존재들인데 그것을 모르고, 발견치 못하고, 깨치지 못하고 있으니 그 고생이라는 것이다. 이러한 '경' 내지 자기 존경심의 근본성을 이야기하는 우리네 좋은 설화가 바로 '경주 유기미들 먹구렁이' 이야기이다.

때는 5월의 태양이 찬란히 비치는 날, 한 아낙네가 들에 모심으로 나간 온 가족의 점심을 해 이고 또 등에는 어린애를 들쳐업고 시장기 든 모꾼들을 생각하면서 부지런히 논길을 걸어가고 있었다. 그래 한참 가노라니 논두렁에 커다란 먹구렁이 한 마리, 길게도 늘어져서 따뜻한 햇빛을 쪼이고 있었다. 그를 본 아낙네가 "아이구, 먹구렁이!"하고 소리를 쳤다. 그랬더니 등에 엎혀 있던 어린애가 가민히 보더니 "엄마, 그게 왜 먹구렁이야, 용왕님인데!"했다. 그랬더니 그 거대한 먹구렁이가 그 소리에 그만 귀가 쫑긋하더니 그만 마음으로부터 좋아서 정말로 용이 되어 훨훨 하늘로 높이 높이 날아오르더니 몇 바퀴 돌고는 날아가 버리는 것이다.

그리고 나서부터는 이 마을은 곧 부자동네가 되었다는 것이다. 왜냐하면 이제까지는 동네 어귀에 있는 못에 꽝철이·이무기가 한 마리 있어서 구렁이 심술로 해마다 안 가물면 홍수가 지곤해서 해마다 폐농으로 가난에 빠진 빈촌이었는데 그 꽝철이·이무기가 용천하고 나서부터는 다시는 그런 훼방하는 일이 없고 적시 적량의 비가 내려서 그만 그 동네 농사는 풍년이 계속되고 좋은 일이 많이 일어나더라는 것이다.

이렇게 한 대상을 세상에도 천덕스러운 꽝철이·이무기로 천시 경멸하면 밉상구렁이로 대응하여 우리를 괴롭히지만, 그것을 용왕님으로 소중히 존경할 때 어느새 세상에도 존귀한 용으로 된다는 것이다.

사실 우리네 각 가정, 동네 어귀 등에 여러 가지 천대와 멸시로 스스로의 위대하고 존귀한 부처님될 소질을 모르고 있다. 그렇게 존귀스러운 존재임을 못 깨우쳐 주어서 오히려 천덕스럽게 대우했기에 그만 밉살스러운 일만 저지르고 있는 밉상구렁이들도 많다. 그러나 그들을 그들 나름대로 소중히 여김의 구체화인 소질 발견과 발명을 해줌으로써 모두들 큰 일꾼으로서 한몫 해 날아갈 용들이 된다는 것이다.

결숙(結熟)

　자 이제 다실(茶室)의 분위기를 적·청·화·경(寂淸和敬)으로 조절 해 놓고 보면 과연 차를 한 잔 달여 마실 생각이 난다. 다사 (茶事)의 다음 제목은 바로 찻물 장만하기이다. 찻물 장만하기는 한 마디로 해서 물을 끓이는 일이 요체이다. 물을 우선 길어놔야 하는데 두말 할 것도 없이 찻물은 자연수여야 한다. 요사이말로 공해를 입은 것은 안 되고 그 침해도가 최저로 낮아야 할 것은 물론이다.

　그래서 예전부터 차수(茶水)는 바위 틈에서 솟아나는 샘물이 첫째고, 산골짜기에 흐르는 개울물이 둘째고, 다음으로 한강 같 은 큰 강물의 중간 깊이에서 퍼올린 물 등을 치나 이제는 마지막 것은 틀린 모양이다. 그러니 우리네 수도물도 찻물로는 좋은 것 에 들지는 못한다. 물은 가히 무미·무취·무색이 가장 좋은 것이 다. 다시 말해서 순일무잡함이 으뜸이다.

　이제 찻물을 길어다가 다실에서 끓인다. 물론 예전에는 화로에 서 숯불을 피우고 거기에 찻물을 넣은 물탕관을 올려 놓았으나 요사이는 가전기구의 발달로 스윗치 하나로 물끓이는 것은 물론 온도조절까지 마음대로 거의 자동적으로 하게끔 되어 있으니 화 후(火候 : 불보기)가 여간 쉽지 않다.

　이렇게 물을 끓이는데 커피 같은 것은 물을 100°로 펄펄 끓는 물을 커피에 붓게 되어 있다. 그러나 우리 녹차는 그렇게 해서는 안된다. 100°로 펄펄 끓는 물을 차에 부으면 그 차가 가지는 여러 가지 생약 성분을 모두 망가트리고 말기 때문이다. 따라서 우리 녹차물을 끓이는데는 두 가지 과정의 물 끓이기, 즉 결숙(結熟)과 경숙(經熟)을 겪어야 한다.

　　결숙(結熟)—이것은 여러 음식에 쓰는 물을 100°로 끓이는 것과 같이 일단 온도가 100°에 도달될 때까지 충분히 끓이는 것이다. 결코 100° 되기 전에 이제 뜨거워졌으니 또는 쐐하는 물 끓는 소리가 난다고 하여 그만두는 설익는 미숙(未熟)이 되어서는 안 된다. 또 그렇다고 너무 강한 불에 물을 적게 얹어 놓아 고루고루 익기도 전에 물이 겉익어 넘쳐버려서도 안 된다. 물이 골고루 익기 위해서는 적당한 강도의 불에 적량의 물을 얹어 놓아야 하는 화후(火候)보기가 중요하다.

　　사실 적·청·화·경스러운 다실에서 한가로이 앉아서 찻물 끓는 소리를 가만히 듣고 있으면 누구든지 시정(詩情)이 안 일어날 수 없는데 우리 조상들의 그 많은 다시(茶詩)들이 이렇게 찻물 끓는 소리에 귀 기울이다가 우러나온 것들이다. 그래서 풍류다인(風流茶人)들은 물 끓인다는 말 대신 물을 익혀 먹는다고 하고, 다실의 물 끓는 소리는 송풍(松風)이다, 회우(檜雨)라고 표현한다. 다실에 한가로이 앉아 물 끓는 소리를 들으니 마치 대자연에서 바람이 소나무 가지 끝을 스쳐가는 바람소리 같고, 때로는 잔잔히 내리는 비가 전나무(檜木) 가지 끝에 닿을 때 소리 같다고 해서 다실의 물 끓는 소리를 송풍·회우라고 풍류시정(風流詩情)있게 표현하는 것이다.

　　이 때 우리네 다도인(茶道人)은 또한 찻물 끓는 소리를 들으면서 자기의 감정·정서상태를 살펴 보는 것이다. 흔히 그렇다시피 감정의 흐름이니, 호수와 같이 잔잔한 마음이니, 또는 노도와 같이 충천하는 감정의 나부리니 등 곧잘 감정을 물에 비유한다. 따라서 물 끓는 소리, 물 익는 소리는 바로 우리네 감정의 성숙에 비유할 수가 있다.

이 때 찻물이 100°까지 고루고루 익게 대류작용(對流作用), 교류작용(交流作用)을 통해서 빠진 데 없이 골고루 익는다는 것은 바로 우리들의 '감정의 진실'을 뜻하는 것이 된다. 자연발생적으로 자기 속에서 우러나오는 감정일랑 그것이 이를테면, 공노애락(恐怒哀樂) 어떤 것이든 간에 자연발생적으로 유로(流露)할 때면 그것들을 솔직히 그대로 받아들인다는 것이다.

공노애락의 자연발생적인 감정유로(感情流露)를 이를테면, 흔히 남권사회(男權社會)에서 여자들이, 또는 전통사회 등에서 하위 사람들이 그 감정이 익기도 전에 눌러버린다든지, 왜곡시켜 버린다든지, 또는 외면해 버린다든지 하는 일은 '감정의 진실'이 아니라는 것이다.

그것이 자연발생적인 것이거들랑 솔직히 그대로 받아들이는 습관을 키우는데, 중요한 것은 순진하고 솔직하도록 자기의 감정을 일구어 가야 한다. 여느때 평소부터 감정생활이 참신하고 쾅쾅 잘 울리도록 가다듬고, 주위에서 일어나는 제아무리 작은 일에도 애착심을 지니고 있음이 참 중요하다. 바로 주위의 모든 것을 사랑하고 좋아하는 마음씨이다. 이렇게 마음씨가 솔직하고 담백하고 순진한 사람에게는 항상 세상이 참신하고 신선하게 여겨지는 것이다.

이리하여 찻물이 끓는 소리를 들을 때면 혹시 오늘 내가 순진·솔직·진실하지는 않았나 생각하고, 지난 주는, 지난 달은, 지난해는 안 그랬냐고 주말에, 월말에 또는 연말에 조용히 반성 명상하는 것이다. 그렇게 반성하게 되면 하루 이틀이야 차이가 없겠지만 두 달이나 일·이년을 지나면 그렇지 않은 사람보다 어딘가 조금 달라질 것이고, 그것이 10년 이상만 된다면 감정의 진실성·순진 솔직함에 있어서는 단연 큰 차이가 날 것이 틀림없다.

감정의 진실·정서의 순진 솔직 또는 소박함은 우리들의 정신생활을 언제까지나 약동케 하고 윤기 있게 하여 여간 좋은 것이 아니다. 이 점에 있어서는 어딘지 서양사람들이 동양사람들보다 더 나은 것 같고, 동양사람은 후술하는 감정, 경숙(經熟)에서 서양사람보다 더 나은 것 같다. 그러나 사실은 이 두 가지 숙(熟)이 다 있어 잘 조화되어야 하는 것은 물론이다.

여기서 꼭 한 가지 간과해서는 안 되는 일이 있으니, 자연발생적인 감정의 유로(流露)를 솔직히 그대로 받아들이고 인정한다고 해서 곧 내키는 감정대로 행동하는 것은 아니라는 것이다. 오히려 감정의 표출 내지 행동화에는 다음 단계의 숙(熟)인 경숙(經熟)으로 해서 상반되는 것이다. 다시 말해서 감정의 진실, 정서의 소박 또는 상상의 날개를 억압치 않는 것과, 그것들을 그대로 곧 표출하고 행동화한다는 것은 전연 다르다는 것이다. 차원이 다르다는 것이다.

이리하여 우리들의 감정생활의 숙(熟)을 시사하는 찻물의 충분한 익음은 결숙(結熟)으로 해서 최강의 힘을 지니게 되어 앞으로 경숙(經熟)을 통해서 가다듬어질 때 힘찬 정신력의 표출 내지 인격력 발휘의 중대한 밑천으로 이어지는 것이다.

경숙(經熟)

다수(茶水)를 익히는데는 두 가지 경과가 있으니 처음의 것은 앞에서 이야기한 결숙(結熟)이고, 다음 경과 과정은 지금 이야기하려는 경숙(經熟)이다.

커피 같은 것을 달일 때는 펄펄 끓는 물, 말하자면 결숙만 되면 OK이나 우리네 차에서는 결숙만 가지고는 안 된다. 왜냐하면 결숙된 펄펄 끓는 물을 차에 부었다가는 그 차는 망쳐버리고 만다. 그것은 녹차로 말하자면 그 법제 과정에서 약한 불에 부초(釜焙), 다시 말해서, 덖었기 때문에 생약성분이 고스란히 그대로 많이 남아 있다. 따라서 이러한 연약한 상태의 차에 펄펄 끓은 결숙수(結熟水)를 부으면 생약성분들을 모조리 다 망가트리고 만다. 따라서 녹차 달임에서는 반드시 찻물을 펄펄 그리고 고루고루 끓게 하는 결숙과 더불어 다음 과정의 하나인 경숙은 필수 불가결한 것이다.

펄펄 끓어 골고루 잘 익은 물이 들어 있는 차관 또는 탕관을 불에서 내려 놓아 한동안 경과시키는 것이다. 과학적으로 이야기하자면 67℃에서 93℃ 정도까지 식히는데 여러 단계가 있다. 차 잎이 부드러운 작설차일수록 낮은 온도로, 좀 뻑뻑하고 억센 전다(煎茶)나 번다(番茶)일수록 높은 온도로 식힌 물을 쓴다. 그래서 펄펄 끓은 물을 불에서 내려놓아 한동안 식히면서 우리는 또한 우리의 머리를, 감정을 식히는 것이다.

숙(熟)의 전과정인 결숙이 '감정의 진실'에 관한 건이라면 숙의 후과정인 경숙은 바로 '감정의 순화'에 관한 건이다. 감정의 순화를 다사(茶事)를 통해서 이루니 다도(茶道)이고, 또한 그것이 다사 중에서도 찻물 익히는 과정, 그 중에서도 무던히 들어앉아 뜸을 들이듯이 하는 경숙을 통해서 한다는 것이다.

충분한 대류작용(對流作用)으로 골고루 결숙한 찻물을 불에서 내려 놓아 식히면서 조용히 감정을 가다듬는 것이다. 다시 말해서 불에서 물을 내려 놓고 식히면서 조용히 화롯가에 앉아서 공노애락(恐怒哀樂)을 반추하는 것이다.

오늘 내가 화나는 일, 금주의 노한 꼴, 이 달의 슬펐던 일 또는 금년의 즐거운 일들, 하면서 조용히 반추한다. 그래서 이런 반추의 습관이 쌓이면 어느새 이제는 거친 감정이 불뚝 일어난다고 그것을 곧 그대로 안색이나 행동으로 옮기는 것이 아니라 한동안 미숙(未熟)한 생기가 가시겠금 뜸들이듯 하면 그 거친 감정들은 순화되니 이것은 이성으로 이어지게 되는 것이다.

뜸 들여 생자 겉물이 걷히고 난 물이라야 진국이라 차가 가지는 정수를 우려내는 인수(引水)인 것이다. 다르게 말한다면 순화된 감정이라야 맑은 이성(理性)과 짝 지워서 훌륭한 정신이 되는 것이다.

감정이 생길 때 그대로라면 충동적 미숙(未熟), 또는 조야(粗野)해서 이성과는 상관없는 감정폭발이 되는가 하면, 그러한 풍요한 감정의 동반 없는 이성은 또한 냉랭무미건조한 이성이요, 지성이니 힘찬 맛이 안 날 뿐만 아니라 그 정신은 메마르고 윤기없는 정신이니 건강할 리가 없다.

그러나 생소한 감정이 반추나 인욕을 통해 충분히 산화되면 그 향기 드높을 뿐만 아니라 이성을 잘도 끌어내어〔引水〕 여기 감정과 이성이 잘 조화되니 설득력 있으면서도 공감 높은 건전한 정신이 되는 것이다. 흔히 말하는 지(知)와 사랑의 정신인 것이다.

이렇게 좋은 훤칠한 정신에는 예리한 이성과 풍요원만한 감성이 짝지워 있어서 좋고, 반대로 풍요한 감성없는 날카롭기만 한 이지나, 냉철한 이지 없는 격정의 감성만으로는 도저히 훌륭한 정신 또는 건강한 정신이라고 할 수 없는 것이다.

이렇게 훌륭한 정신이기 위해서는 냉철한 이지와 풍만한 정감이 짝을 이루어야 되고, 더군다나 이들 양자 중에서 후자의, 훌륭한 정신의 토대로서 충분히 결숙 내지 경숙되었을 때 비로소 향기 높은 전자를 인출해 낸다는 것을 다도에서는 차(茶)와 수(水)의 관계로 너무나 잘 표현하고 있는 것이다. 결(結)과 경(經)을 겪은 숙수(熟水)야 말로 방향(芳香) 높은 음다(飮茶)를 인출해 내어 남음이 없다는 것이다.

그래서 차를 항상 정신의 이지(理知)로 비유해서 생각하고, 물을 정신의 중대한 토대로서 정감으로 비유해서 생각함이 필요하다. 찻물을 끓이는 결과 경의 두 가지 과정에서 언제나 곰곰히 스스로의 이지와 정감을, 그리고 그들의 관계를 생각하고 생각할 때 정말 다도의, 다인의 정서생활이, 또는 정신생활이 한결 높은 경지를 지향하게 되니 이는 바로 우리의 정신수양 내지 인격도야의 훌륭한 한 방법임에 틀림없음을 알 수 있다.

찻물을 장만하고 이를 끓여 익힐 때마다, 그 횟수가 수백 번 수천 번에 이를 때마다 스스로의 이지와 정감의 관계를, 더군다나 정신의 기초로서 진실성과 순화성을 생각하고 생각하는 사람은 그렇지 않은 사람과 그 횟수에서 열 번·스무 번 정도로서야 아직 별 차이가 안 나겠지만 그 횟수가 거듭되어 천 번·이천 번에 이른다면 이미 그들의 정신에는 현격한 차이가 나지 않을 수 없는 것이다. 여기 결·경(結經)의 숙(熟)에 유의하는 다도인의 진면목이 나타나는 것이다.

이렇게 다사(茶事)에 있어서의 찻물의 장만과 더더군다나 그의 충분한 익힘[熟]과 물의 관계는 바로 또한 과학과 예술의 관계이다. 주로 정감이나 판타지를 대상으로 하는 예술이 이지(理知)나 현실을 대상으로 하는 과학보다 앞서 가고, 후자가 착실히 전자를 선도(先導)한다는 것이다. 이를테면 제아무리 냉철한 이지만을 다루는 것 같은 과학자나 과학적 생활에서도 거기에 정감이나 판타지가 토대가 되지 않을 수 없다는 것이다. 아니 20세기의 놀라운 우주과학의 실현을 이미 19세기의 예술가들, S·F작가들의 공상 속에 고스란히 그대로 그려냈다는 것은, 그들이 그려낸 픽션이나 상상도가 너무나 전자를 앞서간 데 대해서 실로 놀라움을 금할 수 없는 것이다. 스케일 크고 자유분방한 감정의 생활, 환상의 생활, 예술의 생활은 냉철하고 엄격하고 규격적인 과학—현실 생활과 짝지어 비로소 우리의 위대한 종합의 생활이 이루어진다는 것이다.

간(間)

다사(茶事)의 중심과정 – 차의 간(間)

다사(茶事)에 있어서 차를 우려내는 용매로서의 찻물의 준비가 결·경의 두 가지 숙(熟) 과정을 거쳐서 다 되고 나면, 다음 과정은 이제 알마간의 차와 얼마간의 물을 타느냐는 것이 차 달임의 일이다. 얼마만큼의 차를 얼마만큼의 물과 섞느냐는 차 달임이야말로 다사의 중심사인 것이다. 그것도 그럴 것이 이것이 맛 좋은 차를 내는 데 가장 직접적 행위이기 때문이다.

이러한, 중요한 다사(茶事)의 중심 과정인 차와 물의 섞음을 간(間)이라고 한다. 다시 말해서 맛 있는 차를 내기 위해서는 차와 물 사이의 간(間)이 알맞아야 한다는 것이다. 이 간 맞추기에 있어서 차가 너무 많고 물이 적으면 그 사이간(間)이 너무 가까워 간이 짜다 하고, 반대로 차가 너무 적고 물이 너무 많으면 그 사이간(間)이 너무 멀어 간이 멀겋다 하여 모두 다 간이 맞지 않지만, 적당량의 차와 물이 섞일 때면 간(間)이 잘 맞아 아주 맛좋은 차를 낼 수 있게 되는 것이다.

이 간(間)을 맞추는 것이 바로 우리네 식생활에서 쓰는 음식의 간 맞추기이니, 우리네 주방에서 부인네들이 일상 하는 일이다. 음식이 맛 있기 위해서는 간(間)이 잘 맞아야 하는데 이 간 맞추기란 정말 자꾸 해 보는 것 밖에는 도리가 없다. 이를테면 오늘은 나 혼자 차를 즐기되— 이를 독철(獨啜)이라고 한다— 우리 나라 차, 그것도 지리산 화개동의 작설로 한다든가, 또는 어제는 중국 용정차를 세 명의 다인들과 음미하려고 한다든가, 또는 일본의 우치산(宇治産) 전다(煎茶)를 여럿이서 담소하면서 목을 축인다든가 하려 할 때마다 그 간(間)을 달리해야 하는 것은 물론이다.

이렇게 차의 간(間) 맞추기는 산지(産地), 차를 마시는 사람의 수, 차의 품급의 차이 등으로 미묘한 차이가 있으니, 이것은 요사이 식으로 몇 g의 차에 몇 cc의 물을 부으면 된다는 식으로는 역시 안 되고, 자꾸 많이 해 본 경험의 결과에서만이 간이 맞는 차를 낼 수 있다. 마치 과학적인 요리책에만 입각해서 무엇 몇cc, 무엇 몇 g만 따지는 신혼 며느리의 요리 솜씨보다는 암만해도 한평생 동안 부엌에서 가족들의 입맛을 맞추어 온 할머니가 무친 나물 맛에 천하일미(天下一味)를 돌려햐 하는 것과 같은 것이다. 진정으로 맛 좋은 차를 내야지 하는 정성으로 자꾸 해 보는 일 말고는 간을 맞추는 방법은 없다.

우리네 생활의 3대간(大間)—공간, 시간 그리고 인간
이렇게 맛 좋은 차를 내기 위해서 정성으로 간(間)을 맞추면서 곰곰히 생각해야 할 일이 있으니 그것은 다름아닌 우리네 생활에 있어서의 삼대간(三大間)인 것이다.

첫째는 공간(空間)이다. 공간이라면 물론 우리의 생활공간이다. 우리들이 살아가는 데 최적으로 필요한 공간이다. 현대건축학에 의하면 사람이 살아가는 데 최소 필요 필요 공간은 1.5㎡라고 한다. 따라서 한 사람이, 한 집안이 또는 여러 가지 크기의 인간집단이 살아가는 데는 각기 나름대로의 생활공간이 소요케 된다. 단 여기서는 생활공간이 너무 좁아, 다시 말해서 (공)간이 너무 좁아도 잘 못 살지만 꼭 같이 너무 생활공간이 넓어도, 다시 말해서 공간이 너무 멀거도 잘 못 산다는 것이다.

전자에서는 답답하고 갑갑해서 이유 없이 짜증과 화가 나서 여러 가지 사고가 많이 나는가 하면, 후자의 경우는 또한 외로워서 쓸쓸해서 못 사는 것이다. 광막한 호주 대륙의 벌판에서 트랙터를 모는 젊은이들이 있는 것은 다 갖추어졌다는 트랙터 위에서도 결국 못참아 우울증이 되든지 술주정뱅이가 되든지 아니면 이탈, 도망가는 것은 생활공간이 너무 넓기만 해도 안 된다는 것이다. 우리말로 텃세에 감당 못하는 것이다.

공간이란 자기의 연령과 성별과 능력에 알맞게 전개되어야 좋은 것이다. 생활공간은 육아실에서 공부방으로 다시 여러 가지 크기의 대활동장으로 커졌다가는 다시 나이 들어 조실(祖室)이나 방장실(方丈室)에 들어 앉게 되는 것이다. 우리네 다실도 사실은 이러한 사방 9자인 방장실(方丈室)을 본딴 것으로 안거(安居)하는 생활공간의 최소단위라 할 수 있다. 그래서 내 지금 이 방이, 이 집이, 이 활동장이 알맞나, 다시 말해서 짜나 싱겁나를 곰곰히 생각해서 그렇지 않으면 곧 시정해야 한다.

다음은 시간(時間)인데 생활시간이란 누구에게나 다 주어져 있는, 하루면 24시간, 일주면 7일, 일년이면 4계절을 또는 한평생의 시간을 두고 하는 말이다. 다시 말해서 그것을 잘 활용하게끔 시간표를 잘 짜는 이야기다.

그런데 시간이란 주기가 있는 것이고 따라서 리듬을 타야 하는 것이다. 밤과 낮의 주기를, 주중과 주말의 주기를, 사계절의 주기를, 또 평생의 유·청·장·노년(幼青壯老)의 주기를 잘 타서 일과 휴식을, 공부와 놀이를 잘 맞추어 타야 한다.

이렇게 시간을 잘 타기 위해서는 우리들의 최적기(最適期)를 알아야 한다. 이를테면 아침에는 늦잠을 자서 암만해도 일찍 일어나질 못하고 부득이 일어났다 하더라도 머리가 띵하고 잘 안 돌아가나, 점심 때가 지나자 차츰 머리가 개운해지고 몸이 잘 움직이다가, 저녁이 되면 더욱 활발해져서 밤 늦게까지 일어나서 공부나 일이 잘 되는 늦잠형이 있는가 하면, 저녁만 먹으면 피곤해서 그만 꼬꾸라져서 잠들고 마나 아침이면 일찍 일어나서 그저 부산 떨고, 머리가 개운해서 공부도 일도 잘 되는 조기형(早期型)이 있다. 따라서 전자는 그의 절정기가 하오 내지 밤에 있으니 하루에서 가장 중요한 일일랑 이 절정기에 갖다 맞추고, 후자의 경우는 하루의 가장 중요한 일일랑 그의 절정기인 새벽에, 오전에 잘 맞추어 처리해야 좋은 것이다. 그래서 자기의 때, 자기의 절정기를 아는 사람은 그것을 자꾸 활용하면 할수록 절정기가 확대되어 전기간이 절정기화하기도 한다.

마지막 간(間)－인간(人間)

이리하여 절정기는 하루에, 일주에, 일년 사계절에, 또는 일평생에도 있으니 그것들을 찾아 활용할 때, 때를 만나는 것이 된다. 일평생만 하더라도 운동가는 청년기이고, 기업활동가는 장년기이고, 철학·종교가는 노년기가 각기 절정기가 되겠다.

마지막 간(間)은 인간(人間)이다. 다시 말해서 대인관계 말이다. 인간은 사람과 사람 사이 간(間)의 존재이니 이 대인관계가 좋아야 무슨 일이라도 잘 된다. 따라서 항상 좋은 대인관계를 일으키고, 유지하고 그리고 종말지워야 하는 것이다. 말하자면 사람과 사람 사이의 정서적, 감성적 간맞추기 이야기다. 좋은 인간이기 위한, 좋은 대인관계의 시작은 우선 상대방을 받아들이고, 존경하고 그리고 기대하는 것이 으뜸이다. 이를 또 다르게 표현하자면 명령하고, 시키고, 가르치고 하기보다는 가만히 상대방을 들어주는 태도, 경청하는 태도를 으뜸이라 한다.

이렇게 하여 좋은 인간관계가 성립되고 나면 이를 또한 꾸준히 유지해 가야 한다. 흔히 어린애나 미숙한 사람들처럼 때로는 간이라도 빼줄 듯이 좋아했다가는 곧 새침해져서는 눈 위의 혹처럼 싫어하는 변덕이어서는 안 되는 것이다. 하기야 누군들 인간관계가 항상 직선으로 높게만 유지할 수야 없지만, 상하로 나부대는 감정의 파도가 될 수 있는 데로 작아야 하는데, 그러기 위해서는 상대방에의 동일화로 이해와 동감이 중요한 태도이다. 이해와 동감이야말로 우리들의 호염(好嫌)의 감정의 파도를 최소로 유지하는 것이다.

다음 좋은 인간관계의 종결은 인간관계를 통하여 얻은 바 만족과 배운 바 성공에 감사하는 긍정적 태도이다. 부득이한 일로 해서 헤어졌을 때, 한쪽은 진탕을 쳐다보아 치가 떨린다고 저주와 분개로 싫어하는 사람보다는 그래도 그와의 인간관계에서 얻은 바 있었고 배운 바 많았다고 감사히 여기고 좋은 감정으로 추억한다면 후자가 스스로의 건강에 얼마나 좋겠느냐는 것은 말할 필요조차 없다.

이렇게 차의 간(間)을 내면서 우리들의 삼대간(三大間)인 시간(時間)·공간(空間)·인간(人間)에 관해서 조용히 사색·반성할 때, 그것이 거듭될수록 간(間)이 잘 맞으니 '맛'있는 사람, 즉 멋있는

사람이 될 것은 물론이다. 그 반대는 싱거운 사람, 짜디짠 사람,
또는 시건방진 사람들이겠다.

차의 오미(五味)

무엇이라도 다소곳이 맛보는 것을 음미(吟味)한다고 한다. 그것이 음식에서 부터 심지어는 여러 가지 생활상의 정신적인 것까지 다 있지만 이러한 음미(吟味)의 태도가 바로 차에서 유래한 것이다.

적청화경(寂淸和敬)스러운 다실(茶室)에서 결숙(結熟)과 경숙(經熟)을 거쳐 잘 익은 찻물에 녹차를 넣어 우러난 그야말로 간(間)이 잘 맞는 차를 음미하니 거기에는 다섯 가지 맛이 있더라는 것이다.

고미(苦味)

차를 한 잔 조용히 입안 혀끝에 부우니 우선 맨 처음으로 말초 감각에 와 닿는 맛은 다름아니라 쓴맛[苦]이다. 차가 쓴맛[苦味]이 나는 것은 다름아니라 고미물질(苦味物質)이 있기 때문인데, 이것은 흔히 동서양을 막론하고 소화제로 쓰이는 그것이다. 동양에서는 육모초로, 서양에서는 고미(苦味)찡크로 대표되겠다. 이것이 위벽이나 위장을 자극하여 소화액의 왕성한 분비를 하게 하는 것이다. 말하자면 자극제이다.

삽미(澁味)

차를 마시매 고미 다음으로 혀에 와 닿는 맛이 떫은맛〔澁味〕이다. 이것은 찻물에 우러난 탄닌산(tannic acid) 때문인데 떫다면 우리는 곧잘 감맛을 생각하고 떫은 감을 많이 먹으면 뒤가 막힌다고 아이들에게 경고한다. 그래서 욕심많게도 떫은 감이라도 어른 몰래 많이 따먹은 아이들이 대변이 안 나와 울고불고 할 때 하는 수 없이 할머니들이 손자 뒷구멍을 들여다 보아 그 딱딱한 변을 파내어 주어 혼이 난 손자를 구해 주기도 한다. 바로 그 변비를 일으키는 장본인이 이 탄닌산이지만, 그것을 어른들이 그것도 전문가인 의약사가 잘 쓰면 훌륭한 지사제(止寫劑 : 설사를 멈추게 하는 약)가 되는 것은 물론이다.

이리하여 삽미의 음미로서 대체로 제아무리 양약이라도 그 분량을 조절치 않으면 오히려 해롭다고 가르치는 것이다. 그것도 각기 정반대의 효과로 말이다. 적게 쓰면 지사제(止寫劑)가 되고 너무 많이 쓰면 변비가 오니 말이다.

산미(酸味)

세번째 맛은 신맛〔酸味〕이다. 물론 이것은 차가 함유하는 풍부한 양의 비타민C로서의 일이다. 비타민C로 말하자면 자연계, 특히 식물계에 그것도 익히지 않는 생식품에 많은 것이다. 과연 우리 차에서는 너무 익힌 홍차에서보다 가볍게 익힌 녹차에 훨씬 많다. 아니 대체로 홍차는 녹차에서 연유한 것이다.

인도나 중국 또는 동양에서 맛본 차, 즉 홍차가 하도 맛이 좋길래 서양 사람들이 그것을 자기네 나라로 가져 가서 먹으려고 한 발명품이 바로 홍차인 것이다. 왜냐하면 그 맛 좋은 녹차를 머나먼 서양 나라로 그것도 배를 타고 몇 개월 동안 덥고 습기 높은 열대지방 등을 통과해서 가져 갔더니 과연 약한 열처리밖에 안한 녹차는 모조리 상해버렸다는 것이다. 이에 하는 수 없이 고열처리로 차를 쪄 발효시켜서 만든 것이 홍차이다. 따라서 제아무리 그 향기가 홍차의 왕이라고 자랑하는 세이론 홍차도 비타민 C의 함유량에서는 우리네 녹차에 도저히 못 따라 옴은 물론이다. 서양사람들의 홍차인 black(紅)만이 green tea(녹차)에서 유래한 것이 아니라, 바로 tea라는 그 말 자체도 茶(차, 다)라는 동양 말에서 건너 간 말이다.

염미(塩味)

소금 맛이 차에도 있나 하고 의아해 할 사람이 있을는지 모르지만 생물치고 소금이 함유 안 된 것이 어디 있겠는가. 우리 생체액의 산성균형을 유지하는 물질로서 그야말로 인생은 문자 그대로 소금의 짠맛이니 인생의 경종일 짠맛이 없어서야 되겠는가.

감미(甘味)

마지막 단맛은 물론 차에 함유되는 포도당 또는 전분 등의 함수탄소 때문이다.

이렇게 맛의 기본인 오미(五味)가 고스란히 그대로 다 차에 함유되어 있으니 과연 음식의 맛을 보는 데는 그리고 인생을 곰곰히 음미하는 데는 차를 두고 따로 없는 것이다. 사실 다인들은 인생의 묘미를, 차를 맛보면서, 음미하는 것이다.

젊은이들이 연애 등에 실패했을 때는 쓰디쓴 고배의 잔을 마셨

다고 하면서 쓰라린 원망좌절을 쓴맛(苦味)으로 표현한다. 하지
만 또한 반대로 양약어구고(良藥於口苦)라, 고(苦)가 반드시 나
쁜 것이 아니라 좋은 약이 된다는 것은 두말할 필요가 없다. 고
미제(苦味劑)의 약에서 그것이 생명활동에의 훌륭한 자극임은 물
론 인생에 있어서의 고(苦)의 가치, 원망좌절이 소량에서는 훌
륭한 자극이 되어 드디어는 고진감래(苦盡甘來)라, 쓴맛을 다 맛
본 연후의 단맛, 소원성취야말로 진정 단맛이라고 우리네 선조들
은 구가하였던 것이다. 서양의 베토벤도 고(苦)를 통해야 진정한
환희에 이른다고 그 많은 세계의 고를 혼자 짊어졌으니 최고의
환희 또한 그가 누린 것이겠다.

　바로 인생에 있어서의 고(苦)의 맛, 원망좌절의 의미를 그토록
잘 가르쳐서 고(苦)야말로, 원망좌절이야말로 인생의 보람인 것
을. 그래서 식음의 단맛, 인생의 소원성취가 인생의 즐거움인 것
과 쌍쌍을 이루어 인생을 살아갈 만한 것으로 여기게 되는 낙천
(樂天)이라는 덕목을 형성케 해 주는 것이다.

인생을 음미하는 차

　삽미(澁味)가 인생을 상징하는 뜻으로는 일본 사람들이 으뜸인
가 한다. 그들은 '澁い色だね'고 남자가 택하는 색깔을 보고 여자
들은 'あの人 澁いわ!'고 감탄한다. 무슨 말인고 하니 갈색계통의
색깔을 남자가 좋다―재미있는 것은 갈색을 다(茶)갈색이라고
한다―고 하니 여자들이 곧 그 남자의 됨됨이가 떫떫한 양반이라
고 단정한다는 것이다. '澁い', 떫떫하다는 것은 그렇게 기생오라
비처럼 매끈하지 않다는 것이고, 인생을 서서히 걸리면서, 삽체
(澁滯)하면서 살아간다는 멋있는 말이다. 멋일랑 선뜻 그래 잘

내놓지 않고, '出澁ㅎ', 약간 삽체하여야 정말 '멋'있고 재미있다는 것이다. 우리말로 하자면 '뗣뗣한 멋장이'이라고나 할까.

산미(酸味)가 인생을 상징할 때는 물론 시건방진 사람, 아직 실과가 덜 익은 상태니 인격이 아직 미숙한 상태로 쓰이는 말임은 곧 알 수 있다.

염미(塩味)는 곧 '되게 짠 사람'하면 구두쇠지만 짭짤한 맛이란 적절하게 살림을 꾸려나가는 살림꾼 주부에서처럼, 간(間)이 잘 맞는 사람이다.

단맛〔甘味〕은 앞에서 이야기했다시피 '달콤한 연애'에서 극치를 이루는 소원성취이고 인생의 즐거움을 나타내는 말임은 전술한 바와 같고, 또한 그것이 고미(苦味)와 쌍지워 인생의 진미(眞味)를 이룬다는 것이다.

방장 다실(方丈 茶室)에 앉아 한 잔 차를 음미

이렇게 한 잔의 차를 마시면서 그의 고·삽·산·염·감(苦·澁·酸·塩·甘)의 오미(五味)를 맛보면서 인생의 쓴맛 단맛 다 음미하였으니, 우리의 인생이란 쓴맛에서 단맛에 이르는 맛이 다 필요해서 '쓰다고 내뱉지 말고 달다고 그저 삼키지 않는다'는 차의 격언이 또 하나 생겨난다. 자기 인생에 기어이 닥치는 일이란 그것이 쓰든 달든 그대로 소중히 받아 들일 때, 비로소 인생의 뒷맛이 달다는 인생애욕의 태도를 우리네 조상은 인생의 지조를 시집가는 색시에게 가르쳤던 것이니, 인생의 진리나 우주의 법칙에 순종함을 가르쳐 고진감래(苦盡甘來)의 인생을 비유한 것이다.

찻물〔茶水〕 끓는 소리를 송풍회우(松風檜雨)로, 주거의 최소인 방장 다실(方丈 茶室)에 앉음이 대우주를 깔고 앉아 한잔의 차를

음미함에 내가 지금 여기에서 오늘의 실존을 종용(從容)하고 있
는 것이다. 정녕 고락(苦樂)을 넘어서 종용(從容)하고 있으면서
그 속의 여러 가지 맛을 맛보고 있는 '멋'장이로구나 그렇게 맛
보게 된다.

중정(中正)

　차를 마시는 것은 결국 그로써 무슨 효능이 있기 때문에 차를 달여 마시게 되는데, 그것은 차가 지니는 여러 가지 생약학적(生藥學的) 효능이나 또는 차를 준비해서 달이는 과정에서 설명될 수 있다. 말하자면 다사(茶事)의 진행에 따르는 여러 가지 중에 주로 정신적 작용(精神的作用) 내지 효험에 관한 것으로서 그동안 다실의 환경을 말하는 적·청·화·경(寂淸和敬), 찻물을 장만하는 과정에서 말하는 결숙과 경숙(結熟 經熟), 차의 양과 찻물의 양 내지 비례를 말하는 간(間), 그리고 그로써 달여진 차를 음미하는 오미(五味) 등으로 밝혀 왔다. 그래서 이제는 그러한 음다(飮茶) 내지 다사(茶事)를 통해서 얻어지는 마지막 효능 내지 효험인 중정(中正)에 대해서 밝혀 보기로 한다.

다사(茶事)의 마지막 효능인 중정(中正)

　중정(中正)이라 하면 우리 동양사람이면 곧 연상하는 공자님의 중용(中庸)의 사상이고, 불교의 중도(中道)의 태도이다. 이들 '중'의 사상은 흔히 잘못 이해되고 있듯이 엄정중립을 지킨다는 따위의 정적(靜的)이고 기계적인 의미로서만의 중이 아니다. 그것은 몹시나 동적(動的)인 힘이 작용하고 있는, 그래서 퍽이나 역동적(力動的)인 내용을 가진 중(中)이다. 평상시, 아무 일 없는 여느때는 마치 돛을 내려 항구에 머물러 쉬는 선박〔帆船〕과도 같이, 그야말로 무풍(無風)한 내만(內灣)에서 고요히 쉬어 스테틱하고 기계적인 중이기도 하지만, 그러한 가운데 범선이 일단 바다로 나아가 출렁이는 파도나 휘몰아치는 바람에도 그 속에서 안정을 유지하면서 안정된 항해를 나아가는, 그래서 몹시 동적(動的)인 '중'인 것이다.

대체로 인생만사나 세상물정이 모두 그렇듯이, 이 안정이나 평형은 항상 불안정이나 불균형을 두고 있는 상태로 수시로 어디서나 안정(安定)을 어지럽게 하는 것이다. 그래서 심한 풍파에 마치 범선을 뒤집어 엎으려고 하듯이, 출렁이듯이 우리의 심신이나 생활도 수시로 또한 어디서고 불안이나 감정의 회오리 바람에 휘말려 곧 뒤집어질 것같이 요동하고 또 동요할 때가 있는 것이다. 그래서 그러한 불안과 동요는 비단 한 개인의 심신이나 생활에서뿐만 아니라 바로 여러 가지 정도의 인간집단인 가족·씨족·부족·민족 또는 인류 대집단에 이르기까지 그 권속무리의 사회나 역사가 동요할 때가 있는 것이다.

이 때 우리는 개인에서 여러가지 크기의 인간집단을 거쳐 인류사회라는 최대집단에 이르기 까지 각각의 독특한 안전보장 유지체제를 가지는 것이다. 이러한 안정제도 내지 안정제 중의 하나가 바로 이 다사(茶事)이고, 그 사상의 적효(適効)가 또한 이 다도(茶道)의 중정(中正)인 것이다.

불안과 동요에서 중(中)의 안정

앞에서 잠깐 이야기했다시피, 사람들이 초조해지고 불안해지면 냉수라도 벌컥벌컥 자꾸 마시듯이, 물이나 음식을 통해서 불안초조를 해소하려고 한다. 다사(茶事)란 바로 그러한 응급시의 동요나 불안초조를 당하지 않기 위해서 여느 때 평상시, 수시로 물을 많이 마셔 놓아서 일단 갈증이 있을 때 끄떡도 않고 평형이나 안정을 유지토록 하기 위한 발명이라는 것이다.

그래서 필요에 따라서는 죽은 듯 잠잠한 항구의 물 위에 쉬는 고요인가 하면 충천노도에 끄떡않고 동적 평형을 유지해 가면서 —말하자면 수면에 닿을듯이, 마치 가라 앉을듯이 아슬아슬하게 평형을 잃을듯이 하다가도 결국 안정을 도로 찾아내는 그런 동적 평형(動的平衡)을 지니게 되는 것이다.

이를테면 밀어 닥치는 심한 스트레스에 불안과 동요가 일어나 어지러워 견디기 어려우면서도, 혈압이 평상시의 배 이상으로 뛰어 오르면서도, 기어이 안정을, 동적 평형을 유지해 가는 그런 상태를 중정(中正)의 유지라 하며, 이의 방법 중의 하나 즉 그 희귀한 레퍼터리 중의 하나가 바로 이 다사(茶事)라는 것이다.

여느 때 조용히 독철(獨啜) 등으로 심신을 안정조정으로 가다듬고 있음으로써 제아무리 어려운 난국에서라도 기어이 안정을 유지하면서 풀·엔진을 걸어 그래서 기어이 그 난국을 돌파, 해결해 가는 것이다.

이렇게 인생의 위기에 섰을 때 안정만 잃지 않으면 기어이 그것을 타개해 간다는 것이, 우리네 옛말인 "범에 물려가도 정신만 차리면 산다"고 한 정신차리는 것이고, 그것을 다시 우리네 유림인(儒林人)들은 "부디 고정하십시요"하고, 불가에서는 삼매지경(三昧之境)에 들기를 추천하니 여기서는 바로 끽다삼매(喫茶三昧)인 것이다. 차를 마심으로써 다도(茶道)를, 그리고 다사(茶事)를 행함으로써 그러한 심신의 안정을 얻는다는 것이다.

엄청난 안정제의 증가는 현대의 복잡성을 대변

인생에 있어서의 여러 가지 쉬운 일, 어려운 일들을 해내는 데 가장 중대한 토대인 심신의 안정이 현대에 와서 얼마나 필요한 것이고, 또한 심신의 안정이 잘 안 된다는 것을 증명하듯이 바로 20세기에 들어서 그 엄청난 안정제를 사용하고 있다. 그런데 그러한 안정법의 하나가 바로 끽다(喫茶)이고, 그리고 다도(茶道)인 것이다. 모름지기 차를 마시고 다사를 즐기고 그래서 다도에 듦으로써 다른 모든 안정법 내지 수행과 더불어 현대의 불안은 기어이 타개되리라고 본다.

다도(茶道)에 이르는 길, 다시 말해서 차로 해서 인생의 진리나 우주의 법도를 알아차리고(見性), 그것을 실천해가는(成佛) 도에 이르기에는 무한무수의 문〔方法〕이 많아서 각기 발견, 발명할 것이라고 가르친 것이 현대의 위대한 다사(茶師)의 한 사람인 효당사(曉堂師)의 다도무문(茶道無門)이다. 그와 꼭같이 인생의 진리나 우주의 법칙을 발견하고 그것을 실천해 가는 자기 실현하는 인생의 대도(大道)를 무량법문(無量法門)이라고 하여 대도무문(大道無門)이라고 하는 것이다.

지금 우리가 알고 있는 그러한 인생의 진리나 우주의 법칙을 알아차리고 실천해 가는 방법을 들어 보기만 해도 엄청나게 많을 뿐더러 상기 제목대로 무한한 방법이 있으니 모름지기 각자의 기호나 취미나, 또는 소질에 따라 또는 손쉬운 방법부터 손을 대어 실천해 갈 것이다.

이를테면 신체영역에 가면 의식주에서 각기 오관게(五觀喝)로 유명한 식도락(食道樂 ; 여기에 茶道가 속함)하는 식음도(食飮道)가 있는가 하면, "옷이 날개"라고 자랑하는 의상도(衣裳道)가 있겠

고 풍수설의 토대인 주거도(住居道)가 있다. 또 "세 살 버릇 여
든까지"라는 '버릇' 들이기로 강조되는 위의법도(威儀法道)가 있
어 '사람노릇'의 토대를 잡는 행실을 강조한다. 또 유천희해(遊天
戲海)로 인생의 '스케일'과 '신남'을 주는 풍류화랑도(風流花郞
道), 예도(藝道)가 있다. 여기에는 과연 별의별 놀이의 승화로 이
루어지는 별의별 예술로 모두들 도에 든다니 과연 그 방법은 한
량없이 많다.

다도는 가장 기본적이고 손쉬운 수도와 치덕(治德)의 하나

다시 과학·산업의 현실, 실학의 영역에서도 마찬가지이다. 제
각기 독특한 직업, 직장에서 스스로들의 천성(天性)들을 발견하
고 이를 사회적으로 물건이 되겠끔 기량을 닦고 발명하는 일을
통해서 드디어는 기·법(技·法)의 20년의 이력(履歷)을 거쳐 다
시 한번의 10년을 경력(經歷)함으로써 드디어 '도십년(道十年)'
의 지경에 이르게 되는 것이다. 인생에서 누구나가 그의 스펙트
럼이 제아무리 좁다 하더라도 제각기의 직업·직장에서 정성으로
진심으로 꾸준히 노력한다면 모두들 기법도(技·法·道) 30년 끝
이면 도에 든다는 것이다. 바로 자기의 직업과 직장에서 인생의
진리와 우주의 법도(法度)를 알아차리고 실현해 간다는 것이다.

그러한 무한량(無限量)의 제법제도(諸法諸道) 중에서도 유독
우리네 다도는 누구라도 어디서나 손쉽게 할 수 있는 가장 기본
적 수도치덕(修道治德)의 하나라는 것은 제 아무리 강조해도 지
나치다는 법은 없겠다. 그래서, 누군들 안 먹고 안 마시는 사람이
없으니 물을 마실 때 바로 지금껏 이야기한 요점들을 잘 용심(用
心)하면서 그것이 유독 순수 '차'가 아니더라라도 훌륭한 다도가

된다는 것이다. 마심의 도(道), 식음(食飮)의 도야말로 진리에의
왕도(王道)이다.

다신(茶神)

예전부터 신선(神仙)은 차를 마신다고 하며 차를 마시면 신선(神仙)이 된다고도 한다.

차와 신선은 깊은 인연이 있어, 해남 대흥사의 다성(茶聖)이라고 일컬어지는 초의선사(草衣禪師)는 『다신전(茶神傳)』이라고 하는 책을 지었다. 바로 차를 홀로 조용히 마시면 다신(茶神)이 되고 다신은 차를 마셔서 비롯된다고 하였던 것이다. 그러면 과연 이 다신(茶神)이란 무엇인가를 한번 깊이 음미하여 보자.

먼저 신(神)에 대해서 알아보기로 하자.

신(神)이라는 것은 '절대적', '절대자' 또는 '전지전능'을 가리키는 말이다. 이것은 대단히 어렵고 높은 지경이나 또한 몹시 알기 쉬운 경지도 있다. 이를테면 "야! '신'난다" 하는가 하면, 또 "귀신 같은 재주에 귀신같이 알아차리고 귀신 같은 재주를 부려 일을 귀신처럼 해 내더라"고들 하게 된다. 바로 그러한 신묘함의 극치의 표현이다. 다시 말해서 '가장 지극함'을 말하는 것이다.

다기(茶技), 다법(茶法), 다도(茶道) 30년 만에 다신(茶神)의 경지

이를테면 어떤 한 인간영역에서 꾸준히 하면 나머지 기법도(技法道) 30년의 전력 끝이면 신(神)의 지경에 든다고 한다. 그래서 흔히 상업신(商業神)이다, 학문신(學問神)이다 또는 군신(軍神)

이라고들 한다. 바로 자기가 맡은 바 영역에서 지고(至高)의 지경에 이르러서 거기서는 지상(至上)이고, 전지전능이고 절대적이라는 것이다. 이렇게 말하면 다사(茶事)에 관해서 다기(茶技), 다법(茶法) 그리하여 다도(茶道) 30년을 거치면 드디어 다신(茶神)의 지경에도 이른다고 할 수 있는 것이다.

그러나 또 일면 그러한 다신(茶神)이 적어도 다기(茶技)·다법(茶法)·다도(茶道) 30년을 거친 이력 끝이어야 이르는 것이지만 그 동안에도 수시로 들면서 차츰 입신(入神)의 시간이 길어진다고도 보는 것이다. 이를테면 차생활(茶生活)의 초다짐인 다기(茶技) 10년에서도 다신(茶神)의 지경이 간혹 짤막하게는 찾아들었다가는 곧 사라지고, 다음 다법(茶法) 10년에서는 흔히 그러한 신비스러운 지경에 들어서는 꽤 오래도록 머물기도 하는 것이다. 그러다가 30년을 지나면 항상 이러한 신묘한 지경에 있게 되니 일상이 바로 다신의 지경인 것이다.

다신(茶神)이란 다르게 말하면 음차 또는 다사, 차생활로 해서 삼매지경(三昧之境), 초월(超越)의 지경에 드는 것을 말한다. 그러면 과연 이러한 삼매지경 또는 초월의 지경이 어떤 것인가 알아보기로 한다.

다사(茶事)의 삼매지경(三昧之境)은?

다신(茶神)을 비롯한 여러 가지 방법으로 유도 내지 도달되는 '신'의 지경을 신경정신의학에서는 '초월의 지경'이라고 해서 이러한 상태는 바로 앞서 이야기한 마음의 중정(中正) 상태가 극치에 도달한 것으로서 심신이 적절히 이완되어 마음이 자유스럽고, 따뜻하고 그리고 평안하고, 안락스럽고, 그리고 친절한 적청화경

(寂淸和敬)스러운 분위기를 조성하는 인간인격체(人間人格體)의 오묘한 작용이다.

　이러한 오묘한 상태를 그의 구조에서 살펴 보면 부교감신경이 그의 상응자인 교감신경보다 약간 우세한 쪽으로 기울어져서는 천부(淺部)의 혈류(血流)가 증대하고 심부(深部)의 그것은 감소한다. 또 어딘지 계통발생적 수면 상태와 흡사해지면서도 정신운동이나 정신감각은 오히려 더욱 활발해져 있는 것이다. 의식적 작용은 오히려 낮으면서도 의식과 더욱 깊은 부분의 정신 작용이라고 할 무의식이나 의식·무의식을 합친 전신경정신 작용은 최고로 올라 있는 상태이다. 이러한 신경정신의 신묘하고 신비스러운 상태에서 일어나는 신경정신작용은 신묘스럽기만 한 것이다.

　신경정신작용의 근본이라고 할 수 있는 이 기능은 인간생명의 근본자리로 원초회귀하고 있어서 자유 무애스럽고 아무런 선입주(先入主)에 포로가 되어 있지 않을 뿐더러, 정신 집중력은 최대로 강화되고, 기억은 필요에 따라 선명히 연상되고, 직관력은 고조되어 있다. 한번 더 이야기하면, 밝디 밝은 감각과, 허심탄회한 지각과, 참신하고 꽝꽝 잘 울리는 감성과, 치밀주도한 사고와 그리고 확고하고도 신속번개 같은 단행력에 있는 것이다. 바로 전지전능하고 독존스러운 근본정신의 약동이 있는 것이다.

정신신경의 지고(至高)의 상태 ― 맑힘(精), 신(神)

　또한 다신(茶神)이라는 이 상태는 앞서 이야기한 바와 같이 여러 가지 분별식(分別識)을 여의고 있으니 자타(自他)를, 염정(染淨)을, 귀천(貴賤)을, 손득(損得)을, 유무(有無)를, 광협(廣狹)을 또는 생사를 여의어서 그러한 분별의 테두리 멀리 뛰어 넘어

있는 것이다.(超出方外 - 元曉大師)

　이렇게 여러 가지 대립의 지경(智境)을 여의고 초월하고 있다는 것은 다르게 말해서는 이미 기왕에 이루어진 여러가지 분별식 또는 선입주들을 쓸어버리고 지워버리는 작용이 있다는 것이다.

　싹 쓸어버리고 지워버리는 작용으로 해서 기왕의 불신, 의존(依存), 분노, 적개심, 수치(羞恥), 의구(疑懼), 죄악감, 열등감 등 - 전설(傳說)에서는 탐·진·치·만(慢)·의(疑)라고 표현 - 으로 머리가 시끄럽고 복잡해진 것을 깨끗이 맑힘〔精〕으로 우러나는 새로운 정신의 돋음을 기대하는 것이다.

　따라서 이러한 신경정신의 지고의 상태를 정(精;맑힘), 신(神)이라고 하여 잘 정리정돈된 우리의 근본 진리인 것이다. 시끄럽고 어지럽고 그리고 복잡한 머리를 이렇게 조용하고 깨끗하고 그리고 상쾌한 정신으로 바꾸는 삼매의 작용도 그 과정에서는 물론 적개스럽고 부정적이고 그리고 퇴보적인 것들의 발악으로 해서 광풍노도가 덮치는 회오리바람이 불기도 한다. 하지만 기어이 나중에는 동해의 청천(淸天)한 적청화경(寂淸和敬)스러운 좋은 인생의 뱃길을 나아가게 되는 것이다.

　탐(貪)·진(嗔)·치(痴)·만(慢)·의(疑)의 오독(五毒)을 말끔히 정리하고 씻어버리는, 그래서 정신의 원래 기능인 자유무애의 대활약을 기대하는 이 신화작용(神化作用)은 무진장으로 많지만 그 중의, 비교적 얻기 쉬운 것 하나가 바로 음다 내지 다사, 또는 다도인 것이다. 바로 차를 통해서도 상기한 바 신적 상태(神的狀態)로 들어가고 유지하니 이것이 바로 다신(茶神)이 아니고 무엇이겠는가.

차를 통한 신적 상태(神的狀態), 곧 심일경성(心一境性)

이리하여 적청화경(寂淸和敬)스러운 다실은 바로 강신(降神), 입선(入禪) 그리고 정신이 일어나는 탁 트인 신성(神聖)한 자리 다만다라(茶曼陀羅)이고, 다신전(茶神殿)이 되는 것이다.

그래서 그러한 다신전에 드나들어 다사(茶事)를 하는 다인(茶人)은 어느덧 다신(茶神)이 되는 것이다. 아니 그것뿐이겠는가. 다실 또는 다신전에 있는 모든 것, 모든 일은 그 자체로 절대적인 것, 절대자이니 다신전의 모든 것, 이를테면 물 한 방울, 차 한 톨, 또는 한 생각, 한 말, 또는 한 지식이 모두 절대신성한 것으로 성화(聖化)되고 마는 것이다.

이런 사실을 말해서 신화작용(神化作用)만 일어난다면 세상 어디에 어느 사물치고 신성치 않은 것이 있단 말인가. 바로 우리네 범속한 이 환경, 자리, 시간, 공간 또는 이 인간이 모두 신성한 것이다. 신화작용(神化作用), 성화작용(聖化作用)이란 다름아니라 바로 성실됨, 진실됨 또는 알뜰함 말고는 따로 없는 것이다.

다실의 분위기 형성에서 다수(茶水) 준비하기에 결(結)과 경(經)의 이대숙화(二大熟化)를 거쳐 간(間)을 맞추고 오미(五味)를 음미하여 중정(中正)스러운 마음가짐의 출발에서 드디어는 다사(茶事)의 이 전 과정을 성화(聖化)하고 신화(神化)하는 일이 다름아니라 알뜰함이라는 것을 원효대사는 심일경성(心一境性)이라고 하였다. 이는 주체와 객체가 하나가 되어 있는 상태라는 것이다.

일회성(一回性)·심일경성(心一境性)

이제 차 내지 다도에 관한 중요 제목은 적청화경(寂淸和敬)·숙(熟)·간(間)·오미(五味)·중도(中正) 및 다신(茶神)으로 그 주맥락은 다 이루어졌으나 약간의 추가할 사항들이 몇 가지 남았다. 일회성(一回性)·불기(不器)·적적요요(寂寂寥寥) 및 심일경성(心一境性)이다.

이제 차례로 그것들을 훑어 보기로 한다.

일회성(一回性)

그 중 첫째로 일회성(一回性)이 있는데 이것은 다름아니라 다사(茶事)나 다실에서 일어나는 일은 모두 세상에 단 한 번밖에 없다는 것이다. 이를테면 주인이 한 귀한 손님과 만나고 있다면 이 자리, 이 시간에 이렇게 만나는 일은 우주 개벽 이래 처음 있는 일이고, 앞으로도 영원히 다시는 없는 일이라는 것이다. 연유하여 세상에 무슨 일치고 꼭 같은 일은 영겁(永劫)을 두고 결코 없는 일이니 무슨 일이나 소중히, 귀중히 그리고 신중히 여겨서 할 것이라는 것이다.

어떠한 일이라도 그것이 비단 한 생각, 한 말, 또는 한 행동이라도 다시 없는 일이라 생각하면 함부로 할 수 없다. 다르게 말하자면 세상에는 소위 많은 '연습'이나 '부러부러'가 있지만 사실은 연습이나 부러부러는 없고 있다는 것은 오직 연습이나 부러부러라는 그 유일성이 있을 따름이라는 것이다. 그러니 비록 연습이라 할지라도 결코 소홀히 여기지 말고 마치 단 한번 밖에 없는 진실로 온 정신을 다 쏟아야 할 것이다.

다시 앞으로 돌아와서 다실에서 조용히 팽주(烹主)가 한 빈객(賓客)을 맞아 차를 한 잔씩 들고 있다 하자. 그러면 이 자리, 이 시간, 이 만남(邂逅), 이 이야기의 오고 감은 단 한 번밖에 없는 일이니 진지해지지 않을 수 없다. 그리하여 이 만남은 명실공히 가장 훌륭한 유종의 미를 거두는 것이다.

이렇게 인생만사에 있어서 일회성(一回性)의 중요함을 깨우칠 때 우리는 무슨 일이라도 가벼이, 경솔히 또는 경멸히 할 수 없게 된다. 그러나 반면에 다시 없는 일이라고 너무 신중스러워져서 우유부단하면 안 되니 거기 또한 좋은 대응자가 있기도 하는 것이다. 그것은 다름아니라 바로 회귀성(回歸性)에 관한 것이다. 세상에 꼭 같은 일은 다시 없지만 또한 비슷한 일은 있다는 것이다.

따라서 일회성은 회귀성 또는 유사성과 상응해 있다는 것이다. 이러한 회귀성과 유사성이란 다름아니라 세상에 꼭 같은 것은 다시 없지만 아주 엇비슷한 일은 얼마든지 있으며, 그것들이 재미있게 시간적으로는 주기성(周期性)을 가지고 나타나고, 공간적으로는 근방(近傍)에 있다는 것이다.

이 점 세상에 다시 없는 일회성일 망정 일을 강박적(強迫的)으로는 안 해도 된다는 여유가 생기는 것이다. 다르게 말하자면 진지함은 여유와 상응해서 여유있는 진지함이니 얼마나 좋은지 모를 일이다. 비슷한 일은 또 오니 너무 곰상맞게 굴지 않으면서도 꼭 같은 일은 다시 없으니 진지하게 대할 수 있는 것이다.

심일경성(心一境性)

심일경성(心一境性)이라 함은 주체와 객체가 하나 되어있는 지경(智境)을 말하는 곧 주객일여(主客一如)·지경일여(智境一如)이다. 이것이 다사(茶事)나 다도에 있어서는 도달해야 할 필연의 목표의 하나로서 주객이 혼연일체가 되는 경지이다. 이를테면 팽주(烹主)나 빈객(賓客)이 분별치 않고 하나가 되어 있는 지경이다. 따라서 다사에 있어서는 적청화경이라는 다실의 분위기 형성에서부터 숙(熟)·간(間)·오미(五味)·중정(中正) 그리고 다신에 이르기까지의 전 과정이 이 심일경성으로 꿰뚫어져 있어서 좋다는 것이다.

다시 말하자면 온 정성을 다 기울여 다사의 각 단계의 일에 전념하고 있을 것을 말하는 것이다. 다실을 적청화경으로 조건화할 때는 거기에 전심전력하고, 물을 익힐 때는 또 그 일에 전신전력하고, 간(間)을 맞출 때도 역시 그 한 일에 오직스럽고, 오미를 음미할 때도 마찬가지일 때, 그 다사로 기어이 자연스럽게 중정을 거쳐 다사의 극치인 다신에로 이르게 되는 것이다.

팽주와 빈객 사이에서 그럴 뿐 아니라 다인과 다기, 다실, 차 또는 찻물과도 마찬가지이다. 다인과 이러한 것들 사이에 아무런 벌어짐이 없는 혼연일체가 되어 있을 때 그 다사는 시종일관, 물 흐르듯 치우침 없이 막힘없이 진행하게 되는 것이다. 이러한 진행 앞에는 제 아무리, 허점을 발견하자 곧 쳐들어가는 것의 전문가인 칼잡이도 손을 못쓰고 노리고 있다가 오히려 다인에게 당하고 만다는 것이다.

이에 대한 재미있는 고사가 이웃나라 일본에 있으니 간단히 소개하면 다음과 같다.

임진왜란을 일으켜 우리 나라를 침범한—그 속셈은 사실은 우리 나라 차 등과 도자기를 약탈하려고 일으킨 전쟁—풍신수길(豊臣秀吉)이 하도 차에 골똘하여 당대의 유일한 다인(茶人) 천이휴(千利休;한국인의 후예라는 설이 있음)에 홀딱 반하여 노상 이휴(利休)의 다실에 드나드니 이를 못마땅히 여긴 그의 충신 가등청정(加藤清正;역시 임란 침략의 선봉을 선 자)이가 천이휴(千利休)를 한칼에 해치우려고 칼을 들고 이휴(利休)의 다실에 들어왔다. 이를 본 이휴가 풍신수길이 함께 있는 방에 칼을 들고 들어 오다니 웬말이냐고 다사(茶事)를 진행하면서 물었더니 "칼은 무사의 혼"이라 어디라도 패도하는 것이라고 하며 밖에 벗어놓고 오기를 거절한다.

가등청정, 천이휴의 다사의 진행을 노려 보며 허점만 나면 한칼에 해치우려고 노려 보고 있으나 다실에서 천이휴의 다사의 진행은 과연 전장에서의 칼잡이의 칼부림과 다름없이 거기에는 조금도 허점이 없었다. 오히려 이를 노리고 있는 가등청정 쪽에서, 전장터에서 간일발(間—髮)을 넣지 않는 무장(武將)이 다실에서 노리고 쏠리고 있는 바람에 그만 허점이 생겼다. 이를 알아차린 다인 천이휴는 끓이고 있는 찻물을 그만 화로에 부어버렸더니 온 방안이 잿더미로 화해버렸다. 깜짝 놀란 가등청정은 밖으로 뛰쳐나갔다. 이를 본 다인 천이휴는 놓고 간 가등청정의 칼을 들고 "아니 무사의 혼은 어디 갔소?"하고 가등청정의 칼을 번쩍 쳐들었다. 예우없는 무장 가등청정도 앙칼진 흉심을 가지고 다실에 들어갔으니 거기에 눈이 어두워 오히려 이쪽에서 허점을 보인 것을 알아차려 머리를 조아려 사과했다는 이야기이다.

이처럼 만사에 있어서 진지하게, 진심으로 진정으로 또는 알뜰히 한 일을 오래 하고 있으면 거기에는 물샐틈 없이 일이 진행되니 어느 누구라도 침범 못할 뿐더러 침범할 필요도 없게 된다는 것이다. 심일경성(心一境性)으로 진행되는 일은 다사뿐만 아니라 각 전문 영역에 있어서의 갈고 다듬어진 일이거늘 모두가 금강불괴(金剛不壞)이고 따라서 무파이무불파(無破而無不破)인 것이다. 이것이 원효대사의 무파이무불파의 다사에서의 구현이다.

오직 각자가 맡은 바 영역에서 소임에 전념할 뿐이니 남의 일에 눈팔아서는 부질없는 일이다. 이것을 원효대사는 다시 무량장엄·무량보신(無量壯嚴·無量報身)이라 하였다. 사람이 해야 할 전문 영역은 얼마든지 있고, 또한 거기에 꼭 맞는 일을 수행하는 전문인 또한 얼마든지 있다는 것이다. 이를 서양사람들은 '진정한 곳에 진정한 사람'이라고 했다. 이는 곧 사람이 자기 설 곳에 서 있으면 그것이 바로 금강불괴이고 무파이무불파하는 진인(眞人), 곧 불(佛)이라는 것이다. 부처님이란 제 자리, 제 할일 하고 있고, 올바른 사람노릇 하고 있는 사람으로 그가 바로 금강불괴이자 무파이무불파하는 금강삼매에 든 사람이라는 것이다. 대상이 나고, 내가 대상이고 객체가 바로 주체를 비추는 자리에 있는 사람인 것이다.

불기(不器)·적적요요(寂寂寥寥)

불기(不器)

의·식·주라는 인간의 가장 기본적이고 생리적인 욕구를 채우는 영역에서 별의별 생활 기구가 다양하게 발달하지만 그 중에서도 주로 식생활에 없어서는 안 되는 도구가 바로 음식을 담는 그릇이다.

그러한 음식물이라는 내용을 담는 그릇은 따라서 곧 잘 인간을 담는 그릇, 즉 사람됨됨, 또는 인격을 상징하는 데 쓰여진다. 연인즉 인격(人格)의 '格'자는 바로 금을 그어 한정하는 뜻이 있는 것이기 때문이다. 이리하여 "그릇이 큰 인간이다", "그릇이 그렇게 작노", 또는 "그릇되지 못하게" 등으로 이야기해서 그릇이 곧 인격을 상징하는 것으로 쓰여져 왔던 것이다.

이렇듯 그릇이 인격을 상징하니 여기 큰 그릇, 좋은 그릇해서 세상에 다양한 식기문화(食器文化)가 발달한다. 그러한 그릇 중에서도 찻그릇〔茶器〕은 그 묘함에, 다양함에 경합할 만한 그릇들이 따로 없다. 또한 茶人들은 찻그릇을 애지중지하게 묘호(妙好)함에 끝이 없는 식음(食飮)의 기호가들이다. 그래서 심지어는 금·은으로 만든 다기(茶器)가 다 있으나 역시 다도(茶道)에서는 소박함과 단아함을 숭상하니 여기 도자기가 으뜸이 된다. 그래서 다도(茶陶)라는 말까지 다 생겼으며, 이것은 차에서 쓰이는 기구를 통틀어 말하는 것으로 되었다.

다인들은 자기가 쓰는 다기에 애착이 가서 애지중지하게 소중히 여긴다. 드디어는 당대는 물론 수대를 거쳐 애호하고 애장(愛藏)하니 드디어는 골동품으로도 되는 것이다. 사실 골동품이란 무엇보다도 소중히 여겨 수대 내지 수십대를 거치면 모두 귀중한 골동품으로 되는 것이다.

못생긴 그것이 참 잘생긴 것이라고

처음이야 밥사발이었을지라도 수대 내지 수십대를 거치는 동안 연륜이 쌓여 고색창연해져서 인류의 일품으로 되는 것이다. 이를테면 이웃나라 일본의 국보 중에는 우리네 조선의 무명의 도공이 아무 생각없이, 천의무봉(天衣無縫)으로 만들어 낸 순수무잡(純粹無雜)한 뚝배기도 포함되어 있다.

여기 찻그릇은 금은 보배로 만든 것이나 또는 외국에서 가져온 고가품이 아니라 무교(無巧)의 자연품이라는 것이다. 보라, 자연에는 별의별 모양이 다 있으되 자연은 거기에 조금도 언짢아하지도 않고 자자연연(自自然然) 태연자약한 것이다. 괜히 잔재주 부리는 사람들이 '못났다' '병신이다' 또는 '못쓰겠다'는 편견을 부릴 따름이다. 이 때 바로 못생긴 그것이 참 잘생긴 것이라고 대갈(大喝)하신 것이 우리네 민족이 낳은 인류 교사의 한 사람인 원효대사의 불연지대연(不然之大然)이다.

잔재주에 찌들리고 편견이 잔뜩 눈독들려 눈에 명태껍질 바른 소인배에게는 못난이 그릇으로밖에 안 보이던 것이 안목이 탁 트이고 안식이 높은 사람에게는 그것이 바로 천하일품으로 감식되는 것이다.

　문제는 깊숙이 비장되는 멋, 밀장(密藏)되는 미(美)인데 이를 꿰뚫어 보는 안력(眼力)이 한쪽에서는 있고, 그리고 그러한 진장한 멋이나 미라는 것은 기능성과 무교성(無巧性)과 그리고 자연성을 넘어선 저쪽의 신비인지도 모를 일이다. 여하튼 예사가 아닌 것을 지닌 그것을 알아차리는 안목(眼目), 불안(佛眼)이 문제이다.

　이리하여 우리네 집안에는, 우리네 동네에는 또는 우리네 지역사회에는 그런 못난이 불기(不器)들이 더러더러 있다. 누가 알리오. 그것들이 바로 불연지대연(不然之大然)하는 불기(不器)임을. 모름지기 소중히, 외공(畏恭)스럽게 대하고 다룰지니 그들이 또한 크게 우리 집안에, 우리네 동네에 또는 우리네 지역사회에 용되어 날아올지 누가 안단 말인가. 한번 더 강조해서 세상의 못난이〔不器〕를 소중히 여길 일이다.

적적요요(寂寂寥寥)

　이 글의 앞 부분에서 음다(飲茶) 내지 식음(食飲)의 생리심리적 토대로서 불안, 초조를 달래는 작용을 들었는데 음다 내지 식음은 이러한 불안초조뿐만 아니라 분노나 비애 또는 공포 같은 기본적 감정들과도 깊은 관계가 있는 듯하다.

　이를테면 분노나 공포 또는 비애 같은 격렬한 감정에 휩싸일 때는 식음(食飲)을 철폐하는 것이지만, 또한 반대로 이들 감정이 그렇게 심하지 않을 때는 이들 감정을 달래는 효과가 있는 것 같다.

　그러한 일련의 관계 속에서 사람이 외로울 때, 또는 원망좌절로 서러울 때, 또는 불신과 공포 또는 수치와 죄악감 등으로 몸둘 바를 모를 때라도 식음(食飮)은 훌륭한 치료 방법이 된다.

이리하여 홀로 조용히 앉아 상기한 여러 감정에 하염없이 시름할 때라도 차 한잔 앞에 놓고 독철(獨啜)하려 하면 그들 감정에 휘말리지는 않게 되고, 담담히 대할 수 있게 되고, 때로는 엄습하여 오는 외로움이나 회개심도 견디어 내고 드물게는 부득이한 이들 감정을 즐기게도 된다는 것이다.

고독감 특히 죄책감은 흔히 인생의 패자 역할에서 두드러지는 감정인데 패자가 느끼는 외로움과 참회 또는 겸손의 정의를, 이를테면 승자가 이겼음에도 의기양양만 하지 말고 패자와 꼭 같이 인생의 무상이나 고독이나 또는 죄책감·참회 또는 겸손을 가진다면, 그는 언제까지나 승자이면서 패자인 따라서 충분히 정신적으로는 패자의 심사를 늘 충분히 겪고 있으니 또한 당승장군(當勝將軍)으로도 있을 수 있게 되는 것이다.

이것이 저 유명한 불교의 대명제의 하나인 "평상심이 도이니라."는 것이다. 패자이면서도 거기에 사로잡히지 않고 그의 보람을 터득하고, 승자이면서도 패자의 심리에 투철할 때 이긴 날도 좋고 진 날도 좋다는 것이다.

이렇게 승패나 소원성취나 원망좌절을 꼭 같이 하나로 여기며 더더욱 하기 어려운 패자의 심성에 주목할 것을 강조하는 것이 바로 적적요요(寂寂寥寥)라는 대목이다.

차(茶)의 맛과 멋

차는 이미 약리적으로 분석되어 그 효능이 널리 알려진 바 있다. 더욱이 근래에 이르러서는 차의 보급이 활발해짐을 대하게 되니, 진작부터 우리 고유의 차를 아끼고 즐기던 사람 중의 하나로서 흐뭇함을 금할 길 없다.

우선 차라 하면 식물학적으로 차나무과에 속하는 차나무 관목의 잎을 따서 만든 것인데, 차에도 그 잎을 딴 시기에 따라 그 품등이 다르게 나뉘어 질 수 있다. 이 차의 품등은 바로 약리학적인 것에 기인하는데, 그 성분이 훌륭하다는 것은 우리 인체에 유익하다는 것을 말하기도 하고, 또 한편 그 맛이 훌륭함을 일컫는 말이기도 하다. 어쩌면 우리 선조들의 심사숙고한 생활 자세가 차맛의 훌륭함을 가려내는 데서 나온 것이 아닌가 싶기도 하다.

무엇이라도 그 맛을 깊이 새겨 보는 것을 음미라고 하며, 적청화경(寂淸和敬)스러운 다실에 앉아 마음을 가다듬고 정성스럽게 준비된 차를 대하니 거기에서 차의 여러 가지 맛을 가려낼 수 있는 것이다.

차를 한 잔 조용히 혀끝에 부으면 제일 먼저 와 닿는 맛이 우선 쓴맛(苦味)이다. 그것은 차에 고미물질(苦味物質)이 있기 때문이며, 이것은 위에서 소화액의 왕성한 분비를 일으키는 자극제가 된다.

인생에 있어 고(苦)란 원망좌절(怨望挫折)로써 한잔의 차를 마시며 생활에서 일어나는 일들을 음미해 볼 수 있는 시간이 되기도 하는 것이다.

고미(苦味) 다음으로 혀에 와 닿는 맛은 삽미(澁味 : 떫은 맛)이다. 떫은 맛은 차의 탄닌산(tannic acid) 때문인데, 우리 음식 중의 설익은 감과 같은 것으로 입 안에 떫은 기가 남아 매끄럽지 않고 텁텁한 맛을 남겨 놓는다. 일과 중에 완전히 끝났어도 부드럽게 마무리지지 않아 뭔가 석연치 않은 기분이 남을 때와 같다고 보겠다. 떫은 감일 경우 이를 매끄럽게 하기 위해 입안의 침을 이용해 자꾸 혀와 입천장을 마찰하듯이 하여 떫은 기를 떨어버리려 하듯이, 우리 생활 중에 있어서도 무의식적인 작용으로 원만치 못한 문제에 끊임없이 집착하게 됨을 볼 수 있다. 그러나 또 한편으론, 떫떫하다는 것은 매끈하지는 않으나 인생을 서서히 삽체(澁滯)하면서 살아간다는 멋을 나타내기도 한다.

다음으로 느껴지는 것은 산미(酸味 : 신맛)이다. 이것은 차가 함유한 비타민C에 의한 것으로서, 이는 특히 식물계의 생식품(生食品)에 많이 함유되어 있고, 가볍게 익힌 녹차에 풍부하게 들어 있다. 신맛은 덜 익은 과일 특히 사과·밀감에서 보여지는 맛으로, 인생을 상징할 때는 시건방지고 미숙한 사람을 일컫는 말이기도 하다. 이것은 반면 인간 사이의 만남에서 자극적이고 신선한 활력소가 되는 것과도 견줄 수 있다.

네 번째로 혀에 와 닿는 것이 염미(塩味 : 짠맛)인데, 혹자는 차의 어디에 짠맛이 들어있나 하고 여길지 모른다. 소금(NaCl)은 우리 체액의 산성균형을 유지해 주는 물질로서 또 음식에 간(間)을 맞추는 것으로서 적당히 들어가면 그 맛을 미처 느끼지 않게 되며, 부족하면 어딘지 허전한 감을 갖게 하는 요소가 되는 것이다. 이렇게 적당히 맞추어진 간(間)을 대하면, 우리네 차와 같이 다른 맛들까지 생생하게 드러나는 것을 볼 수 있다. 사람도 간이 딱 맞추어져야 안정감이 있고, 다른 장점들이 쉽게 드러나게 됨과 비교할 수 있다. 또 간을 맞추는 데 있어서뿐 아니라 짠맛은 인생의 힘들고 어려운 부분을 연상시키게 하는 점에서도 꼭 음미해 볼 만하다.

차에는 또 한 가지 단맛〔甘味〕이 있다. 이는 차에 다량 함유된 글루코스 또는 전분 등의 함수탄소 때문이다. 젊은이들이 시험이나 연애 등에 실패하여 한때 완전히 좌절했다 하더라도 다음 기회에 성공을 하게 되면 이전의 고배(苦杯)가 훌륭한 자극제 역할을 하였음을 깨닫게 된다. 이처럼 단맛은 최후에 얻어져 그것이 오래 지속될수록 좋고, 또 고진감래(苦盡甘來)라 하여 쓴맛을 다 본 연후의 단맛, 소원성취야말로 진정 단맛이라고 우리네 선조들은 구가하였던 것이다.

위의 다섯 가지 맛을 내는 것 외에도 차에 함유된 글루타민 산(酸)으로 인해 특유의 구수한 맛을 내는 것을 들 수 있다.

이렇게 맛의 기본인 오미(五味)와 더불어 우리의 취향에 맞는 구수한 맛까지 곁들여진 차야말로 그 자체의 맛을 떠나 인생을 곰곰이 음미하는 데 가장 좋은 재료가 될 수 있다. 사실 다인들은 인생의 묘미를 차와 더불어 음미한다.

이렇게 한 잔의 차를 마시면서 색색의 맛을 구분하였으니, 우리의 인생이란 쓴맛에서 단맛에 이르는 맛이 다 필요하여 "쓰다고 뱉지 말고 달다고 거저 삼키지 않는다"는 격언에 또 쓰여지는 셈이다. 인생에서 나에게 닥치는 일이면 그것이 쓰든 달든 그대로 받아들여 소중히 다룰 때 비로소 인생의 뒷맛을 알게 된다는 적극적 수용 태도를 우리네 조상들이 몸소 간직해 온 끝에 나온 표현이다.

마지막으로 차의 맛에 대해 부연하자면, 차의 맛이란 차잎의 품등에 의존하기보다는 차를 마시는 데 관여하는 모든 것, 즉 시간(時間)·공간(空間)·인간(人間)의 삼요소가 최적의 상대로 일치되어야 한다. 적청화경(寂淸和敬)이 잘 갖추어진 다실 즉, 요새 말로 공해없는 인간환경에서 찻물을 정성스럽게 준비하고, 차와 물 사이의 간(間)을 맞추어 맛의 여러 가지를 하나하나 음미하는 차생활을 통해 마음의 안정과 나아가 초월의 지경까지 논할 수 있을 때, 비로소 진정한 차의 맛을 분별할 수 있음은 물론이다. 그러나 무엇보다도 중요한 것은 차를 즐기는 마음가짐이다.

찻물 끓는 소리를 송풍(松風)·회우(檜雨)로, 최소공간인 다실을 대우주로 하여 한 잔의 차를 음미함으로써 진정으로 인생을 수용하는 자세로 나아가게 되는 것이다.

약리학적 측면에서 본 차의 효능

비타민 C의 보고(寶庫)

찻물 끓는 소리를 송풍(松風)·회우(檜雨)라고 표현한다. 인간 주거의 최소 방장다실(方丈茶室)에 앉음이, 마치 대우주를 깔고 앉아 한 잔의 차를 음미하매 그것이 그대로 우리의 인생을, 세계를 음미하는 것으로 그 '멋'은 또한 그대로 다인의 다도의 멋이다.

과연 그러한 '멋'은 차 성분으로 분석되겠느냐고 과학자답게 자문한다. 달리 말하자면 맛의 종합적, 또는 승화된 것으로서의 멋일진대 그 '멋'의 구성 성분이 과연 무엇일까 하는 것이다. 그러기 위해서는 뭐니뭐니해도 현대의학(現代醫學)의 중대 부문의 하나인 의·약리학(medico-pharmacology)의 견해에 귀기울이지 않을 수 없다. 거기서 얻은 지식은 다음과 같다.

1. 카페인(Caffein)

이것은 우리의 차(tea) 뿐만 아니라 커피, 콜라 따위의 주성분이기도 하다. 카페인은 약물로서 강심(強心), 신경흥분 및 이뇨제이다. 식물에서 추출하여 아주 많이 쓰고 있는 약으로서 흔히 피로회복, 강심제 및 신경자극용(神經刺戟用)으로 쓰이며 특히 현대에 들어와서 많이 쓰이고 있다.

차나 기타 커피 등에서 추출된 순수 카페인은 소량으로 아주 강한 작용이 있어 그야말로 의·약사의 처방과 조제에 따라 쓰고 있다. 카페인은 많이 복용하면 오히려 불면·경련 등을 야기시킨다. 이것이 추출 전의, 이를테면 찻잎 등에 있을 때는 그것이 찻물에 녹아 나오더라도 차의 딴 성분 따위와 결합되어 분자 화합물(分子化合物)을 이루고 있고 흡수 작용(吸收作用) 때문에 순수 추출물 보다 그 작용이 훨씬 부드럽다.

카페인은 신경자극, 피로회복, 이뇨(利尿), 강심, 그리고 다시 위에 작용하여 위액분비 촉진으로 소화작용 등이 있다. 이 점에서 예전부터 일컬어 내려오는 차의 칠덕(七德) 내지 십덕(十德) 중의 으뜸인 유력(有力;기운이 나고), 명목(明目;눈이 밝아지고), 열지(悅志;기분이 상쾌해지고) 등이 바로 이 카페인의 약리작용(藥理作用)인 것이다.

2. 기타 고미물질(苦味物質)

카페인 말고 쓴맛을 내는 성분으로서 통털어 고미물질이라고 하는 것으로 우리에게 잘 알려져 있고, 주로 육모초 등에 들어 있는 것, 또는 고미정기(苦味丁幾)로 추출 전 물질로 소화제와 교미제(嬌味劑)로 쓰이는 것이다.

사실 이 고미물질 따위의 고미(苦味)는 그와 정반대의 감미(甘味)와 적당히 잘 대응(對應) 짝지움으로써 감미를 더욱 맛있게 하고 있다. 그래서 정신적으로는 "고진(苦盡)해야 감래(甘來)한다"든가, 또한 '고락일미(苦樂一味)' 등의 맛으로 인생의 소원 성취와 원망 좌절이 꼭 같이 중요한 요소임을 일깨워 주고, 높은 차원으로, 이것은 철리(哲理)의 약리학적 근거가 되는 것이다.

카페인 내지 차의 이뇨작용에 대해서도 몇 마디 짚고 넘어가지 않을 수 없다. 이뇨작용 또한 차의 중요한 효능이다. 예전 사람들이 이야기하는 해주(解酒)·창독(倉毒)으로 살다보면, 먹다보면 과할 수도 있고 나쁜 것이 끼여 들어갈 수도 있는데, 그런 것을 빨리빨리 자꾸 수시로 씻어내 주니 여간 심신에 좋지 않다. 단적인 예는 숙취 등이겠다.

3. 탄닌

이것은 저 유명한 감 등의 떫은 맛을 내는 물질로서 비근한 예로 생감에서의 그것을 들 수 있다. 이것은 잘 알다시피 지사제(止瀉劑)로서 음식물이 서서히 소화관을 내려 가도록 하는 것이다. 뿐만 아니라 탄닌은 장내(腸內) 해독, 세균의 단백질과 작용하여 그것을 살균하는 작용도 있어 하리성(下痢性) 위장 장해를 치료해 주는 것이다. 예전 사람들의 소숙식(消宿食), 또는 소충(消忠)이겠다. 탄닌의 삽체(涉滯)의 효과를 정신적으로 승화한 것이 저 유명한 떫음의 미학(美學), 삽체의 미학으로 기생 오래비처럼 매끈하게 빠지는 것과의 호대조(好對照)가 되는 털털한 사나이의 멋인 것이다.

4. 비타민 C

차, 특히 녹차에는 생약성분(生藥成分)이 최대한으로 남으니 바로 비타민 C가 어느 물질에서보다 많아 여기, 특히 동계(冬季)에 결핍되기 쉬운 비타민 C의 좋은 공급처이다. 비타민 C의 약효에 관해서는 현대인(現代人)치고 모르는 사람이 없으니 더 말할 필요가 없고, 다만 예전에 요사이처럼 청색 야채나 과일을 구하기 힘들었던 사막이나 대륙에서는 이 차가 얼마나 귀중한 것인가를 이야기해 주는 것으로 이 항목은 넘길 것이다.

몽고의 '푸른 쟈가'로 세계 사람들, 특히 구라파 사람들을 경천(驚天)케 시킨 징기스칸이나 그의 정한무적(精捍無敵)한 군대들도 바로 그 비타민 C의 부족으로 오는 괴혈병에는 못당한다고 벌벌 떨 정도니 그들은 바로 그 치료제인 차를 얻기 위해서 남쪽 농업지대로 쳐들어 오는 차전쟁을 일으키지 않을 수 없었다는 것이다.

차전쟁으로 생각나는 것은 '다완전쟁'이라는 풍신수길의 우리나라 침략이다. 징기스칸의 차전쟁은 그들의 생명을 위협하는 비타민 C 결핍 때문에 부득이한 생명 유지를 위한 필수 불가결의 것이지만, 풍신수길의 조선 침략은 역사에 오래 기록될 탐욕의 오명(汚名)을 남긴 침략전쟁인 것이다.

그래서 당시 조선(朝鮮)의 도자기, 특히 다구(茶具)로 말하자면, 그들이 유유(流溜)할 정도로 숭상하였으니 드디어 그런 보배가 산더미처럼 있다는 한국을 침략하여 몽땅 빼앗아 감질나는 흥정은 그만두자는 도둑의 심정이었으니 말이다.

그래서 전쟁을 일으켜 쳐 들어온 다음에도 도자기를 몇 배나 가득가득 훔쳐 싣고 간 것은 물론 수많은 도공까지도 약탈해간 일을, 우리는 잊어서는 안 되겠다.

5. 염(塩)

차에는 여타의 모든 식물과 같이 자연 염분이 들어 있다. 그래서 차의 오미(五味) 중의 하나를 이루고 있으나 이것은 인간의,

256

아니 생물의 생명 영역에 가장 예사되는 물질로서 중요하니, 바로 산·염기평형제(Acid-base balancer)로서의 역할이다.

이 염이 얼마나 중요한가 하는 것은 사막의 동물들이 어쩌다 이것이 결핍될 때면 동물들이 맹목적으로 뛰어가는데 차츰차츰 그들의 대열은 커져서 어느 한 점을 미친 듯이 달려가다 드디어는 사막의 암염(岩塩)을 찾아낸다는 생물학의 신묘함의 일장면(一場面)을 재방영(再放影)함으로써 족하다.

이렇게 생명이라는 것은 그가 꼭 필요로 하는 것은 기어이 찾아내어 실현시키고야 마는 직관적 지혜, 불교에서 말하는 혜안(慧眼), 평등성지(平等性智)가 있는 것이다. 인간이나 동양인이 자연식물 속에서 동백 등과 더불어 차과(茶科)에 속하는 차나무의 잎을 따서 달여 먹음으로써 음다(吟茶) 내지 그것을 다도(茶道)의 지경에까지 격상시킨 것은 바로 인간, 생명의 혜안, 직관의 소산인가 한다.

6. 당류(糖類)

대체로 어떤 식물이든 크게 말해서 여러 가지 당류를 많이들 가지고 있다. 특히 양적으로 많은 식물을 채집하여 인간의 주식(主食), 특히 초식(草食)하는 경우에는 식물을 주식으로 삼아 왔으며, 그래서 드디어는 그 중 가장 양이 많은 것을 곡류 생산용으로 재배함으로써 농업이라는 놀라운 문화를 형성했다. 하지만 이러한 재배농업의 형성 전에는, 얼마 전까지만 해도 흉년일 때는 무서운 보릿고개 춘궁기(春窮期)에 산에 나는 나물이나 나무뿌리도 살아남지 않게 샅샅이 뒤져서 허기를 이기려고 몸부림쳤다. 그럴 때 아마 이 차의 그 잎을 따서 주식(主食)처럼 삶아 먹

있는데, 결국 주식은 될 수 없음이 판명되었다. 그것은 워낙 당분의 함량이 적기 때문이었다. 그러나 Cerndi pidity(세이론 왕자 형제의, 뭘 잘 찾아내는 데, 귀신 같은 솜씨가 있으면서도 목적하는 것은 결코 못 찾고, 다른 것만 잔뜩 찾아낸다는 인도의 고사)의 설화처럼 약초로서의 차를 발견했던 것이다.

이렇게 차에는 여러 가지 당류 따위가 있어서 감미를 나타낸다. 당류에 유래하는 단맛이 차의 오미(五味) 중의 마지막, 고(苦)·삽(澁)·산(酸)·염(塩)·감(甘)의 감이다. 특히 이 감미도 '고진감래'의 뜻처럼 실제로도 잘 달여진 차의 마지막 음미로 드러나는 것이다. 혀끝에서 혀 부리로 조용히 훑어 내려간 찻물[茶水]로 입안을 가득히 적시고 삼킨 후에 입안이 형용할 수 없이 아련히 단맛이 감도는 것은 이미 고·삽·산·염을 다 거치고 난 연후에 오는 온화한 감미니 그야말로 사탕발림의 단맛이 아닌 실질적, 현실적 소원성취의 그것이다.

7. 데오부로민·데오피린

이것은 아주 우수한 이뇨제이다. 그런데 재미있는 것은 현대의학에서 이뇨는 반드시 강심과 밀접하게 연관한다고 해서 이뇨제를 쓸 때 대부분의 경우 강심제와 병용을 하는데, 우리 차에도 전기(前記)한 카페인의 강심과 더불어 이 데오부로민 및 데오피린이라는 이뇨제가 같이 있으니 찻물 하나로 양쪽의 효과가 합쳐서 더 좋은 이뇨제가 없다시피 하는 것이다.

이로써 여러 가지 노폐물, 부득이 끼어들은 독물들을 조속히 가능한 많이 배설케 하니 고인(古人)이 말하는 '해주(解酒)·창독(倉毒)'인 것이다.

8. 글루타민산 소다 및 기타의 필수 아미노산

이것은 생명의 기본물질로서 특히 유생물체(幼生物體), 차로 말하자면 곡우 때 신록이 뾰족뾰족 돋아난 마치 참새 주둥이(雀舌) 같은 신엽(新葉)에 가장 많이 함유된다. 그래서 그러한 연차의 맛이 그럴 수 없이 구수하고 좋다. 그래서 옥로(玉露)라는 별명이 있다.

아미노산수류는 잎이 자라며 차츰 없어지고 성하(盛夏)의 장성엽(壯盛葉)에서는 거의 없어지니 연차에서 만차(晩茶)로 되면 쇠버려서 구수한 맛은 없어지고 쓰고 떫은 맛만 남는다. 따라서 전자(前者)의 음미에는 찻물을 100℃로 끓이는 결숙(結熟)에서 다시 이를 식히는 경숙(經熟)이 최저로 온도가 떨어져 60여 도로 낮아야 한다. 그러니 이런 연약한 성분의 음미에는 모름지기 고온수(高溫水)는 금물이며, 단 그것을 다 달여낸 후에 붓는 두 벌차 세 벌차에서 차츰 온도를 올려 마지막으로 고미물질과 탄닌산 등의 삽물질을 우려내도록 하는 것이 능숙한 차달임이다.

9. 기타 여러 가지 물질들

다인(茶人)들이 차를 즐길 때 세 가지를 잊지 않는다 하는 것은 누구나 다 알고 있는 일이다.

즉, 차의 향(香)에, 찻물의 색깔, 그리고 차의 맛인데 이 때 찻물이 노르푸름한 색깔을 띠어 흰 옥색잔에 담겨 있음은 여간 보기 좋은 것이 아니다. 그것을 화학적으로 분석해서 이야기한다면 전자(前者)는 프로보노이드이고, 후자(後者)는 클로로필이라는 것이다.

그 다음 차의 방향(芳香)은 여러 가지 휘발성 물질, 알코올류,

알데하이드, 케톤, 유기산, 테로핀 화합물 등의 많은 물질들이 미량씩 함유되어 있어, 특히 그들의 오묘한 합성으로 여기 형용할 수 없이 좋은 방향(芳香)이 난다고 사계의 권위자, 약물학자들은 말한다.

이러한 독특하고 오묘한 다향(茶香)은 차를 잘 간수해야 오래도록 음미할 수 있는데, 그러기 위해서도 차를 보관하는 일에 고인(古人)들은 몹시도 신경을 썼다. 차는 건(乾)하고 조(燥)하되 장(藏)하니, 냉(冷)하고, 암(暗)한 데가 좋다고 하며, 특히 밀봉된 차호로는 도자기가 제일이라고 한 것은 현대 향료학자(香料學者)들을 놀라게 할 따름이다.

10. 아나톡신 등의 유독물질(有毒物質)

마지막으로 차에 함유되기 쉬운 유독물질에 대해서 적어 둔다. 모든 식물이나 동물에는 여러 가지 물질들이 때로는 유익한 약(藥)이었다가 때때로 유해(有害)한 독(毒)이 되었다가 하는 것이라기보다 '독'과 '약'의 관계는 아주 미묘한 양적 관계의 질적 변화를 한다. 그런데 전기한 바와 같이, 단적인 예로 탄닌산이 많으면 변비를 일으키나 소량(少量)을 복용하면 지사(止瀉) 완화제로 작용하는 것이다. 카페인을 소량 복용하면 신경 자극으로 부활제(賦活劑)이나 다량이면 오히려 불면 따위의 지나친 증상으로 몸이 상하게 되는 것이다.

따라서 차의 여러 가지 성분들도 훌륭한 약성분이니 함부로 마시는 것이 아니며 소중히 조심스레 다루어야 할 것은 물론이다.

이를테면 차가 좋다고 그저 벌컥벌컥 마실 것이 아니며, 자기 전에도 엷은 차를 소량으로 거두고, 밤새 우려낸 냉차를 마실 것

260

이 아니며, 다른 약을 복용할 때 찻물로 할 것이 아니라는 것이다.

차를 잘못 간수해서 곰팡이가 피는 수가 있다. 그것은 육안으로도 확인할 수 있어 차 표면이 하얗게 은색이 나기도 하는데, 이런 것은 제아무리 멀리 중국 당나라에서 가져온 용정차(龍井茶)라 하더라도 이미 상한 것이니 먹지 말아야 한다. 이것을 아까워서 우려마시면 고인(古人)들이 말하는 다병(茶病)이라는 중독증에 걸린다. 차를 마셔서 원기가 부활되기는 커녕 나른하게 기운이 빠지고 맥을 못추는 것이다. 이것은 그러한 곰팡이의 소산인 맹독(猛毒)의 하나인 안나톡신류의 결과라는 것이다. 부디 조심해야 한다.

이 점, 차는 신선하고 정결하고 색깔 좋고 방향(芳香) 좋고, 그리고 맛 좋아야 할 것은 더 말할 나위 없다고 현대 약리학에서는 보증한다.

여기 사족(蛇足) 하나 달아 둔다면, 제아무리 좋은 차 일지라도 그것을 달여내는 찻물〔茶水〕의 약리학적 성분을 이야기하지 않을 수 없다. 고인(古人)들이 제일다수(第一茶水)라고 하는 석간수(石間水)를 천거하는 것은 요사히 화학적으로 말해서 아무런 험잡을, 즉 부폐 유기물(有機物)이나, 공해물질이 안 들어간 무미(無味)·무취(無臭)·무색(無色)의 최고 용매라는 것이다. 다시 말해서 물은 '다여군자성무사(茶如君子性無邪)─초의(草衣)'되겠끔, 우선 다신(茶神)을 나타나게 하는〔現前〕 찻물이 순수해야 한다는 것이다.

제4장 꽃꽂이와 치덕(治德)

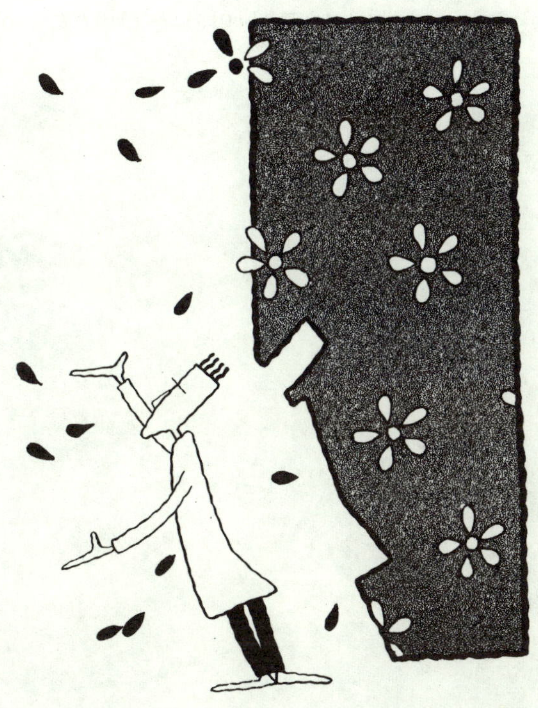

꽃꽂이와 치덕(治德)

인류의 역사상 어느 때, 어느 곳 치고 친애(親愛)나 연정(戀情), 또는 존경의 표시로 꽃을 꺾어바치지 않았던 예가 있겠으며, 시, 문학, 연극 속에 꽃을 노래하고 매개하지 않은 대목이 있었으며, 그리고 어느 식탁이나, 의상이나, 또는 방치고 무슨 꽃이라도 장식하지 않았던 것이 있던가? 옛으로는 한송이의 '들의 꽃'으로써 솔로몬의 영화보다 더 아름다움을 노래하였는가 하면, 백화 만만히 피어 오르는 대화원의 꽃으로 장식되는 현대의 꽃꽂이가 있는가 하면, 지구의 남녘에서는 폴리네이시안들의 환영의 꽃목걸이가 유명한가 하면, 북녘에는 가련한 카츄샤의 석별의 장면에 한 떨기 꽃이 등장하였던 것이다.

이렇게 꽃과 인생하면 거기에는 너무 밀접히, 너무나 많은 사연들이 묻어 있다. 인간의 사리(事理)치고, 세상 인정치고 꽃이 등장 않는 장면이 없을 정도로 풍부하고 화려한 경우가 많았으나 이 장에서는 꽃과 인생 중에서도, 특히 꽃과 인간의 성숙, 인생의 치덕(治德)과의 관계에만 조리개를 줄여 조명하여 볼까 한다.

꽃이란 대저 무조건 아름다운 것, 그래서 최대의 장식임은 누구나 두말할 나위 없다. 그러나 그것이 왜 그렇게 아름다우며 어디서나 최대의 장식인가에 대해서 물으면 잘 대답이 잘 안 나온다. 이 때 꽃이란 결국 생명현상에서 어느 것, 어느 때보다도 결

국 장식을 가장 현출하는 성(性)의 장면에서 최거점(最拠点)이라
는 데, 다시 말해서 꽃은 식물의 성기라는 점을 귀띔함으로써 충
분할 것이다.

이리하여 생명의 최성기(最盛期)의 정점적 현상(頂点的現象)인
여러 꽃들을 가지고 인생의 최고의 꽃이라 할 인간의 덕목들, 인
간의 고매한 행위들을 상징케 함으로써 인생의 치덕(治德)을 암
암리에, 또는 직접적으로 교시(敎示)하려는 화도(華道)라는 인생
수도(人生修道)의 고상한 한 방법까지 진화되어온 것이다. 그것
은 어디까지나 은근히, 살포시 내음을 피우는 고상한 예술적 방
법으로 이루어짐은 꽃의 장면의 비밀스러움으로써 이해되고도 남
음이 있겠다.

1. 적청화경(寂·淸·和·敬)

대저 '도(道)', 말하자면 '인생의 진리', '우주의 법칙'을 이야기
하는 동양의 별의별 학파나 교의(敎義)치고 도가 행해지는 마당,
도장(道場)에 대한 언급은 까다로울 정도로 시끄러운 것은 진리
나 법칙이 구현되는 곳이라는 데서 너무나 당연한 일이겠다.

이를테면 선방, 법당, 다실, 다시 도장, 또는 만다라 제단(曼茶
羅 祭壇) 등에 대한 규제(規制)를 대충 공동통일해서 살펴 보면
이는 적·청·화·경으로 집약된다.

적·청·화·경을 남달리 빨리 제창한 곳은 다름아니라 다도(茶
道)에서였다.

적(寂)—고요 적인데 이는 인생의 진리, 우주의 법칙 등이 재
림하는 곳치고 우선, 시끄럽고 야단스러워서는 안 된다. 그래서

불교에서는 Nirvara―신성―를 번역함에 적멸(寂滅)로 하여 '고요함'은 신성(神聖)에 통한다고 한 것이다.

꽃꽂이에서도 인생의 진리, 우주의 법칙을 구현하려는 치덕이나 도(道)를 생각하면서 할 때는 꽃꽂이 장소도 역시 적(寂)이어야 하는 것이로구나 결론짓게 된다.

청(淸)―꽃을 말할 때 깨끗하지 않는 것은 도저히 생각할 수가 없다. 상식적으로 이러하거늘 과연 꽃꽂이에도 이를 시사하는 말들이 얼마든지 있다. 이를테면 '청초한 한 떨기 꽃', '정아한', '아취 풍기는', '소담스러운', 또는 '소정(小情)한' 등이다. 따라서 꽃꽂이의 환경이 깨끗할 것은 물론이고, 질서가 잡혀 있을 것은 물론이다.

화(和)―대체로 싸우고, 이글거리고 하는데 꽃이 있을리 없고, 이완 없는 곳에 꽃이 필 리 없다. 꽃의 환경이 모두들 서로 화목스러울 뿐만 아니라 꽃과 환경 사이, 또는 꽃꽂이의 여러 요소들 사이에도 화기(和氣)가 감돌 때 아름다운 꽃이 힘껏 필 것이다.

경(敬)―'경'이란 존중하는 것, 더 딱 떨어지게 말하자면 '소중히 여기는 것'이다. 꽃가지 하나, 물 한 방울이라도 업신여기지 않고 소중히 여기는 것이다.

이상과 같이 꽃꽂이의 장(場)도 다른 모든 도장과 같이 적·청·화·경스러운 것이어야 그곳 여주인공일 꽃이 훨씬 빛나보이며, 그로써 인생의 진리나 우주의 법칙을 끝으로 전개해 주는 데 남음이 없을 것이다.

꽃꽂이 도장의 분위기가 이러하거늘 꽃이 있는 방을 중심으로 온 집안이, 또는 그런데 살고, 드나드는 사람이 어느새 적·청·화·경스러운 사람으로 될 것은 기대해도 될 만한 일이다. 그래서 꽃이 있는 도장의 분위기로 한 집을 넘어서 지역사회로, 세계로 퍼져 나갈 것이라는 기대가 '꽃꽂이'의 희망이겠다.

2. 사계화(四季花)

'꽃'하면 곧 '철'을 연상한다. '철'이란 '철든다'는 말대로 우리 인간, 생명의 자라남, 성숙, 원숙을 가리키는 말이다. 그래서 마치 우리 나라는 온대에 속해서 철이 사계절로 되어 인생을 곧장 사계절로 상징하여 춘하추동하면, 곧 유·청·장·노년을 가리킨다. 인생의 주기를 사계절로 보니 이를 감당하는 꽃꽂이가 있다면, 자연히 거기에는 철 따른 사계화(四季花)로 할 수 밖에 없겠다.

이리하여 봄에 만물이 소생하지만도 더더군다나 왕성한 봄의 꽃 등을 완상(玩賞)하게 되니 여기 벗꽃, 앵두꽃, 개나리, 진달래, 목련 등으로 대표되는 봄꽃들이 있는가 하면 여름이면 더욱 왕성하게 피어나는 연꽃, 모란, 작약, 백일홍, 봉선화 등이 있고, 가을이면 유명한 국화, 겨울이면 특이한 동백과 매화, 소나무, 대나무 등으로 대표시켜 꽃 하나가 때를 알려 인생의 무상과 때, 철따라 할 일을, 이를테면 유년에 활발의 발휘를, 청년에 용기와 정근(正勤)을, 그리고 장년에 진정한 힘을, 그리고 노년에 원숙과 통합 등을 상징해서 좋은 것이다.

때를 따라 무상성장하고, 나아가고, 지나가고, 돌아감을 알고, 스스로의 성품을 깨쳐 스스로 나아감과 돌아감을 단행케 하고, 이를 모르거나 어기면 철부지라 하니, 바로 인생의 진리와 우주의 법칙을 어기는 것으로 떨어지고 마는 것이다.

꽃의 시후에 관해서는 강희안 선생의 『양화소록』에서 "꽃이 피고 지는 것은 시후의 조만(早晩)에 달려 있거니와……만약에 한 포기의 풀, 한 그루의 나무가 때를 맞추어 피어나 무성하고, 때를 어김으로써 시들어 죽는 것을 알려 할진대, 오로지 그 주인이 얼마나 북돋우고 가꿈을 잘 하느냐, 못하느냐에 있다. 이것들을 정성들여 보호하고 때를 따라 그 성품을 순하게 하여 저마다 참모습을 드러나게 할 뿐이다"라고 했다고 『한국꽃꽂이의 역사』에서 고하수 여사는 인용하고 있다.

이렇게 화초 가꾸기나 완상이 바로 철을 따라 피고 지는 우리 인생의 완상 말고 무엇이겠는가.

3. 기명절지(器皿折枝)

무릇 꽃을 가꾸고 꽃을 따면 반드시 거기에는 꽃그릇이 있다. 바로 꽃꽂이에서 말하는 기명절지(器皿折枝)에서 기명(器皿 : 그릇)에 관한 것이다.

이 꽃꽂이 기명에 관한 언급으로서 고전으로는 헌종 때의 실학자 서유구의 『임원십육지(林園十六志)』에 자기나 동기(銅器)를 귀하게 여기고, 오히려 금이나 은으로 되는 것을 천하게 여기는 것은 꽃꽂이가 청아(淸雅)함을 숭상하기 때문이라는 견해를 비롯해서 많은 언급들이 있다.

사실 고려청자 이조백자가 세계에 이름을 떨친 것도 우리의 예술성의 수준을 말하는 기법에서뿐만 아니라 그 철학에서 연유한 것이다. 역시 그 기준은 청아(淸雅)에 있다고나 할까. 결코 화미(華美)한 것을 좋아하지 않는 은은한 그리고 소박하고 질박한 것을 숭상한 것은 너무나 유명한 일이다. 고려청자나 이조백자가 차나 꽃꽂이의 도구, 그릇에 있다는 것은 말할 필요조차 없는 일이다.

이러하여 차나 꽃꽂이의 그릇〔器皿〕에도 불기(不器)의 위대한 사상이 들어와서 그것이 지나쳐서 일본 등에서는 어쩌다 만들다 보니 '못난이' 그릇이 나오는 것까지도 소중히 여겼음은 좋았으나 그릇을 구울 때 일부러 인공적으로 유위적으로 험을 만드는 가소로운 일까지 다 있게 되었다.

잘 알다시피 '불기'란 원래 사람됨됨을 그릇에 비유하여 큰그릇은 그래 잘 잴 수가 없으니 때로는 작은 잣대로는 그릇되지 못하게 못날 수도 있다는 공자님의 위대한 사상이다.

이러한 생각은 공자님뿐만 아니라 우리 원효 대사께서도 말씀하셨으니 그의 『금강삼매경론』에 불연지대연(不然之大然)이라고 한 것이다.

아주 그릇되지 못하게 못난, 못나 보이는 그릇이 때로 큰그릇일 수 있다고 한 것이다. 한 마디로 말해서 언뜻 보기에는 제아무리 못난 그릇이라도 그릇을 소중히 여겨 간수하고 쓸라치면 그것들이 바로 큰그릇이라는 것이다.

우리가 다 잘 알듯이 일본의 국보인 고려다완(高麗茶碗)은 바로 우리 고려시대에 무명도공이 아무런 생각없이(以無所得)으로 선듯선듯 구워내서는 또한 우리네 무명백성들이 일상생활에 무심(無心)히 쓰고 있던 툭사발에 지나지 않았던 것이다. 단 천의무봉한 소박, 질박한 마음으로 구워내어 그래서 그것이 오래도록 소중히 여겨져서 천하일품이 되는 것이다. 문제는 소중히 여김인 것이다.

한번 더 강조하자면, 보기에 제아무리 못난이라도 소중히 소중히 제 성품대로 가꿀라치면 반드시 제나름대로의 구실을 하여 일미평등(一味平等)의 천하의 명기(名器)가 된다는 것이다.

또한 빠뜨릴 수 없는 이론은 다름이 아니라 무릇 그릇들의 구성과 더불어 역시 그들의 모양, 훌륭한 도안을 보지 않을 수 없으니 바로 안정감과 역동감인 것이다.

모름지기 그릇은 엉덩이나 아랫배가 커서 차분히 당당히 앉아서 그 안정감이 과시되어 좋고, 또한 때로는 목이 갸름히 길게 뽑아 지금 바야흐로 내리치는 듯한 역동감이 있어서 좋은 것이다.

이 점에 관해서는 우리들의 선현은 이미 언급하고 있다. 서유구 선생은 『임원십육지(林園十六志)』 중 '화신(華神)의 정함(精含)'이라는 이름의 항목에서 "입은 작고 아래는 두꺼운 것이 좋은 것은 이미 그 모양새가 안정된 자세이고, 기운을 내뿜지 않기 때문에……꽃병은 갸름할지언정 지나치게 웅장할 필요도 없고, 작을지언정 지나치게 커서는 좋지 않다"고 하였던 것이다.

4. 절지화경(折枝花景)

우리네 조상들이 특히 기명절지(器皿折枝)로 수식되는 절지(折枝)에 관한 것은 또한 대단한 사상을 감추고 있어 바로 꽃꽂이의 본질적인 것이기도 하다. 꽃꽂이를 한낱 스스로 독특한 장르를 가지는 예술형성이라 하여 꽃그릇과 꺾은 꽃이 '오브제'로 등장하니 꺾은 꽃이 살아있는 것인들 한낱 '오브제(objet)'로서 하나의 표현의 수단, 표현의 부분으로밖에 존재하고 있지 않는 것으로 여기게 된다. 그러나 여기 잠깐 멈추어 생각하지 않을 수 없다.

　꺾은 꽃은 '오브제'는 '오브제'로되 아직 '살아있는 오브제'라는 것이다. 그것도 유한의 삶을 가진 이것은 중대한 이야기다. 무릇 예술에는 살아있는 오브제들이 얼마든지 있다. 이를테면 연극에서의 배우들 말이다. 그러나 그것은 일시적으로 스스로의 현실과 생활을 포기하고 작품 중의 일부분으로 역할하여 그대로 죽어도 가지만 그것은 결코 영원히 자기의 생활에 못 돌아가는 그런 죽음은 아니고, 그 예술의 일막만 끝내면 곧 자기의 생활로 다시 돌아가 생생히 관중 앞에 진정한 그의 얼굴을 내다밀어 아까는 피칠갑을 한 얼굴을 상냥하게 인사하여 웃어 보인다.

　그러나 꽃꽂이 예술에 있어서의 잘라진 꽃가지는 그렇지가 않다. 그 생명은 유한이다. 잘라진다는 그것으로 조만간에 죽어시들어 버릴 시한, 운명의 것이다. 얼마나 가련한 존재인가. 그러나 그러한 허망과 가련으로 해서 우리에게 더욱더 서정과 환상을 주어 절절한 감동을 일으켜 마땅한 것이다. 자연에서 잘라낸 꽃, 그것은 바로 영원한 생명인 계통성을 거부당한 어쩌면 석녀(石女)의 아름다움이겠다.

　그러나 이제 한 걸음 더 깊이 나아가 생각하면 세상에 생명치고, 인생치고, 제아무리 계통성에 매달려 있다 할지라도 유한이 아닌 것이 어디 있으며, 제 아무리 다산의 풍만녀치고 자기의 주어진 가능성을 다 발휘하여 암탉처럼 한 달에 한 알씩 일년에 12번, 일생에 12×20번이나 생산하지는 못하지 않느냐고 해서 석녀 아닌 여자가 어디 있느냐는 것이다. 여기 유한한 생의 아름다움 속에 사실은 영원과 상봉하는 아름다움을 순간 속에 영원이 잉태되는 우주의 법도를 깨치게 해주는 것인지도 모를 일이다.

　다시 이것을 뒤집어 이야기하자면 이 한 순간이, 또는 찰나는 영영 영원 속에 꼭 한 번밖에 없는 것이니 소위 말하는 일기일회(一期一會)인 것이다. 매일 매일 맞대는 친한 것들끼리 마치 언제까지나 만날 것 같지만 매일 매일을 말없이 다시는 영영 못 만날 만남을 하고 있다는 것이다. 이러한 일기일회(一期一會)의 인생의 진리를 너무나 생생하게 표현해 주는 것이 이 꽃꽂이 예술이라 할 수 있다. 바로 불교의 일념삼천(一念三千)이다.

이 찰나를 마치 영원을 살듯이 유연하게 살고 마치 영원히 다시 못 올 것으로 귀중히 살 것을 상징하는 것이다. 바로 영겁 속에 찰나가 찰나 속에 영겁이 있다는 사사무애의 진리를 깨우쳐 주는 것이다.

구체적으로 절지화경(折枝花景)을 말하는 조선조 헌종 때의 실학의 대가 서유구는 그의 『임원십육지』 속에서 다음과 같이 말하였다.

"새벽이슬을 머금고 반쯤 핀 것을 택해 꺾으면 향기도 빛깔도 몇 일이 지나도록 유지된다. 가지의 모양은 가려서 꺾어야 한다. 위가 부풀고 아래는 마른 것, 왼쪽이 높고 바른쪽이 낮은 것, 나무 밑둥에서 얽혀져 있는 것, 한쪽은 잦고 한쪽은 굽은 것, 가지 없는 외줄기 위는 꽃이 뭉쳐 있고, 아래는 잎이 우거진 것…… 모두들 제각기 절지화경이 그 뜻과 모양을 갖추어야 한다.…… 연한 가지는 손으로 꺾는 것이 좋으나 단단한 몸가지는 가위로 자르고……가지를 자르는 것은 오히려 쉽지만 초화를 꺾는 것이 더욱 어렵다.……마치 숙달된 명인이 아니면 사생(寫生)을 한 그림이 속기(俗氣)를 벗어나기 어려운 것과 같은 이치라 하겠다."

저자는 우리들의 선현들이 얼마나 절지화경하는 데 조심하고 심려하였나를 다시 깊이 생각하면서 다음과 같이 생각한다.

　자연이 최고의 예술이고 자연이 그야말로 모든 진리와 법도를 다 지니는 그래서 법계체성(法界體性)인데 뭘 자연에서 구태여 떼내어서 상징하려는 것인가. 우리 의사들에게 주는 선현의 최고의 좌우명 중의 하나가 바로 "손대지 말라, 다칠세라"는 것과 같이 자연이 이미 다 갖추어 있는데 뭘 거기서 꺾어내서 진리를 이야기하려는 것인가.

　한 나무에 가지가 너무 우거지고 꽃이 너무 많이 피어서 암만해도 솎지 않으면 서로 치이게 되었을 때가 아니고는 꽃꽂이의 소재를 그 나무에서는 결코 안 구한다. 다시 말해서 아예 꽃꽂이를 않는다는 것이다. 그래서 암만해도 부득이 손을 보아야 할 때는 조심성 있게 기어이 잘라내야 할 것을 잘 정해서 이를 잘라야 할 것이라고 한다. 전자가 꽃을 안 꽂되 훌륭한 꽃꽂이고, 억지로 손 댈 필요 없는 꽃가지를 잘라다가 꽃꽂이하는 억지 꽃꽂이보다 비록 꽃은 없더라도 훨씬 좋은 꽃꽂이라고 생각하는 것이다.

5. 결구(結構)

　앞 절지화경(折枝花景)에는 우리는 꽃가지 꺾는 것을 보아왔다. 다름아니라 이왕 생명을 끊는 바에야, 자연에 반(反)할 바에야 지금 그 자리에서는 될 수 있는 대로 넘치는 것, 번거로운 것, 그리고 결국 없어도 괜찮을 것을 조심성 있게 고르기를 다 하였다. 그러니 자연 절지된 꽃가지란 야위고 꼬부라지고 옆길로 자라, 그 모양새들이 아름답지 못한 것들이겠다. 마땅히 그래야 한다고 본다. 꽃들 중에서 못난이들이 잘려나가야 마땅하다. 아니 인공적으로 꽃을 가꾸는 영역이 서넛 있다는데, 그것이 정원, 분재, 꽃꽂이, 조화 중에서 살아 생생한 꽃을 잘라내는 꽃꽂이와 더불어 살아있는 생명으로 하여금 지나친 수작을 하는 분재에서 숭상하는 횡사수소(橫斜瘦疏)니 노지추양(老枝醜樣)이니 또는 약기조(若氣條)니 하며, 옆으로 빠진 가지니, 비뚤어진 가지니, 야윈 가지니, 또는 늙고 추한 가지 등을 말하는데, 저자 생각으로는 이는 그대로 꽃꽂이에도 해당되어야 마땅하다고 생각한다. 아니 몹쓸놈의 비틀어 놓는 것〔盆栽〕보다 모질게 댕강 잘라버리는 것에서 더 더욱 이 원칙은 적용해야 한다고 본다. 될 수 있는 대로 못나고, 말라 비틀어지고, 여위고, 늙거나, 너무 젊어서 그들 꽃무리 속에서 숨어서 좋은 것 등을 꺾어다가 한판 차려놓는 것이 꽃꽂이의 본질이어야겠다.

다르게 말하자면, 꽃이 너무 많아서 솎아 버릴 것 등을 주워 모아 말라 죽을 때까지 잠시나마 살아 있도록 병에 갖다 꽂는 것이 꽃꽂이의 원칙이어야겠다.

그러나 세상의 인정은 그렇지 않다. 방에다 꽃을 꽂을 화원(花園)이나 들에 나가 일부러 제일 좋은 가지를 꺾기 쉽다. 적어도 제일 좋은 가지는 외면한다 손치더라도 최저 여위고 늙고, 너무 어리고 빗나가고 또는 못난이 가지는 꺾지 않는다. 저자도 이 점은 통탄스럽게 여기는 바이다. 마찬가지로 여자 못된 것이 기생으로 팔려가서 화대라도 받는데, 어찌 그런가? 세상에 빤드름하다는 여자는 모두 술집계집으로 다 와 있으니 통탄하지 않을 수가 없다. 가련하고 불쌍하기 나팔꽃 신세고, 물레방이 인생이고, 뜬 세상인정인 것이다.

그러니 진정한 의미의 꽃꽂이는 꽃가질랑 꺾지 말라는 것으로 꽃 없는 꽃집〔無花神精舍〕이어야 하는 것이다. 그래도 기어이 꽃

274

가지를 꺾으려거든 옆으로 가지 뻗고, 야위고 추한 못난이 가지들을 마치 숨으려는 듯이 꺾어다가 꽂아주는 거렸다.

그런데 문제는 그러한 비틀어지고 야위고 늙어 추한 꽃가지들이라도 이왕 꺾어 왔으니 꽃꽂이라는 이 마당에서는 어찌해서라도 예쁘게 보기 좋게 꽂아야 하는 것이다. 여기 못난이 꽃이라는 소재 또는 대상을 가지고 멋있게 해 보자는 데 꽃꽂이 기법의 뛰어남이 있어야 마땅할 것이다. 이를 우리의 옛선비 허균 선생은 의삽(宜揷)이라 하여 꽃 잘 꽂기에는 정성을 다 하였던 것이다. 자 그러면 꽃꽂이 본연이고 중핵적인 의삽(宜揷)으로 넘어가자.

『한국꽃꽂이의 역사』에서 고하수 선생은 허균의 『폐정록(閉情錄)』에 대해 다음과 같이 말했다.

한 가지의 꽃을 꽂으려면 꽃가지가 기이하고 옛스럽고 굴곡 있고 비스듬히 자빠진 것을 골라야 한다. 그리고 두 가지 꽃을 꽂으려면 반드시 높고 낮은 것을 구별하여 꽂되 두 가지 꽃이 마치 한 가지에서 난 것처럼 꽂는다. 만일에 이 두 가지가 서로 마주보게 하려거든 먼저 삼끈으로 묶어 마치 한 가지에서 핀 것처럼 보이도록 만든 다음에 꽂아야 한다.

옆으로 뻗은 꽃가지를 좌우로 흩어지게 하는 것이 좋고, 꽃꽂이에서는 한 가지나 두 가지 종류에 그치는 것이 좋고, 약간이라도 종류가 많아지면 수다스럽고 잡스러워서 보기 싫으나 다만 가을에 피는 꽃은 꼭 그럴 필요가 없다. 반드시 옆으로 누운 꽃가지를 꺾어 좌우로 벌려서 꽃병을 반쯤 덮도록 하는 것이 아담하게 보인다. 만약에 꽃병이 높고 갸름한 것이라면 한 가지는 높고 한 가지는 낮은 쌍지(雙枝)를 꽂되 굴곡 있는 것과 비스듬히 누운 것으로서 꽃병의 높이보다 몇 치 낮고 작은 것이 아름답게 보인다.

꽃꽂이에서 가장 꺼려야 할 것은 꽃병보다 꽃이 빈약해 보이는 것이다. 단 지나치게 번잡하면 마치 꽃다발을 꽂은 것 같다. 아취가 없다. 꽃꽂이와 회화의 두 가지 일은 진실로 호사가가 스스로 할 일이지 종들에게 시킬 일이 못 된다. 꽃의 경우 정제되었다고 하는 것은 얽히고 설키어 마치 질서가 없는 것 같아야 하고, 그 뜻과 모양이 자연스러워, 마치 소동파의 문장이 그렇듯이 그 뜻에 따라 끊이고 이어짐과 같아야 하며, 이태백의 시가 대우(對偶)에 구속되지 않는 것과 같아야 한다. 꽃꽂이에서 만일에 가지와 잎이 서로 맞서거나 붉고 흰 것이 서로 짝을 이룬다면 그것은 마치 관청 뜰에 심은 나무나 무덤 앞에 세운 망주석과 무엇이 다르겠는가.

그래서 고하수 선생은 『한국꽃꽂이의 역사』에서 "이는 바로 기계주의적 대칭을 거부하고 있다는 점과 혼란스러워 보이는 자연상태가 속으로 통일되어 있음을 보이는 것이다"고 덧붙였다.

꽃꽂이 의삽결구(宜揷結構)에서 한국이나 동양의 전통적 꽃꽂이는 서양의 디자인 이론 또는 인테리어 디자인(interior design)과 만나게 되는데 이로써 한국 꽃꽂이나 동양의 꽃꽂이가 한 단계 더욱 높이어져서 세계의 한국적 꽃꽂이 또는 세계의 동양적 꽃꽂이를 현출하는 것이다.

지금 우리의 의삽조화(宜揷造化)라는 한국 꽃꽂이의 전통을 모던 디자인이나 인테리어 디자인의 입장에서 한번 정리를 해 보면 다음과 같다.

ⓘ **삼존형식(三尊形式)**—이것은 소위 불전공화(佛前供花)의 삼존형식인데 꽃이 피는 순서대로 몽오리와 핀 것 등 꽃송이 세 개

를 꽂되 꽃이 삼각형을 이루게 하는 가장 기초적인 현대 디자인의 삼각구성 대칭의 이론과 일치한다.

삼존형식이란 부모간의 나(子息)이기도 하고, 주객간(主客間)의 나이기도 하고, 또는 주종간의 나이기도 하고, 다시 천지간(天地間)의 나를 상징한다. 이에 나는 말할 것도 없이 '불(佛)'이시다.

ⅱ 횡사수소·노지추양(橫斜瘦疏 老枝醜樣)과 약지기조(若枝氣條)—꽃가지가 기이하고 옛스럽고 굴곡있고 비스듬히 자빠진 것을 골라서 하되 옆으로 뻗은 꽃가지를 좌우로 흩어지게 하는 것이 좋고, 더욱이 옆으로 누운 꽃가지를 좌우로 벌려서 꽃병을 반쯤 덮도록 하는 것이 아담해 보인다는 것과, 꽃병이 높고 갸름한 것이라면 한 가지는 높고 한가지는 낮은 쌍지(雙枝)로 꽂되 굴곡있는 것과 비스듬히 누운 것으로 꽃병보다 몇 치 낮고 작은 것이 아듬하게 보인다는 것과, 꽃의 종류가 한두 가지로 그치고 단순 통일이 좋고 한꺼번에 많은 꽃을 꽂아 번잡하게 하면 아취는 없어진다고 했다.

여기서 서양디자인의 모든 이론을, 이를테면 긴장된 선, 대비와 갈등 그리고 변화, 조화의 균형, 다시 역동감과 안정감 등이 모두 현출되어 있고, 더더군다나 그것들 위에 아취, 운치, 격조를 가장 높이 사는 것은 바로 우리의 전통예술이 현대의 그것보다 한 단계 더 높은 데 있다는 것을 알 수 있다.

이러한 말들은 바로 우리 인간의 인격이 고귀함을 강조한 상징인 것이다. 꽃을 꽂되 반드시 거기에 우리의 인격과 품위의 존재양식을 비스듬히 상징으로 귀띔하고 있다는 데 현대 디자인 이론을 넘어선 것이다. 우리의 꽃꽂이가 바로 치덕(治德)을 은근히 그 중심에 두고 있다는 것이다.

ⅲ 조화결구(造化結構)—조화결구를 말하자면 꽃가지들 사이뿐만 아니라 꽃가지와 그릇, 그야말로 절지기명(折枝器皿) 사이, 다시 그것이 놓이는 장소와의 사이 등이 문제가 된다. 꽃가지 사이로 앞에서 이미 보아왔다시피 쌍지(雙枝)의 등거리에서 삼존형식(三尊形式)의 삼각구성과 한두 가지 꽃으로 한정하는 단아함이 있고, 꽃가지의 그릇 사이는 화신정사(花神精舍)라는 환상적으로까지 들리는 표현으로 되고, 주체와 환경의 사이를 완곡하게 표현하고 있다. 이들 모두 구성요소들 사이는 말할 것도 없이 서로 잘 맞되 관상 역동과 안정이 균형되겠끔 조화 통합되어 있어서 좋은 것이다.

바로 원효대사의 '묘계환중'이라는 것이다, 이것 역시 원숙된 우리의 인격이 거침없이 무애자유(無碍自由)로운 지경을 상징하고도 남음이 없는 것이다.

그리고 주객, 주종 그리고 내외간이란 바로 상응(相應)해서 같은 것이라는 것, 그래서 서양의 그 환경에 그 사람, 그 사람의 그 환경이고, 동양의 대방은 응해서 좋고, 불(佛)은 화엄(華嚴)해서 좋아 다시 대방광(大方廣)이 불화엄(佛華嚴)과 상응하고, 불화엄 인간이라야 대방광 우주에 산다는 것이다.

한번 더 꽃꽂이를 통해서 그 꽃에 그 그릇, 그 그릇에 그 꽃이고, 그 자리에 그 꽃꽂이, 그 꽃꽂이는 그 자리로, 꽃과 인생, 그릇의 우주를 말해 거침없는 것이다. 그리고 나와 우주 사이에는 그야말로 천태만화(千態萬化)한 변화 있어서 좋으니 별의별 꽃꽂이가 모두 선재(善哉)인 것이다.

바로 또 원효대사의 무량장엄 무량보신(無量莊嚴 無量報身) 우

278

주도 무량변화(無量變化), 거기 맞는 나도 또한 무량변화라는 것이다.

ⓘ **칠정화(七淨華)**—꽃꽂이가 우리들의 정서생활의 순화에, 품위의 고아(高雅)에, 마음의 여유에 또는 인격의 도야에 관계됨을 보아왔고, 또한 그것이 은근한 방법, 다시 말해서 상징적으로, 또는 가탁(假托)의 방법을 통해서 우리에게 귀뜸해 준다는 것을 보아왔다.

그래서 이 장(章)에서는 꽃꽂이가 과연 어떻게 가탁이든 상징이든 간에 우리의 인격의 도야, 치덕(治德)에 요샛말로 정신치료에 직결되는가를 살펴 보기로 하자.

이 방면에서 우리들은 두 갈래의 전통을 가진다. 그것은 유가에서와 불가(佛家)에서이다.

강희안 선생은 그의 『양화소록(養花小錄)』에서 꽃의 품종을 구등(九等)으로까지 나누어 특히 이를 꽃의 높고 뛰어난 풍치와 운치로 하였다.

동양이나 우리 나라에서는 꽃들이 풍기는 운치나 아취, 또는 품위로서 품종의 높고 낮음을 헤아리지, 화영(華榮)으로 하지 않는다. 이는 현대의 그것이 색, 모양 질감 등을 기준으로 하는 것과 많이 다르다. 전자가 내면의 세계를 더욱 중시한다는 점에서 우리 나라의 꽃꽂이가 더욱 치덕과 유관하다고 하지 않을 수 없다. 이는 중국 유명헌의 설원(說苑)에 "멀리서 빛나는 것은 장식이나 가까이 할 수록 더욱 밝아짐이 학(學)이니라"고 한 말과 같이 내면세계, 정신세계의 중요함을 강조하고 있는 것이다.

이제 불교에서는 이러한 정신세계를 구체적 덕목으로 나누면서 각기 일곱 가지 꽃으로 가탁하여 일렀다. 그것이 칠정화(七淨華)

이다.

㉠ **위정화(威淨華)**—붉은 꽃으로 가탁하는 것은 이기적인 것, 사유심을 경계하였다. 그래서 정어(正語), 정업(正業), 정명(正命)을 쳐들었으니, 말을 하되 수식이나 호언장담을 삼가고, 정업(正業)이란 보람과 즐거움이 있는 일을 하고, 정명(正命)이란 사명감 있게 살기를 가리키는 것이다.

㉡ **심정화(心淨華)**—청색꽃이 내세우는 것은 정정진(正精進), 정념(正念), 정정(正定)이니 인생이 부지런하되 생각이 똑바로 박혀야 한다는 것이다. 그래서 그 토대는 마음의 안정, 또는 유심안락(遊心安樂)이라는 것이다.

㉢ **견정화(見淨華)**—노란꽃이 치켜드는 정신은 정견(正見), 정사유(正思惟)니, 전자는 잘 봤다, 못 봤다 하지 말고 똑똑히 보라는 것이다. 이는 꼭같은 지경인 정청(正聽), 정후(正嗅), 정미정촉(正味正触)도 대표하여 바로 오감각(五感覺)을 통해 전달되어 온 소식을 있는 그대로 될 수 있는 대로 왜곡, 참견하지 말고, 집착하지 말고, 지각하지 않는다는 것이다.

㉣ **단의정화(斷疑淨華)**—보라색 꽃이 쳐드는 정신은 단견혹(斷見惑)하여 입견도(入見道)의 사태로 한다는 것이다. 견혹(見惑)의 내용인즉, 신견(身見), 변견(邊見), 소견(所見), 견취견(見取見), 계금취견(戒禁取見)으로, 자기 이기적이고 제 몸만 생각하고 지나치게 극단적인 생각을 한다든가 삿된 생각이나 선입주관에 사로잡힌 견해와 그리고 계(戒)를 못 지키는 견해 등으로 이는 탐·진·치·만·의(貪, 瞋, 痴, 慢, 疑)에 사로잡힌 아득한 마음이다.

또 견혹(見惑)과 동류가 수혹(修惑), 견번뇌(見煩惱), 견장(見

障)이니 이들을 끊어 자성요해(自性了解)하여 입견도(入見道)할 것이라는 것이다.

ⓜ **분별정화(分別淨華)** ─ 초록색으로 드높이는 정신성은 단사혹(斷思惑)으로 이로써 입수도(入修道)케 되는 것이다. 물들은 나쁜 생각을, 습관화한 나쁜 버릇들을 끊는 것으로 한번 깨치는 것 정도로는 안 떨어지는 악습들을 끊는 작업으로, 닦고 또 닦는 일로 오근청정(五根淸淨)해지는 것이다.

ⓗ **행정화(行淨華)** ─ 남색꽃으로 나무는 정신성은 혜행청정(慧行淸淨)이니 지혜로운 생활과, 본때있는 거동 등으로 되는 면밀가지(綿密加持)스러운 예의범절의 행실이니, 바로 인간의 위의(威儀), 다시 말해서 품위나 품상(品象)한 행동으로 드디어는 탈(脫)스러운 것을 거쳐 보은감사행이 이의 도달점이다.

ⓢ **열반정화(涅槃淨華)** ─ 등색(橙色)꽃으로, 치켜드는 정신성은 단번뇌(斷煩惱)하여 더 배울 것이 없는 무학도(無學道)로 나아가 지견청정(知見淸淨)하니 바로 득열반과(得涅槃果)의 '나는 있는 그대로의 것' 자연법이(自然法爾)의 지경이다.

이렇게 꽃에 가탁되는 깊은 의미를 가지고 꽃꽂이를 하는 동안 어느새 치덕은 서서히나마 착실히 이루어져 간다는 것이다.

◎ **화흥(華興)과 화신(華神)**

이렇듯 정성들여 심일경성(心一境性)으로 꽃을 가꾸고 북돋우고 그래서 피어남을 볼 때 거기에는 말못할 아늑한 기쁨이 솟아나지 않을 수 없다. 바로 화흥(華興)이다. 이 흥(興)은 바로 대우주, 대자연을 배경으로 또한 그 우주와 상응하는 인간생명이 서로를 만나는 회심의 미소가 아닐 수 없다. 바로 너로 해서 나고, 나로 해서 너인 견성(見性)이자 자기 실현의 출발이고, 또한

자기 실현 그것이다. 이제까지 길을 잃어 헤매이던 나그네가 이
제야 자기분신을 찾은 기쁨 바로 자기발견의 기쁨의 출발인 것이
다. 해후(邂逅)의 절정은 결국 언제나 자기해우(自己邂憂)인 것
이다.

　여기에 마음으로 즐거운 안정감이 흘러 나오지 않을 수 없고,
그것이 바로 '신나는'일이 아닐 수 없다. 바로 화홍(華興)에서 화
신(華神)에로의 자연스러운 유로(流露)이다.

　화신(華神)이란 꽃으로 해서 삼매지경(三昧之境)에 드는 것,
자타, 주객, 그리고 지경(智境)을 초월하는 것이다. 위대한 정신
의 원초에로의 회귀인 것이다. 바로 천상천하유아독존(天上天下
唯我獨尊), 전지전능(全知全能)의 지경이자, 모든 행태의 정신치
료, 치덕(治德)의 공동적 원모태(原母胎)이다. 바로 삼매(三昧)
이다. 화홍(華興)을 거치는 화신(華神)도 또한 신명(神明)스러운
신(神)의 지경이 되는 이 삼매가 치덕이나 정신치료의 공동모태
라는 것이다.

　인생에 있어서 알뜰히 살아서, 진지하게 살아서 그것이 견성과
자기 실현에 치(治) 안하는 것이라고는 없다. 진지한 생활치고
자기 발견과 자기 발명 또는 인간성숙으로 유관하지 않는 것이라
곤 없다. 그러한 진실됨, 알뜰함 또는 망아(忘我)의 상태는 모두
신내림〔降神〕의 자리고, 신들림(接神)의 자리고, 또한 신아일치
(神我一致)의 자리인 것이다.

　그러한 강신이나 접신의 방법은 그야말로 무량법문(無量法門)
이니, 못 들어갈 길이 없는 것이다. 신에의 길은 무수히 있고 제
각기 몇 가지씩의 길을 통해 신에로 이르는 것이다. 이리하여 여
러 가지 독특한 기량을 통해서 십 년의 기술을 거치고, 또한 십

년의 법도(法度)를 지나 드디어 십 년의 도리(道理)를 지나면 어
떤 사회기량의 영역에서도 모두들 그것은 신에로의 길이 열리어
드디어 신과 합일하여 그 영역에서는 전지전능, 천상천하유아독
존을 구가하게 된다.

　세상의 무슨 일치고 진지하고 꾸준해서 치·법·도(治·法·道)의
삼십 년을 거쳐서 거기서 신기(神技)를 부리고 신법(神法)을 터
득하고 그래서 신통(神通)할 때 어느 인간기량치고 신에 이르지
않으리오. 여기 진지하고 꾸준한 화지·화법·화도(華技, 華法, 華
道) 삼십 년 끝이면 입신지기(入神之技) 얻어 신통하고 말 것은
당연하다. 바로 화신(華神) 아니고 무엇이겠는가.

　화신(華神)이란 그 원초형을 찾자면 불전공물(佛前供物)인 향,
등, 경, 차, 패이다. 불전공화는 이 여러 공물과 더불어 꽃 하나
잘 꽂아 바쳐 부처님으로 성불한다는 부처님의 『화엄경』 중의
전생설화를 비롯하여 염화미소에 이르기까지 전통적 지혜의 집대
성인 불교에 얼마든지 있다. 이는 꽃꽂이가 바로 치덕의 한 방법
이자 그것이 역시 입삼매(入三昧), 내지 입신(入神)의 방법으로
가장 깊이 이루어진다는 것이다. 자연과 인간의 완전일치인 입신
에의 여러 가지 보조선 긋기로, 말하자면 가지행(加持行)의 하나
로 화밀가지행(華密加持行) 또한 있다는 것이다.

　꽃으로 인간과 자연 또는 주객과 피차가 드디어는 일치하는 화
밀가지를 위해서도, 화밀가지행자(華密加持行者)는 꽃꽂이에 스
스로의 전체를 현시(顯示)하고 스스로의 전체를 투기(投己)할 것
이라는 것이다.

제5장 격검(擊劍) 과 치덕(治德)

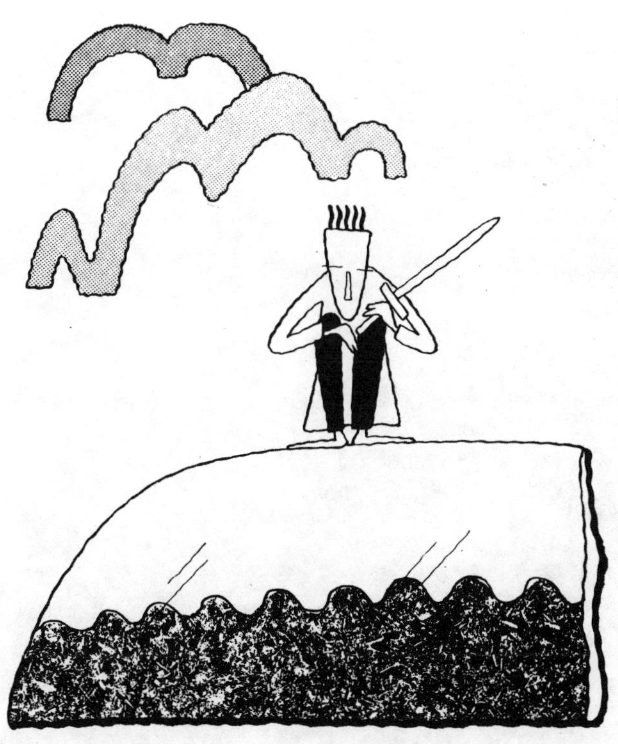

격검(擊劍)과 치덕(治德)

저자는 근자 수년간에 걸쳐서 우리의 고전적 전통적 수덕(修德) 내지 치덕(治德)의 유의(流儀) 몇 가지를 계속 추구하여 그 속에 엄연히 현존하는 정신치료의 정수를 간추려 내려고 진력(盡力)하여 왔다.

그래서 이 작업들은 동양의, 우리나라의 또는 불교의 전통 속에 있는 치덕의 정수를 추출(抽出)하여 조직함으로써 우리의 정신수양의 대본(大本)을 아니, 현대정신치료대계를 형성코자 하는 저자의 오랜 염원이자 생애업(生涯業)의 일부로서 금번 연구에는 선(禪)·다(茶)·화(華)·팔상성도(八相成道)·오안오지(五眼五智)를 거친 격검(擊劍) 속에 있는, 치덕의 정수를 추출하는 연구를 이 일련의 작업의 여섯 번째 일로 택하였다.

격검이라면 잉여에너지가 모자라서 하는 수작들이 모두 먹히느냐 먹느냐의 약육강식의, 그래서 골육상쟁하는 지금은 시대착오가 되어버린 구시대의 생존 내지 생활방법의 으뜸이었다. 그래서 작게는 개인대 개인의 대립에서 크게도 여러 가지 정도의 각 집단간의 상극이 그 목표는 멸망을 두고 이루어진 견적필살(見敵必殺)의 제방편(諸方便)이었다. 거꾸로 말해서 적을 보면 반드시 죽이기 위한 제기법(諸技法)을 닦고, 다루고, 하여 온 인간문화의 한 형성이 바로 격검이고 검법(劍法)이었다. 그래서 그것은 바로 현대의 가장 정밀한 과학 내지 학문체계의 하나인 현대군사학으로 이어져 있는 것이다.

그러나 제아무리 견적이면 필살하는 구격검도 그것이 검법을 거쳐 검도(劍道)라는 지경을 지양코자 하매 여기 그 목표설정에 커다란 궤도수정을 하지 않고는 안 되게 되었다.

그의 가장 구체적 예가 다름 아니라 견적필살하는 구시대의 검사(劍士)들이라도 대치의 마당에서, 상대방의 칼끝에서 불을 뿜거나, 커다란 윤곽이 나투거나 해서, 눈이 어지러워지면 칼을 내동댕이치고 패했음을 승인했을 때는 강자가 결코 그 약자를 죽이지 않게 되고, 충분히 기법이 늘어 상대방이 칼을 뽑기도 전에 이미 강력한 힘을 토대로 한 분위기로 제압을 함으로써 일전을 거칠 겨를도 없이 승복케 하는 지경에 이르면, 그것은 모두 이미 도의 지경에 다다른 것이니, 구시대 견적필살하는 격검도 이미 지고의 지경에서는 자심불살(慈心不殺)에 이르르고 있었다는 것이다.

따라서 구시대의 견적필살하는 격검 속의 치덕에서 신시대의 자심불살의 현대화법의 치덕을 추출하는 일이 바로 구격검을 훑어 연구하는 주안이 되겠다.

다른 말로 하자면, 구쟁투술(旧爭鬪術)의 분석은 어디까지나 자심불살하는, 따라서 우주의 법칙과 인생의 진리 구현을 위해서 인간수도 내지 자아강화(自我強化)의 중차대한 방법인 화쟁학(和諍學)의 토대가 되겠고 쟁투학(爭鬪學)의 본령이던 제반 구군사 전술전략학(旧軍事戰術戰略學) 속에서 새로운 현대의 평화학(平和學)의 추출을 위한 작업의 토대가 되겠다는 것이다.

그러면 구병법의 원초형인 격검 속에서 주목되고 연구되어 온

십여 가지에 이르는 항목을 정리해 보고자 한다.

안목(眼目)

그것이 무슨 일을 하는 마당이든지간에 일단 대치의 장에서는 눈만큼 중요한 찰지(察知)의 기기(器技)는 없다.

이를테면 필요에 따라 적의 공격의 집중처인 칼 끝을 예의 집중적으로 주시하는가 하면 곧 전체적 상황을 훑어보는, 주목의 응집(凝集)과 확산(擴散)이 마음대로 자유자재로 무애자재로 되어야 하는 것이다.

이를 관세음보살안(觀世音菩薩眼)이라든가 또는 어안(魚眼)이라고 하여 반쯤 눈을 뜨고 먼 산을 바라다 보는 듯한 눈초리에서 모든 안목(眼目)의 그 기본을 삼는다.

그러나 관세음보살의 어안이야말로 필요에 따라 송곳처럼 일점을 파고 들어갔다가도 어느새 후딱 전법적 상황(全法的狀況)으로 돌아오면서 다시 이제는 대상을 말아 넣는듯 할 수 있는 무애자재한 공격과 준비를, 또는 안정(安定)과 역동(力動)을 부릴 수 있는 눈인 것이다.

대치의 마당에서 이쪽의 안목이 이렇게 중요할 뿐만 아니라, 또한 대치자의 눈의 동정 살피기도 마찬가지로 중요하다. "눈은 마음의 창"이라 하고 "눈은 입만큼 말한다"고 하듯이 상대방의 눈을 통해 상대방의 일거일동(一擧一動)을 꿰뚫어 보는 형안(炯眼)은 밝은 눈인 것이다.

'안목(眼目)'을 말할 때 전자는 심안(心眼)으로 이는 강하게, 후자는 육안(肉眼)으로 이는 약하게 보는 것이다.

또 눈은 밝아야 하되 날카로워서도 안 된다는 것은, 마치 소리는 귀도 밝아야[耳聰] 하되 결코 귀가 얇아서도 안 된다는 것과 꼭 같은 이야기이다.

이제 견적필살(見敵必殺)하는 검법검기(劍法劍技)에서 자심불살(慈心不殺)하는 화쟁(和諍) 내지 평화학(平和學)에의 안목의 진화는 말할 것도 없이 자심불살의 관세음보살안이다.

상대방 속에 준동하는 적의(敵意)나 공격에만 주목하는 것이 아니라 눈을 더 크게 떠서 그 뒤에 숨어있는 또는 외딴길을 새어난 선의(善意)를 재빨리 찾아냄이 중요하다.

전자를 제압함과 동시에 후자를 호응 육성하는, 선의의 발견과 발명을 하는 선의의 형안이야말로 우리들이 숭상할 부처님 눈인 것이다.

세상에 괴로운 소리를 들으면, 후딱 달려가서 도와주고, 온 세상의 즐거운 것을 보면 다시 후딱 날아가서 수희동참(隨喜同參)하는 관세음보살의 안목이야말로 앞으로 평화학에서 더욱 연구해 갈 안목인 것이다.

이 때 이러한 악의(惡意)를 알고 있되 거들떠보지도 않고, 선의를 찾아 피우는데 열성인 눈을, 무던하면서도 절박(切迫)해 오지 않는 눈으로 숭상되는 부처님 눈인 것이다. 물론 이에 눈만 말똥말똥하다가 그만 전체와 유리(遊離)되어 악의에만 장애(障碍)되는 편집적(偏執的)인 눈이 되어 버리는 날카로운 눈이 되어서도 안 될 것은 말할 필요조차 없겠다.

손아귀

격검에서 손아귀는 공격에서 직접적 기재(器材) 내지 그의 연장보조선(連長補助線) 같은 칼을 잡는 방법의 있음새인데 이 때 어깨나 팔과 더불어 손가락, 손아귀에도 전연 힘을 안 주는, 그래야 부드러워서 좋다는 것이다.

이렇게 손이나 손가락, 손아귀등 손에 힘을 빼고 있어야 손이 길게 자유자재로 섬세하게 놀려지게 되는 것이 이상적인 손의 양태인 것이다(手長手細). 그래야 칼자루를 쥐고 돌격타(突擊打)를 할 때 최대의 힘이 최소의 저항마찰로 좌우 균등히 쳐들어 가지는 것이다. 선의의 공격시도 이렇게 손이 부드럽고 힘이 빠져져서 유연해야 칼자루뿐만 아니라 별의별 자루들이 쥐여져서 손재주 수기(手技), 기술은 멀러 멀리까지 구원의 손이 되어 뻗칠 수가 있는 천수관음(千手觀音)의 손이 되는 것이다.

서슬(牙)

격검에서는 칼의 무게에 힘을 주어 with velocity로 쳐들어가면, 그것이 단시간에 이루어지면 질수록 $f=d/t$의 공식대로 돌격타의 힘은 더더욱 커지는 것이다.

이렇게 손아귀에 충분한 힘이 쥐어졌을 때 돌격타에 나타난 힘, 순발력을 서슬〔牙〕이라고 한다.

격검에서 손아귀와 더불어 이 서슬이 결정적으로 중요하듯이 평화학에서도 마찬가지로 사랑의 일격, 지혜의 일타〔頓智〕 또는 순발적 사의〔頓謝〕처럼 선의의 공격도 순발토록 하기 위해서는 항상 생활상에서 사랑과 지혜 또는 감사의 힘발림을 연습하는 사상연마(事上鍊磨)가 중요하다.

사랑의 순발력도 힘작용의 거리와 시간의 역수로 된다는 것은 참 재미있는 이야기다. 바로 사랑의 평화학의 물리역학의 응용이니 말이다.

합기(合氣)

기력이 전신에 충만해 있고 허점이나 또는 사념(邪念)이나 이기심(利己心)이 없다.

따라서 상대에게 침범당하지도 않고 그러면서 상대를 잘도 제압하는 일종의 신묘(神妙)한 심신작용(心身作用)을 말한다. 바로 원효사(元曉師)의 무파이무불파(無破而無不破)하는 금강불괴(金剛不壞)다. 충천하는 힘의 일종 신묘한 힘의 aura이기도 하다.

또 유성무성(有聲無聲)간에 심기력(心氣力)이 일치해서 전신에 충만하는 상태로서 거기에는 조금도 허점이 없을 뿐만 아니라 상대에 틈만 생기면 오히려 빨려들어가듯이 거의 자동적으로 쐐기를 박아넣을 수 있는 상태이다. 기·법·도(技法道) 삼심 년의 오랜 이력 끝에 이루어지는 일종 미묘한 전기(全機) 상태로서 심기력(心氣力)뿐만 아니라 거기에 안목마저 일치해서 명석하니 여기 여러가지 기·법·도력이 우러나오는 것이다. 기력이 충만된 전기(全機)이다.

상대의 허점을 노릴 때 기합의 정적 상태에서는 마음에 조금도 사념(邪念)이나 허심(虛心)없이 이무소득(以無所得)으로 도거·긴장, 혼탁·이완도 없이 또 무유공포(無有恐怖)·무유경멸(無有輕

蔑)로 적정(寂靜)히 대한다.

또 일면 합기(合氣)의 동적 상태에서는 상대에 허점을 보자 마자 주저함이 없이 돌격타(突擊打)해 가는 감행(敢行)이다. 대치의 상태에서는 상대가 노상 심·력(心·力)을 교란하면서 오기 때문에 좀처럼 심기력의 안정통일이 잘 안 된다. 그러나 오직 사실유진(事實唯眞)·사상연마(事上鍊磨)로 꾸준한 심·기·력의 단련 말고는 없다.

만트라

소리란 속으로 심·기·력(心·氣·力)이 충만해 있다가 필요에 따라 때로는 우뢰뇌성같이, 때로는 부드러히 흐르는 봄의 물의 유로(流露)같이 자연방출의 '것이다. 이 때 폐부에서 우러나와 폐부를 찌르는 그래서 막구멍, 신혈(神穴)을 낳게 하는 원음(原音)도 되는 것이다. 물론 이 때 소리와 꼭 같이 힘도 기술도 마찬가지의 언·문·행(言·文·行)이 일치해서 이하동문(以下同文)이겠다.

호흡(呼吸)

흡기시(吸氣時;inspiration)는 충분한 힘을 못 내니 따라서 민첩한 동작행동이 안 일어난다. 민첩하면서도 충분한 힘을 낼 때에는 반드시 지기시(止氣時)나 호기시(呼氣時)이다. 이 때 충분한 힘이 호기를 통해서 나오니 자연히 기합(氣合)이 나오게도 된다.

상대와 대응하고 있을 때 언제나 그의 호흡을 잘 알아야 한다. 흡기(吸氣)할 때야말로 돌격타(突擊打)의 기회인 것이다. 따라서 여느때 부터 항상 복식호흡(腹式呼吸), 조용한 호흡, 또는 팔꿈치 호흡(莊子)을 하도록 일삼음으로써 상대방에게는 이쪽 호흡을 눈 치채지 못하게 하고 반대로 상대방의 호흡일랑 훤히 알수 있도록 해야 한다.

또 일단 일을, 동작을 일어켰거들랑 단숨에 그 기력(技力)이, 끝내주는 연마를 할 것이다. 바로 초전박살의 정신이다.

사랑의 일격, 지혜의 일타가 먹혀들어갈 기회는 항시 상대방의 흡기시임을 잊어서는 안 된다.

간(間)

격검에서는 일족일도지간(一足一刀之間)이 기본적 간(間)인데 이것은, 일보 전진하면 상대를 격타하고 일보 후퇴하면 상대의 돌격을 내칠 수 있는 위치이다. 따라서 이 일족일도지간보다 거리가 멀면 '너무 먼 간(間)'이라 하고, 이 보다 좁으면 '너무 가까운 간(間)'이라 한다.

진정한 간(間)은 각인(各人)의 체격, 칼의 길이, 연마의 정도, 기법의 높이, 더군다나 정신적 자세 등으로 달라 일정치가 않다.

자기의 진정한 간을 알아차리고 있다는 것은 여러 가지 간(間)들, 공간(空間), 시간(時間) 및 인간(人間) 등의 간 맞추기와 더불어 대단히 중요하다. 간에 대해서는 저자는 이미 '차와 정신치료' '화도(華道)의 치덕', 등에서 상론한 바 있다.

대치의 상황에서는 자기는 상대가 가깝고 상대는 자기가 먼 것

으로 여겨지는 간이라야 한다. 말하자면 자기로서는 실격타하기
가 쉽고, 상대는 이쪽을 쳐 오기가 어려운 '간'을 취하는 것이다.
　그리고 이 '간' 맞추기는 유형적일 수도 있으나 더더군다나 무
형적·정신적인 것이 강조된다. 여하튼 이쪽에서는 공수(攻守)하
기가 둘다 쉬우나 저쪽에서 공수하기는 또한 둘 다 어려운 태세
를 말하는 것이다.
　심·기·력(心·氣·力)이 충만하고, 그래서 태세에서 항상 긍정
적·적극적·진취적·건설적 그리고 창조적인 면이 이들과 상응하
고 있는 부정적·소극적·퇴영 후퇴적·파괴적 그리고 사무적인 면
을 압도 통제하고 있으면서 자기와 상대 사이에 간일발(間一髮)
을 넣지 않는 심일경성(心一境性) 무분별(無分別), 초월(超越)일
때 간이 아주 가까워지나 상기(上記)의 상응하는 태세에서 후자
들이 전자를 능가하거나 또는 증강되어서 심한 불안, 갈등, 긴장
을 느끼거나 또는 자기와 상대에 분별 등 여러 가지 잡동사니가
협잡할 때면 간이 멀어지는 것이다.
　여기 사랑의 평화학에서도 이 '간'의 이론은 그대로 수정없이
활용될 것은 쉽게 이해가 된다.

허점(虛點) 및 허실일여(虛實一如)

　허점에는 마음의 허점, 결구태세(結構態勢)의 허점 및 동작상
허점 등이 있다. 물론 마음의 허점이 상기한 것 등의 여러 가지
허점의 근원이 된다. 그러니 이 무형적 허점이라고도 할 마음의
허점에 또한 여러 가지 유형적 허점인 결구·태세의, 또는 동작의
그것도 없으면 더욱 좋다.

① **허심점**(虛心点)―머리 끝에서 발 끝까지 기력이 충만되게 끔 골고루 결의가 어디 한 곳 빠지는 데 없이 주어서 optimal emotional intensity가 유지되어 있으면 좋다. 전신에 안간힘을 주지 않아서, '무던하면서도 근박(近迫)하지 않는' 태세·결구로 마음에 정녕 허점이 없으면 이제는 구태여 유형적인 태세도 필요 없는 것이 된다. 이는 이미 명인(名人)의 지경이다.

② **태세의 허점**―태세란 바로 성(城)이다. 허점 없는 태세란 바로 난공불락(難攻不落)의 성과 같아 상대에 대하여 공방에 공히 유리한 것이다.

'칼끝'을 상대의 중심에 갖다 대고 태세를 갖추어 면·수·동·흉 (面手胴胸)의 각 부위를 잘 지키고, 어떤 기법에도 곧 상응하게끔 태세하고 있다면 상대방에서 좀처럼 힘의 타격되지 않는 것이다.

③ **동작상 허점**―동작성 허점을 안 내기 위해서는 기선(機先), 잔심(殘心), 돌격(突擊)의 기회 등을 유관(有關)해 준다. 조심할 것은 제딴에 친답시고 만연(漫然)히 쳐가다가는 상대에게 그 기 선을 치이고 말며, 다 친 후에 잔심(殘心)이 없으면 바로 그 때 가 상대에게서 타돌당하기 쉬운 것이다.

이상을 또 좀 다르게 표현하자면 지세(地勢), 시세(時勢), 동세 (動勢) 및 심세(心勢)와 인세(人勢)에서 허점이 없음을 숭상한다 고 할 수 있는 것이다.

그런데 사실은 실허일여(實虛一如)라, 가히 실이 있다면 또한 반드시 허가 있는 법이고, 또한 vice versa이다. 따라서 이것은 전기(全機)에서 힘이나 주의·관심의 구배(勾配)에 지나지 않으 니 이허실이(離虛實而) 전기(全機)함이 중요하다. 실즉허(實則 虛), 허즉실(虛則實)로 허실불이(虛實不二)인 것이니 이허실(離

虛實)함이 바로 전기(全機)하는 것이다. 실이 있으면 반드시 허가 있고, 또한 허가 있으면 또 실이 있으니 실이 오면 비키고 허가 나타나면 쳐들어가는 것이다.

칼끝

칼끝이란 언제나 인후의 높이에서, 칼의 연장을 좌안(左眼) 또는 미간(眉間), 양안(兩眼) 사이에 갖다 대는 것이다. 상대를 언제라도 공격하고, 또 여러 부위를 쳐들어 갔다가도 곧 제 자리로 돌아오며, 결코 상대에서 칼끝을 갖다대기를 풀지를 않는다. 일종의 공격의 원초점(original point of attack)이라고 할 수 있는 것이다.

칼끝에 정신이 깃들어 있다든가 또는 칼끝이 살아있다든가 하는 것은 모두 자기 신체에 충실한 힘이, 손아귀, 특히 좌거(左擧)에 나타나서 자연히 칼끝에 힘이 주어져서 항상 선수의 기가 넘쳐 있어서 상대에 허점만 생기면 곧 쳐들어간다는 체세(體勢)를 나투고 있는 것이다.

칼끝이 상대의 눈과 인후두부 그리고 손목 사이를 적당히 움직이고 있을 때면 상대는 거기에 정신이 홀리거나 또는 의호심(疑狐心)을 일으켜 좀처럼 해서 쳐들어 오지 못하는 것이다.

옛 검성(劍聖)들의 "칼끝에서 불을 품고 있더라"든가 또는 "칼끝이 나선장(螺旋狀)으로 둘둘 돌고 있더라"든가 하는 것은 이 칼끝이 항상 상대의 중심선상에 딱 갖다 재고 있어 언제 어디서나 선수(先手)의 기(氣)로 쳐들어 갈 수 있음을 말하는 것이다.

이러한 칼끝작용을 다시 우리들의 화쟁학(和諍學), 평화학(平

和學)에서 활용하자면, 항상 상대에 도와줄 틈만 나면 곧 사람의 일격을 타할 수 있는 사랑의 선수(先手)로 차 있고, 그것이 상대와의 대치 속에서 최전방에 위치하는 무언가 '끝'에 힘이 들어있는 '사람의 끝힘'이야가로 적용되겠다.

돌격타(突擊打)의 기회

대응상황에서는 피차간에 항상 움직이고 있으니 천변만화(千變萬花)하는 움직임 사이에는 수시로 돌격타(突擊打)의 기회가 많이 생겼다 말았다 한다. 그러나 그 기회는 순간적이어서 실로 잘 잃기 쉽고 잡기 어려운 것으로 한번 실기(失機)하면 다시는 걷잡을 수 없는 것이다. 따라서 기회를 잡았을 때는 간발(間髮)을 넣지 말고, 대담(大膽)하게 그리고 민첩히 돌격타하는 것이다. 또한 오래인 기법도(技法道) 삼십 년의 이력의 결과, 이러한 순간적으로 발생하는 기회를 감(感, Cue)으로 예지(豫知)하는 것이다. 이 때는 자기도 모르게, 아무도 모르는 사이에 비식비비식간(非識非非識間)에 그 기회를 잡는다기보다 그 기회에 잡히듯이 빨리 들어가서 돌격타를 하니 이기지 않을 수가 없다. 그것은 인생의 진리가, 우주의 법도가, 불(佛)이 하는 것이다.

① 콧잔등 치기—상대가 돌격타 또는 공격하여 오려 할 때의 순간은 진출하려는데만 관심이 집중되어 있으니 다른 일을 잘 살펴볼 여지가 없다. 즉 몸의 자세가 다 이 공격하려는 데만 쏠려 있으니 다른 어떠한 동작 이를테면 방어도 할 수 없는 것이다. 그러니 이 때의 돌격타는 저항 없이 방어되어지지 않는 채—공격은 어떠한 것이든간에 우선은 방어 내지 도피가 있어야 되는데—

쳐들어 가지고 마는 것이다.

이러한 절묘의 기회를 잡아 지체없이 돌격타해서 승리하는 것을 콧잔등 치기라고 해서 가장 중요한 기의 하나이다. 콧잔등 치기는 상대가 공격해 오려는 바로 그 일어남을 지체 없이 돌격타하는 것으로 콧잔등 면박, 콧잔등 손등치기 및 콧잔등 짜르기 등이 있다.

② **몰릴 때 치기**—이것은 상대가 이쪽에서 밀려 몰려 서게 되든지 또는 기가 끝장 나서 몰릴 때와 스스로 물러설 때 등이 있다. 전자의 경우에는 상대가 빨리 이 수세에서 벗어나려고 노심초사한다. 이 때를 다시 노칠세라 더더욱 쳐들어가는 것이다.

또 상대가 실없이 물러설 때도 역시 그 순간을 지체 없이 틈타 들어가 돌격타하는 것이다.

또 콧등이 시루기에서와 같이 상대의 태세를 일그러뜨려 놓고, 말하자면 한껏 공격을 퍼부어서 기회를 만들어 이로써 상대가 물러설 때를 다시 지체없이 돌격타해 가는 것이다.

③ **技盡치기**—상대가 쳐들어와서 실패한 순간이나 또는 상대가 연속하여 공격해오는 것을 간(間)과 몸의 자세를 흐트리지 않고 견디고 있으면 무한정 쳐들어올 수는 없는 것이다. 반드시 몸의 자세〔體勢〕를 재조정하고 호흡을 조정키 위해서 공격을 늦추거나 그만두게 된다. 바로 이 순간은 몸의 자세와 호흡에 심신이 집중하니 다른것을 돌이켜볼 겨를이 없는 때이다. 따라서 바로 이때를 지체없이 돌격타해 가는 것이다.

④ **받아넘길 때 치기**—상대의 공격에 대해서 막연히 받아 넘기고만 있어서는 결코 안 된다. 수비만 있어서는 제 아무리 상수(上手)라 해도 지지 않을 뿐이지 결코 이기지는 못하는 것이다.

따라서 받아 치는 것을 조금도 두려워 말고 어디까지나 쳐나가는 것이다. 말하자면 받아 치는 것을 조금도 두려워하지 말고 상대가 받아 치지 못할 때 까지 가면 결국은 반드시 이기는 법이다. 단 상대가 공격으로 전환치 못하도록 간단없이 쳐나가는 것이다.

⑤ **주저앉았을 때 치기**—정신과 신체가 조화를 이루어 일체가 되어 긴밀하고 있으면 주저앉는다는 법은 없다. 그러나 정신과 신체의 조화가 깨어지거나 정신의 긴장이 풀리거나, 또는 정신의 통일이 깨어지거나 하면 심신의 활동의 미묘한 이음새가 끊어진다. 이러한 주저앉음에 있어서는 즉각적인 판단·실행〔斷行〕이 안된다. 따라서 바로 이 순간을 포착하여 돌격타하면 쉬 쳐들어 가지는 것이다.

⑥ **숨을 깊이 들이쉴 때 치기**—숨을 쉴 때는 결코 충분한 힘은 안 나오는 법이다. 또한 민첩성도 모자라는 법이니까 상대방의 흡기시(吸氣時)를 이쪽 호기(呼氣)로 맞추어 돌격타해야 한다. 그러나 이미 흡기하는 것을 보고서 쳐들어간다면 호기로 전환할 염려가 있다. 그러니 지금 막 흡기하려 할 때 흡기두(吸氣頭)를 쳐들어 가면 틀림 없이 흡기일테니 이 때의 돌격타는 성공하는 것이다.

기선(機先)

이것은 선수치기, 말하자면 상대방에 선수를 안 주는 것이다.

① **선지선(先之先)**—콧잔등 치기와 같이 일어나려는 것을 때려 비트는 것으로 아직 동작을 일으키지도 않은 직전에 쳐들어가는 것이다.

② 대지선(對之先) - 이미 쳐들어 왔지만 아직 그 효과가 이루어지지는 않았을 때를 잡아제끼는 것이다.

③ 후지선(後之先) - 쳐들어오는 것을 이미 찰지(察知)해서 그것을 틀어버림으로써 그의 공격을 무효화해 놓고 기세가 꺾인다든가 신심이 위축했을 때 등의 순간을 돌격타해서 승리를 거두는 것이다. 궁본무장(宮本武藏)은 그의 『오륜지서(五輪之書)』에서 위를 강속(強速)히 하고 아래저를 남기는 심지선(心之先)을 지적한 바 있다.

심·기·력(心·氣·力) 일치 혹은 신·구·의(身·口·意) 삼밀지대법(三密加持法)

마음은 항상 물과 같아 조용 적정(寂靜)하고, 기(氣)는 바람과 같이 동작하고, 그래서 역(力)은 파도와 같은 것으로, 날쌔게 동작하는 바람과 같은 기가 적정(寂靜)하는 물과 같이 조용한 마음에 접촉해서 곧 파란만장의 기복(起伏)을 일으켜 변화무궁(變化無窮)한 파도와 같은 역(力)에 이르는 것이다.

심·기·력(心·氣·力)은 기검체(氣劍體)이기도 하고, 심안족(心眼足)이기도 하고, 또한 신구의(身口意) 등의 삼밀가지(三密加持)인 것이다.

잔심(殘心)

이는 남는 마음(남기는 마음)으로 항상 잔심(殘心)은 남아 있을 법인 것이다.

돌격타(突擊打)에서 아무런 간 없이 전력(全力)으로 쳐들어가면 충분한 일이 이루어지며, 또한 그 때 자연히 잔심도 생기는 것이다. 그러니 남기는 힘이 아니라 자연히 남는 힘인 것이다.

바로 반석 같은 토대뿌리에서 착절(錯節)하는 재주의 가지는 언제나 원초회귀(原初回歸)의 끄나풀이 있는 것이다.

부동심(不動心)

이는 여하한 조건 변화에도 형평안정감을 잃지 않는 마음씨다. 일명 반석(磐石)이고 엄신(嚴身)이고, 또 독자대웅봉(獨自大雄峯)의 태연자약(泰然自若)이다. 누구라도 전연 새로운 사태에 임하면 마음이 동요하기 쉬우나 수시로 이러한 동요가 없게끔 수신치덕(修身治德)하면 어느새 부동묘법신(不動妙法神)의 지경에 이른다. 또한 부동묘법신체확립(不動妙法身體確立)이다.

수시로 동요하면서도 한 일에 전념하여 수련한다면 그 결과는 바로 부동묘법신체(不動妙法身體) 획득인 것이다. 이 때 묘법신이 묘법신(妙法身而妙法神)이다. 바로 신이신(身而神)이다. 신(身)이라는 상(相)이나 신(神)이라는 용(用)이다.

이·사·오·팔대계심(二·四·五·八大戒心)

이계심(二戒心)이란 두려워말고 경멸하지 말라는 것이고, 사계심(四戒心)이란 경(驚), 구(懼), 의(疑), 혹(惑)에의 경계이고, 오대계심(五大戒心)이란 탐(貪), 진(瞋), 치(癡), 만(慢), 의(疑)에의 경계이고, 팔대계심(八大戒心)이란 불신(不信)·의구양치(疑

懼羞恥)·죄악(罪惡)·열등(劣等)·붕괴(崩壞)·위축(萎縮)·소외(疎外) 및 실망혐오(失望嫌惡)에의 경계이다.

그러나 오래인, 이를테면 기·법·도(技·法·道) 삼십 년 동안의 이들 이·사·오·팔계심(二·四·五·八戒心)에의 치덕(治德) 끝이면 마음이 항상 한줄기 즐거운 환희심(歡喜心)으로 차있어 상대방의 신·구·의(身·口·意)가 부처님 손바닥에 노는 손오공(孫悟空)처럼 훤히 다 비쳐 들여다 보이게 된다는 것이다.

방심이방심(防心而放心)

몸과 마음은 일면 몹시도 단속하면서도 또한 타면에서는 턱 놓아 버려야 한다. 심신을 단속하는 것도 방심(防心)이고 신심(身心)을 턱 놓아 버리는 것도 방심(放心)이다. 다시 말해서 방심이방심(防心而放心)이다.

방심에서의 방심이란 마음이 무엇에라도 포착되지 않음이다. 무엇엔가 집착(執着)하면 거기에 포로가 되어 마음의 자유무애(自由無碍)가 저해된다. 마음이란 언제라도 자유자재로 가고 싶은 데 가게 해 두면 주의관심이 사방팔방으로 골고루 퍼져서는 어떠한 일에도 선처(善處)할 수가 있게 된다. 마음이 아무것에도 사로잡히지 않고 전력을 다하여 돌격타해 가는 것이다. 바로『금강반야경(金剛般若經)』의 응무소주이생기심(應無所住而生其心)이다. 또 그 때 자연히 잔심이 생기는 것이 마음의 자연경과(自然經過)인 것이다.

마음이 어딘가에 가 앉아버리면〔止心〕못쓰는 것이다. 천수관음(千手觀音)의 손이 천개나 있는 것은 한 일에 얽혀들지만 않으면 천의 손이 모두 제각기 쓰임새가 있으나 그 중 한 일에라도 얽혀들면 그만 나머지 구백구십구수(九百九十九手)도 손못쓰는 상태가 된다는 것이다. 쉰발이 이야기도 마찬가지다. '나의 쉰 개나 되는 이 발들이 왜 이렇게 잘 맞아 움직이냐'고 생각하니 그만 쉰발이 서로 못맞추어 한 발자국도 못 내디딘다는 것이다.

격검에서도 상대와 맞서서 어딘가를 쳐들어 가려고 겨누고 있으면 그만 상대의 다른 부분이 전여 안보이게 된다.

그리되면 또 이쪽 어딘가에 다시 허점이 생겨 생각지도 않는 의외의 실수를 하게 된다.

따라서 항상 방심이방심(放心而放心)토록 꼭 같이 전체적 상황에서 일목요연토록 하는 것이다.

평상심시도(平常心是道)

격검(擊劍)과 같이 아주 비상(非常)한 긴급의 상태 속에서 당황하지 않고 초조하지 않고 그리고 상대와 더불어 그가 더불어하는 다른 것들도 놓치거나 흘려버리지 않고 모두를 전체적 상황(全體的狀況) 속에서 상대를 대하는 예사로운 동적 평형(動的平衡)을 지닐 것이다.

변화에 즉각 상응대처할 수 있는 이 역동적 평형(力動的平衡)을 지니는 마음을 평상심(平常心)이라 한다. 평상심은 여느때 수시로 사상연마(事上鍊磨;exposure in vivo, training on the job)하고 있어야 얻어지는, 그러나 몹시도 얻기 어려운 지극히 어려운 상태이다.

더군다나 상대의 악업(惡業)에는 결코 말려들지 말고(not involve but evolve) 오히려 선업(善業)에는 곧 작동하는(involve and evolve) 것이다. 조용히 구애집착(拘碍執着)하지 말고 역동적(力動的)으로 결구하되 마음일랑 늘 넓게 크게 솔직히 조용히 지녀 늘상 역동적으로 안정돼 있도록 하는 것이다.

궁본무장(宮本武藏)은 "병법의 길에서도 마음가짐일랑 평상심에 다를 바 없어야 하느니라. 평상시나 병법시나 조금도 다르지 않게, 마음일랑 넓게 솔직히, 당기지 말고 늦추지 말고, 어느 한 쪽으로 치우치게 하지 말고, 마음이 가운데 있어, 마음이 조용히 살살 움직이되, 그 움직임의 찰나가 움직이지 않도록 늘상 음미할 것이다.

조용한 때라도 마음은 조용하지 말고, 뭔지 잘 모를 때라도 마음은 조금도 초초치 말고, 마음은 몸에 따르지 말고, 몸은 마음에 따르지 말고, 마음은 용심(用心)하되 몸에 용심치 않음으로써 몸이 마음을 따르지 않도록, 마음이 조금도 남지 않도록 위의 마음일랑 세게 하여 마음을 남에게 보이지 않도록 하여서 소신(小身)이면 마음에 대사(大事)를 다 알고, 대신(大身)이면 마음에 소사(小事)를 잘 알아서, 마음을 대신이나 소신에 곧게 하여 내 몸에 편들게 하지 말도록 마음가질 것이다.

마음속은 훤하고 넓게 하여 넓은 곳에 지혜를 둘 것이다. 지혜도 마음도 곧잘 갈 것이 간요(肝要)하느니라. 지혜를 갈고 갈아 천하의 이비(理非)를 변별하고, 사물의 선악을 알고, 만 가지 예능이라도 그 도리를 섭렵하여 세상사람들을 조금도 속이지 않도록 되어야, 비로소 병법의 지혜되는 마음이니라. 병법의 지혜에서 더더군다나 별다른 것, 특별한 것은 있을 수 없는 것이니라. 싸움의 터 만사로 바쁠지라도 병법의 도리를 구리(究理)하고 부동묘법신(不動妙法神)을 얻게끔 잘 음미할 것이니라."

이러한 역동적평상심(力動的平常心)을 격검에서뿐만 아니라 처세만반(處世萬般), 여하한 곳에서도 지극히 중요한 것이나 잘 되지 않는다. 오직 격검과 같이 긴급비상(緊急非常)한 상황(狀況)에서 오히려 잘 수련함으로써 얻어지는 비비상심(非非常心), 즉 평상심(平常心)인 것이다. 이 점을 원효대사(元曉大師)는 위대하게도 이변이비중(離辺而非中) 묘계환중(妙契環中)이라고 갈파하였다.

사신(捨身)

이미 허실일여(虛實一如)의 항목에서 보아왔다. 실히 사람이란 (충)실이 있다면 그 가면에 또한 반드시 허술함이 생기는 법이다. 다시 말해서 우측이 충실해지면 어느새 좌측일랑 허(술)해지고, 강력점이 있다면 반드시 허약점이 있어서, 전자가 덮칠 수 없는 것이라면 후자는 곧잘 덮쳐지기 쉬운 것이다. 따라서 요는 허실일여 모름지기 초월허실(超越虛實) 이허실이독쟁(離虛實而獨諍)할 것이다.

따라서 허약(虛弱)이 있으면 곧 결행타(決行打)할 것이다. 이때는 주저준순(躊躇逡巡)하거나 복유부단(伏柔不斷)하지 말고 직시 감행할 것이다,

이 사이를 좀 더 슬로우 비디오로 찍는다면 다음과 같다.

우선 안목(眼目) 등의 밝은 오감각(五感覺)을 통해서 무엇인가 허술함이 전달되어 오면 허심탄회(虛心坦懷)한 알음알이 지각(知覺)이 그대로 포착하여 곧 쾅쾅 잘 울리는 직감(直感)이 발동하

여 더욱 이것이 허술함임을 느끼게 되고, 다시 다음 정신집중 단계인, 곰곰히 생각하는 심사숙고(深思熟考)로 이것이 틀림없이 허술함임을 확단(確斷)한다. 그래서 다음 즉결타(卽決打)로 넘어가는 것이다.

이렇게 허점의 발견과 거의 동시에 결행타가 일어나는 것 같은 순식간의 작업을 슬로우 비디오로 비추어 분석하면 상기와 같은 다섯 가지 공정(工程)이 들어있음을 알 수 있게 되고, 이 다섯 가지 공정이 순식간에 다닥 일어나서 전광석화(電光石火)와 같이 결단(決斷)되어버려야 성공하는 것이다.

말하자면 허술함의 밝은 감각에의 비침과 이에 한 신속한 결행타라는 사이의 다섯 가지 공정이 머리카락 한 가닥도 안 들어 가게 빈틈없이 순식간에 동작되어 버려야 하는 것이다. 특히 이 중에서 허술하게 나타남이 허점임이 판단되는 제오공정과 신속과감히 돌격타를 하는 제육공정 사이에는 그야말로 아무것도 염두에 없이 다시 말해서 상대방에서 치여지지나 않을까 또는 실패하지나 않을까 등을 염려하지 말고 곧바로 쳐들어가는 것이다.

따라서 확실한 판단과 신속한 행동을 한 공정으로 묶어서 과감한 단행으로 하는 것이다. 판단되자마자 결행하는, 바로 절단내는 결단(commitment)인 것이다.

이 때 이 사이에는 주저니 부단이니는 금물인 것은 물론이다. 이것이 바로 사신공양(捨身供養)이다. 사신하여 대담하게 단행하면 귀신도 이를 비키는 것이다.

그래서 허를 발견, 판단하면 일체를 초월(超越)하여 일심경성(一心境性)으로 쳐들어가 입당(入堂)하는(in mandala or in trance), 좋은 지경에 이르는 것이다. 이순신 장군의 결사(決死)면 필생

(必生)이 바로 이 때의 지경을 말하는 것이다.

그러나 여기서 사족을 두어 개 달자면, 아무런 허술함도 안 보이고 허점이라는 심증도 안 가고 하는데, 또한 전후 사리분별도 없이 막연히 허점입네고 전후분별 없이 함부로 쳐들어가는 무모한 짓이어서는 진정한 사신(捨身), 심신초월(心身超越)이라고 할 수 없다. 나아갈 때 나아가고 밀어넣을 때 밀어넣는 말하자면 허를 보면 뛰쳐가고 실을 보면 피하는 공수가 일여(一如)이고 진퇴(進退)가 불이(不二)인, 그래서 언제나 과감한 지경이 바로 불안(佛眼) 법계체성지(法界體性智)의 구궁지지경(究竟之智境)인 것이다.

또 하나의 사족은 이 때 잘 소허(小虛)를 던져 주어 대허(大虛)를 얻어찌르는 여피이득육(與皮而得肉)·여육이득골(與肉而得骨)도 여기에서의 전략전술이다.

그래서 이 항목 마지막 사족은 충실했노라고 만심(慢心)하고 있으면 어느새 허약해지고 허술하구나 하고, 항상 겸손하고 있으면 충실해지는 것이다.

지기지피불위백전(知己知彼不危百戰)

인간활동의 어느 영역에서와도 같이 피차의 신·구·의(身·口·意) 삼업(三業)에 관한 장단점을 잘 알고 있으면 결코 지지 않는다. 이 때 물론 상대의 장점을 두려워말고 단점을 멸시말아야 할 것이다. 또한 동시에 자기의 장점에 대해서는 자만하지 말고 단점에 대해서는 열등시 말아야 하고 전자를 겸손해 하고 후자를 가볍게 여기지 말 것이다. 오직 저 멀리로 꼭 같이 보는 일시평

등(一視平等)할 것이다. 바로 피차(彼此)나 장단점일랑 독쟁(獨諍)은 불일이융이(不一而融二)로 아는 것이다.

수·파·리(守·破·離)

 여느때의 꾸준한 수양, 연마를 사상연마(事上鍊磨)라 하나 이 때 명심할 것이 있으니, 그것은 사장(師匠) 밑에서 꾸준히 수계(守戒) 수칙(守則)하여 그대로 배워 나아감에 어느 시기에 이르면 배움을 다하든지 스스로의 재간은 이제 더 이상 그 길로의 나아감이 다해질 때가 있으니, 말하자면 더한 동일화(同一化)는 되지 않을 때 그는 입파(立派)하게 된다.

 이 때 입파독립(立派獨立)이 그런 단계의 수칙과정(守則過程)이 사장(師匠)에서 가(可)타고 인가되어지던 제자에서일 것이라는 것이다. 더 배울 것 없이 다 배운 연후의 파과정(破過程)이 오는 것이다. 배우는 시기에는 그야말로 스승의 그림자 또한 한 발자국도 뒤에서 밟지 않는 존중함이 드디어는 청출어람(靑出於藍)이로되 익청(益靑)의 경지에도 이르니, 수 과정(守 過程)에서의 고된 피로 수련일랑 잘도 참아 인내 인욕(忍辱)할 것이다. 수 과정에서의 이 극기(克己)란 정말로 어려운 것으로 자칫하면 스스로 속에 마음의 자중(自重)이 풀려서는 권태(倦怠), 사심(邪心) 등이 스며들기 쉽다. 이 때 거인적(巨人的) 극기의 힘으로 항상 스스로를 통어(統禦)하고 있어서 비로소 막강한 방어가 아닐 수 없는 것이다.

 인욕, 인내의 수 과정이 제대로 되며 비로소 파·리(破·離)해가는 입파독립(立派獨立)의 용기도 또한 훌륭한 것이다. 이 때 진정한 용기는 마음이 놀라든지 두려워하든지 또는 미혹(迷惑)하든지 않고 마음이 결정한 대로 용맹정진, 과감히 일로매진하는 것이다. 올바르게 결정한 일에는 천군만마(千軍萬馬)라도 나는 간다는 확고하고도 신속한 결행(決行)인 것이다.

한 번 더 이야기해서 기·법·도(技·法·道) 삼십 년의 이력이 나면 자타의 심리와 세상의 움직임을 보는 여러 가지 안목이 갖추어지고, 그의 활동이 개인의 이익과 집단사회의 복지와 역사적 필연을 일치시킨 공헌을 이무소득(以無所得)으로 행하는 대승보살행(大乘菩薩行)을 할 수 있는 슬기로운 여러 가지 덕목들을 갖추어 인격이 원만구족(圓滿具足)케 되는 것이다.

환희심(歡喜心)

인간 사리나 세상 물정에 관한 만사에서 그렇다시피 각 그 어려운 고생 속에서만 꾸준히 정성으로 알뜰히 또는 심일경성(心一境性)으로 예는 기·법·도(技·法·道) 삼십 년의 이력이 나면 그 고생이나 피로가 가셔질 뿐만 아니라 이제는 오히려 짜릿한 즐거움으로 변해 오는 것이다. 바로 환희심지(歡喜心地)에의 도달이다. 평상심시도(平常心是道)는 일일시호일(日日是好日)인 것이다.

제6장 탈(가면)의 정신의학

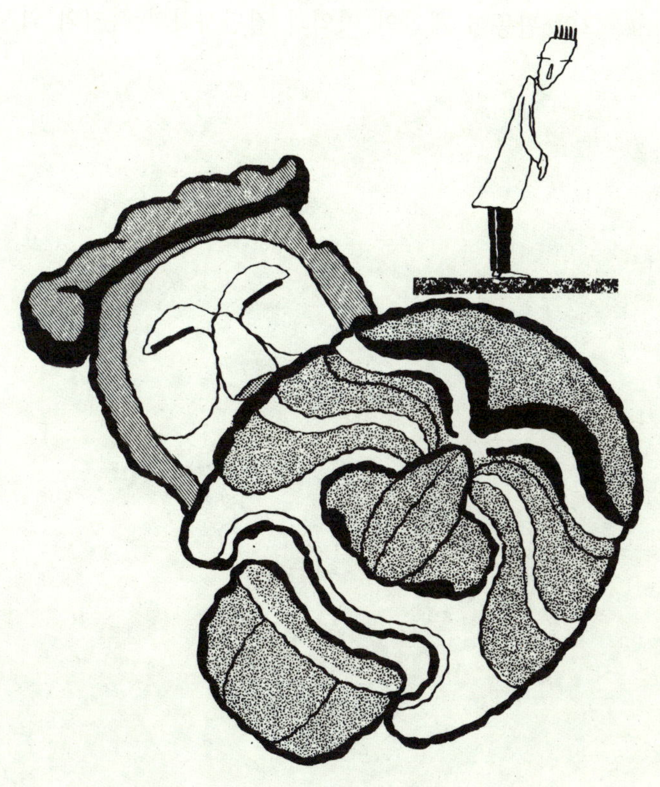

탈(가면)의 정신의학
─탈의 성격 분석을 중심으로─

"그래, 그게 사람이야! 사람의 탈을 쓴 짐승이지"하는 소리는 몹시도 흉칙한 짓을 봤을 때 우리들이 격분해서 하는 소리다. 그런가 하면 목양신(牧羊神)은 반수반인(半獸半人)의 모양으로 나투어진다.

이렇게 보면 짐승이나 사람이나 또는 신이라는 것이 그렇게 먼 것들이 아니고 사실은 아주 가까운, 그래서 결국은 하나인데 그것이 상황이나 조건에 따라서 여러 가지로 소임살이에 따라 다르게 나투어지는 분신(分身)일 것이라고 생각하게 된다.

분신이란 전체가 다 나투어지는〔現, 見〕 것이 아니라 문자 그대로 필요에 따라서 갈라서 나투어진다는 말이다. 다시 말해서 분류고 분석이고 하는 과정은 보는 어떤 한 측면을 더욱 돋보이게 하기 위한 방법이다. 그래서 그것은 대부분의 경우 귀납적 방법이 되어 확대·과장되는 것이다.

한번 더 달리 이야기하면 분류나 분석으로 해서 숲 속에 들어가게 되면 숲은 안 보이고 또는 숲은 까마득하게 잊어버리고 나무만 보게 되는 것이다. 분석·귀납하면 나무만 보이고, 종합·연역하면 숲만 보기 쉽다는 것을 잊지 않고 숲이나 나무를 보는 것이 중요하다는 말이다.

이제 그러한 분신, 부분, 또는 측면을 확대해서 소상히 보고싶어 할 때의 한 방법이 분석이고, 분할이고 하는 분신법인 것이다.

그러한 분신법의 유명한 한 방법이 '가린다'는 것이다. 이러한 가려서 숨기는 방법은 별의별 방향으로 분화·발전되어진다. 그래서 그러한 것들 중의 하나가 '얼굴을 가린다'는 것이다. 얼굴을 가리는 데는 우선 얼굴을 돌리는 외면(外面)이 있고, 손으로 가리는 차단이 있는데 약간 복잡하게 진화한 것에 가면(假面), 탈(mask)이 있는 것이다.

탈(假面-mask)의 기전(機轉)

반수반인인 목양신이 하반신은 짐승이고 얼굴이 있는 상체가 사람이라는 점에 주목할 때, 역시 배꼽 위가 '사람됨'에의 중심이구나 하고 알 수 있으며 그 중에서도 더욱 인간적인 데가 바로 두안부(頭顔部) 즉, 얼굴이라는 것이다.

일찍이 찰스·다윈이 인간의 진화를 결정적(決定的)인 것으로 단정할 때 '인간과 동물의 표정'이라는 연구에서 인간의 얼굴이야말로 가장 인간적인 것이며, 또한 얼굴이 다른 어떤 신체 부위보다 가장 구체적으로, 효과적으로 감정이나 정서를 표출하는, 그래서 '표정의 장'이라고 하였지만, 얼굴이야말로 감정 표출의 가장 중요한 장(場)이라는 데는 아무도 반대할 사람이 없다.

따라서 얼굴이야말로 그 사람의 정신, 더군다나 감정 또는 정서를 가장 잘 나투는 곳이다.

그래서 감성 또는 감정이란 이성과 더불어 인간인격의 중요한, 또는 이성보다 더욱 기초적인 부분이라는 것이다. 이리하여 서양

사람들의 '사람됨됨—인격이라는 말(personality)'은 동시에 가면
(persona)에서 유래되는 것이다.

　이에 따르면 대체로 사람의 얼굴이란 이미 그 자체가 뭔가 숨
기고 있다, 가면이다, 방어(defense)를 하고 있다는 것이다. 사회
체면상 부득이 숨길 것이 생기고 나툴 것이 따로 있다는 것이고,
그래서 그렇게 한 것이 얼굴이라는 것이다. 이렇게 이미 얼굴 그
자체가 가면(mask)인 데다가 다시 탈, 가면을 쓰는 이중의 은폐
이다.

　예를 들어 얼굴이 형성됨으로써 어떤 속셈을 숨기고 억압할 수
있었는데 그것을 다시 억압·소외하니 이제는 숨기던 것이 도리어
나투게 되는 것이다. 바로 부정의 부정 논리에 따라 긍정이다. 숨
기려고 하던 것이 나타나고 나투려고 하던 것이 도리어 숨어지게
되는 것이다.

　이를테면 인간이기에 숨기려고 하던 성욕이나, 공격 성향이 오
히려 노출되는 것이다. 이리하여 이왕에 노출되는 그 성욕이나
공격 성향을 더욱 방불케 하기 위하여 탈 위에 여러 가지 희화적
채색을 하여 효과를 내게 한다.

　그러니 탈(假面—mask)의 기능이란 인간이 가지는 여러 가지
경향 또는 성향(性向)을 가림으로써 다른 한 특이한 경향이나 성
향(性向)을 더욱 선택적으로 나투는, 그래서 결과적으로는 은폐
의 은폐로, 사회적으로는 숨기려던 것을 오히려 드러내는 효과라
는 것이다.

　그런데 참 재미있는 효과를 하나 더 이야기하지 않을 수 없다.

　인간이 탈을 쓰고 노는 탈춤에서 마음껏 놀이를 하고 나면, 이
를테면 수면(獸面)으로 '짐승 짓'을 적당히 하고 나면 균형의 법

칙에 의하여 속으로 숨겨져 있던 '인간적 양상'이 더욱 두드러진다는 치료적 효과가 있다는 것이다. 이를 연극에서는 사회극의 놀이 치료적 또는 사회 교정적 요소라고 하는 것으로서 가면극 또는 심리극의 치료적 효과인 것이다. 마치 어린이들이 무서운 동물의 가면을 쓰고 놀므로써 그 무서움을 극복하는 것과 같다. 대상에의 동일화로 이해와 공감이 생겨 화해 내지 극복되는 것이다.

탈(춤)의 사회생물학적 요소

여기서는 지금 탈(춤)을 우리 나라의 주로 조선조 봉건제도하의 일부다처적, 부권사회적 양상의 전개로서 그러한 사회상에서의 인간 가족의 성원 사이의 인간관계를 주로 성욕이나 공격성향을 주축삼아 전개되고 역동을 묘출 또는 연출함으로써 이의 모순당착을 극복하려고 다룬 것으로 한정하여 놓고 보기로 한다.

인간은 원래 집단생물이라 여러 가지의 다중적 집단무리, 또는 권속무리를 형성하여 살아가는 군거생물이다.

그런데 그러한 권속무리의 다양성에도 불구하고 그 기준은 뭐니뭐니 해도 결국은 부모·형제·자매가 어울려서 살아가는 가족(family-친근한 것들끼리 몰려 산다는 뜻)이다. 그래서 탈(춤)에는 별의별 인물들이 복잡하게 다 등장(登場)하지만 그것들을 이러한 라인에 따라 유형화한다면 결국 다음과 같은 선상에 병렬시킬 수 있다.

1) 양반과 그 유형들

우리들의 기본 가족 구성에서 아직까지 가장 강력한 중심인물은 가부장제 아래에서의 아버지이다. 아버지의 유형은 아버지와 더불어 동네 촌장, 회사 사장, 그래서 별의별 우두머리를 다 거쳐 군주 국왕에까지 이르게 된다. 그들은 그가 사정(司政)하는 한 인간가족, 권속무리의 장으로 자리하니 그는 절대적 힘의 소유자로 군림하게 된다.

더군다나, 그것이 봉건사회제도 같은 데서는 거의 절대군주적인 행세를 자행하니 바로 '하나님' 같은, '태양' 같은 유일존재이다. 실제로 가장 강력할 뿐만 아니라 생활상의 여러 가지 기능과 지혜도 가장 많으니 집안의 만사가, 심지어는 의식주에 관한 모든 일이 그에게로 집중된다. 그에게서 모든 것이 올바르고 광명스럽고 그로써 모든 가족원은 복종하여 화합한다.

그러나 반면 그러한 절대군주적 입장에서 피할 수 없는 취약점들 또한 있는 것이다. 이를테면 권력과 세도의 자행에서 오는 전횡, 폭력 또는 월권이 그것이다. 구체적으로는 아버지의 소임살이인 외계에로의 깊숙한 개발로 또는 개발을 넘어서는 침공으로, 또 집안에 남아서는 어머니의 소임살이인 의·식·주라는 인간생명의 기본적 생리적 욕구의 충족이라는 살림살이에까지 간섭을 하게 되어 집안 살림살이에 횡포를 자행하기가 쉽다.

이러한 아버지의 전횡적 월권을 풍자 희화한 것이 바로 탈(춤)의 양반, 그것이 분화해서는 원양반(샌님), 차양반(서방님), 또는 모양반(종가집 도련님)으로 되나 모두가 절대군주로서의 권력의 자행과 그의 음영을 희화당하는 것이다.

그래서 말뚝이 상놈이나 취바리 자식 같은 그의 상응자들의 눈에 비치는 것이 절대권력자로서의 군주·양반·수령이니, 그들의 눈에 아니꼽게 보이는 집안 전통 자랑, 학식 자랑 등이 까닭없는 것으로 여지없이 공격당한다.

그래서 그러한 가부장제 군주의 또 하나의 변형에 지나지 않는 노장을 들어서 두들기되, 노장이 가장 근엄한 체하는 바로 그 색정 영역에서의 음영을 희롱함에 가착이 없다. 바로 노장이 남 몰래 술집에 드나들며 그의 친구인 고관대작 아버님과 같이 소무(小巫)에 혹하여 사죽을 못쓰면 연잎 고승노장으로 연출됨에 그의 파계과정을 그려 희롱함에 극치를 이룬다.

여기서 노장이란 어떤 인간가족에도 있는 이상적 인간상 교사(敎師)임은 더 말할 필요도 없다. 사장(師長)이란 교사와 부친을 합쳐 말하는 개념이다.

2) 부네와 그 유형들

'부네'라는 말이 얼른 듣기에도 소위 여인을 부르는 부녀(婦女)의 와전 같다고 해도 과히 틀리지 않겠다. 바로 무르익은 여인, 완전한 여인으로 탈판에 등장하는 그녀는 성숙한 한국여인의 이미지이다.

사실 완전한 부인, 원숙한 여인이란 소무나 각시 또는 저자 각시 등으로 연출되는 아직 덜익은 여인도 아니고 너무 익어 시들려는 미얄할매로 나타나는 노녀도 아닌 이제 장년기에 들은 여인인 것이다. 그녀는 소녀의 꽃봉오리 같은 청순함과 노파할멈의 정미와 기교도 함께 지녀서 순진한 사랑을 하고 그래서 애기를 배고 낳고 그리고 키우고 있는 그래서 sexuality의 전 과정을 다 하고 있는 여인의 대표격이다. 이보다 더 아름답고 더 완전한 여

인상은 없다. 앳되고 아름답기만한 애송이 냄새도 안 나고 늙은
할멈의 고쟁이 냄새도 안 난다.

　그래서 완전한 여인, 부네가 춤추면 세상의 제 아무리 잘난 남
자들도 다 매혹되고 만다. 교양있고 지체 높은 상층의 어른들, 양
반과 선비들도 부네의 매혹 앞에서 두손을 들 뿐만 아니라 앳되
게 예쁜 소무나, 각시들, 또 산전수전 다 거친 미얄할매도 다 같
이 두 손을 들고 물러서게 마련이다.

　그러나 그녀 또한 약점이 있다. 그녀는 제비족속인 초랭이와
이매에 걸려 들기 쉽다는 것을 알아 항상 몸조심 않으면 세상에
큰 우사를 할 뿐만 아니라 패가망신하여 집안꼴이 말 아니게 됨
을 잊어서는 안 되겠다. 이 부네의 유사형에 속하는 것으로 거리
의 여인인 저자〔市場〕각시가 있겠고 그들은 또 그들대로의 천적
인 거리의 깡패인 화랭이에게 당하기 일쑤이겠다.

3) 취바리와 그의 유형들

　원양반과 노장으로 대표되는 남성군인 사부와 부네로 대표되는
모친여성군을 선대라 하면, 취바리로 대표되는 종갓집 도련님,
포도부장, 또는 목중·옴중을 거쳐서 말뚝이, 초랑이까지도 모두
현대이겠다.

　우선 취바리는 후대를 대표하다시피 불의 상징으로 젊음의 육
체파이다. 그는 계통발생의 영원한 긴장의 한 장면인 전세대와
후세대간의 세대교차의 장에 등장하여 늙음을 치고 젊음을 내세
운다. 이 세대교체의 송구영신에서 보통 대부분의 경우에서는 일
이 조용히 순조로이 진행되어 영원한 생명인 계통발생을 줄기차
게 이어감에 개체발생들이 아무런 탈 없이 잘 이음새를 하는 것

이다.

그런데 사실은 인간사, 아니 생명 현상치고 이 세대교체의 일 말고 더 중대한 일이 없으니 거기에는 별의별 변이가 다 일어나 세상사를 복잡하게 하는 것이다. 사실 '한국의 탈'이라고 하는 문제에도 기실은 바로 신세대와 구세대간의 영원한 생명을 위한 이음새를 둘러싸고 일어나는 별의별 사건들이 굿거리가 되어 전개되는 것이다.

이리하여 부자간의 갈등, 모녀간의 시비, 부녀간의 은밀, 모자간의 친숙을 중요 굿거리로 하여 이들의 전개 내지 기승전결 또는 변화로, 다시 형제간의 동지애 또는 자매간의 질투 등으로도 퍼지고, 그 범위와 변이는 조·부·손 3대를 거친 휘말림과 다시 가족을 넘어서서 씨족, 부족, 민족 또는 인류로까지 사건의 넓이도 크게 번지고 기상천외로 복잡해지는 것이다. 굿으로만 말하더라도 바로 볼 만한 굿거리 중의 굿거리들이다.

정신의학의 어떤 학자들은 세상의 모든 애착이든 시비든 결국은 한 기본가족에서의 애착과 시비의 확대에 지나지 않다고 본다. 이를테면 단적으로 말해서 국가간의 현대전도 따지고 보면 부자간의, 형제자매간의 시비 갈등의 확대 반영에 지나지 않는다는 것이다. 이것을 다시 한번 집약하여 말한다면 남권사회에서도 기어이 부자간의 형제간의 갈등시비로 결론지워지니 이를 정신분석에서도 이디푸스 컴플렉스(oedipus complex) 또는 시블링 컴플렉스(sibling complex)라고 하여 인간대립의 가장 중대한 갈등으로 보는 것이다. 바로 영원한 생명인 계통발생의 이음새를 둘러싸고 일어나는 사고인 것이다.

이리하여 가부장제의 강력한 원양반이나 노장에게 이제는 충분히 강력해졌다고 자부하는 젊은 취바리는, 많은 들러리를 거느리는 것까지는 좋았으나 드디어는 월권하여 자기의 몫을 넘어서서 자기의 딸년 집단에 속하는 소무에까지 손을 댐으로써—이것은 물론 젊은 세대인 취바리 집단들의 것—늙은 아버지·사부에 도전하여 간다. 그래서 자기의 권리와 책임을 찾아 가부장제의 새로운 수령으로 발전하는 것이다.

그래서 흔히들 늙음은 젊음에 쫓겨가야 당연한 것으로 알지만 사실은 정확히 말해서 젊음의 힘은 늙음의 예지와 손발이 맞아야 더 좋은 권속무리가 되는 것이다.

이리하여 늙음과 젊음 사이에 협상이 일어나 취발이가 아버지 수령이 거느리는 많은 여색 중에서 하나를 돈으로 사 가서 다른 신천지를 여는 재미있는 장면을 연출한다. 약탈에서 협상으로, 탈취에서 매매로의 전환인 것이다.

신세대의 대표인물인 취바리는 다시 여러 가지 유형으로 분화되니 우선 문약한 종갓집 도련님은 곱게 자라고 순하게만 되었으니 그의 또 다른 형제들인 말뚝이, 쇠뚝이(아마 어미가 다를 것이다)에게 매일 놀림만 받아 오는 약골로 놀림감이다.

다시 포도대장에 있어서는 벼슬이야 형편없이 낮지만 힘세고 날쌘 그래서 무술로 단련된 탄탄한 무인형이니 아직 지위야 낮지만 체중과 재산과 그리고 벼슬로 잔뜩 무거워진 문반샌님 아범을 불의에 일격으로 쳐부수려고 벼르고 있을 만하다. 그래서 소무를 빼앗아 버릴 만한 것이다. 이 진실의 구체적, 사회적 구현이 다름 아닌 벼슬 낮은 무인이 지체 높은 문인 고관대작의 딸을 겁탈하여 오는 '사위도둑놈'이다.

그런데 우리가 여기서 잊어서는 안 될 일은 문무에 우열이 있는 것이 아니라 일찍이 젊어서 무를 닦고 연후에 문을 수련함으로써, 대담과 용기와 그리고 기백 위에 지적 창조력을 올려 놓아 비로소 덕망 높은 진정한 인격자로 원숙한다는 것이다. 부자나 장인, 사위나 또는 사제간이 어울려서 각기 인격발달 단계의 특이성이 곧잘 결합해야 전체 권속무리에게 이로울 것은 물론이다.

이제 목중·옴중을 살펴 보건대 이들은 아직 등용하지 못한 그래서 나비가 되지 못한 누에천충의 디룩디룩한 추한 모습으로 와신상담하고, 목중·옴중의 요사이로 말하면 입시 재수생들이니 누더기를 걸치고 금욕 수도하는 바람에 옴까지 오를 정도로 공부하는 수도승들이다. 등용 전의 그 많은 학생들이다.

그런데 아무리 공부를 해도 그 내용도 없고 기간도 연장되니 수염이 가지 돋을 때까지 공부하고 수도하는 바람에 종종 탈선하지 않을 수 없다.

요사이 크게 대두되는 청소년문제란 바로 수차로 지연되는 지불연기로 해서 제바른, 자기 소질 찾고 자기 실현하고 자기 발견과 자기 발명에 차질이 생겨 자아확립에 고뇌하는 현대의 젊은이의 가련한 모습에 지나지 않는다. 모름지기 입신출세에 욕심을 부리거나, 세간일반의 출세주의에 현혹하지 말고 스스로의 타고난 소질대로 재빨리 자기발견과 자기발명에 성큼 다가서는 진정한 자기 공부에 임할 것이다.

젊은 세대의 대표적인 취발이의 또 하나의 변형이 다름아닌 말뚝이 쇠뚝이였다.

이들은 우리들의 기본적 인간가족 내에서 소위 말해서 부랑인들이겠는데, 구체적으로는 의붓자식들이다. 말하자면 무슨 인격의 지체나 지연 또는 장해로 인격발달이 제대로 못 되어 소위 못난이, 깡패, 또는 불량소년소녀이겠다. 그들의 소위 선도는 다름 아닌 사회적인 여러 가지 편견에서 벗어난 인간교육에의 이념 아래 재빠른 자기 소질 찾기와 그의 단련으로 자기 자신다운 인간이 되도록 하는 길이다. 인간교육에의 목표는 바로 팔대 덕목의 함양에 있다. 말하자면 낙천·품위·유예·정근·자성·친근·독창성 그리고 무애자유인 것이다. 다시 말해서 인간의 진정한 탈, 진면목이란 바로 이 여덟 가지 탈을 뒤집어 씌우는 것이 아니라 차근차근 닦아내는 데 있다고 해야 족할 것이다.

여기서 마지막으로 말뚝이에 관한 이야기를 하나 더 붙이자면 그야말로 놀이꾼의 주축이라는 것이다. 놀이의 놀이가 굿이고, 굿 중의 굿이 탈춤이고, 탈춤의 진정한 의미에서의 주인공이 바로 이 말뚝이다. 세익스피어의 Folstaff와 버금가는 play(놀이) 중의 play(희곡)의 주인공이 우리나라에서는 말뚝이놀음인 것이다.

앞에서 이야기한 대로 '논다'는 것이 인생에 갖추어야 할 팔대 덕목 중에서도 세번째로 중요하고, 따라서 '공부'나 '일'보다는 더욱 기초적이라는 데 우리는 주목해야 한다. 잘 놀지 못하는 사람들이 얼마나 많이 병들고 그래서 한 집안뿐만 아니라, 씨족·부족·민족 아니 우리 인류라는 대인간가족을 어지럽게 한다는 것은 히틀러의 예만으로도 충분하겠다. 그 많은 별의별 크기의 인간가족집단에서 독선을 휘두르는 가부장제의 우두머리에 위해 우리의 각급 인간가족은 고생하여 왔고, 더더군다나 우리들의 여인들은 위축되어 속병, 속앓이로 고생을 하여 온다는 것을 알 때, "과연 탈춤에서 가장 잘 노는 말뚝이야말로 우리들의 언어·행동치료의 주인공이로구나." 찬탄을 아끼지 않을 것이다. 한마디로 말뚝이는 앞으로 우리 나라에서 퍼져 나갈 독창적 가면, 유희요법의 한 모범인 것이다.

4) 미얄할멈과 그의 유형들

우리들 집안의 할머니는 참 좋다. 누구나 그 인정스러움에 그만 반가워 죽는다. 지나쳐서 노파심이라는 말이 나올 정도로 애지중지 우리를 과잉보호한다. 생명을 아끼고 인간을 다독거리는 데 이 할머니보다 더한 분이 있는가! 우리들의 모부(母婦)집단의 총고문이시자 조실할멈이다. 그러니까 바로 우리들 구원집단의 우두머리니 세상의 어머니의 어머니이시다.

할머니의 손길이 가면 옷도 따뜻해지고, 나물 한 가지로도 밥맛이 좋고, 헤어진 포대기 하나도 포근하다. 심술장이 손자 깡패 녀석도, 불량배로 군림하는 부장도 그녀의 부드러운 말 한 마디 앞에서는 맥을 못춘다. 손자를 언제까지나 데리고 노니 대체로 세상의 손자들은 할머니만 오시면 모두들 부모를 버리고 할머니 에게로 내뺀다. 인생 살림살이의 기술은 또 어떤가. 기법도 삼십 년은 이미 몇 갑절을 지났으니 바로 '살림의 신'이시다. 생활의 제반 예지는 허름한 할머니 머리장농에 무진장으로 쌓여 있다. 못 뚫고 독이 없고 아무 말 않고 그저 방에 앉아 졸고만 계셔도 집안이 평온하다. 대체로 무슨 주술을 쓰는 마법 할머니길래 이렇게 훌륭한 무당할매가 계실까! 바로 사상의 주술장이 무당할매 이다.

그러나 우리들의 반갑고 좋은 할머니가 하도 좋길래 우리들의 탈춤에 나는 '미얄'할멈은 바로 그 반대로 '얄미웁게' 꾸며져서 희화(戱化)된다. 바로 우리들의 인정많은 할머니의 음영이다.

미얄 할멈은 참으로 별나고, 첩인 덜머리를 **뺨칠** 정도로 도도하고 순진 솔직하다. 요란스럽게 망령을 떠는가 하면 심술과 변덕과 그리고 욕설이 더덕더덕하게 보이는 즉, 히스테리 할머니이다. 일본 사람들은 “귀파(鬼婆)!”하면서 달아난다. 서양 어린이들도 마술할멈으로 무서워한다.

그러나 세상에 구체적으로 생존하는 할머니치고 이 양면을 안 가지고 있는 할머니가 계신가. 다들 양의 차이를 가지고 있다. 그래서 전면에 미얄할멈의 탈이 나타났다가 후면(얄미할멈 탈)이 나타났다가 할 따름이다. 대부분의 경우에 심술보다도 인정머리가 더욱 잘 나타난다는 것을 우리도 잘 알고 있다.

5) 소무와 그의 유형들

한국 탈춤에 등장하는 소무는 방정맞고 암팡지고 그리고 앙증스럽다. 그러나 그 표정의 토대는 무표정으로서 끝까지 대사나 말이 없다는 것으로 알 수 있다. 그러니 상기한 방정맞고 암팡지고 그리고 앙증스러움은 보는 관점이나 움직임에 따라 반대로 귀엽고 깜찍스럽고 그리고 천진하다. 그러한 미색이란 바로 우리네 한국의 딸들 말고 누구란 말인가.

대체로 예전부터 처첩이나 소첩(딸)이나 또는 소무라는 말은 처·여식이 아직 희미하게 미분화된 상태로의 딸들인 것이다. 예전에는, 아니 지금도 우리의 꿈의 세계에서도 예전의 그것들이 미분화 내지 혼돈된 상태로 나온다. 처가 여식이고, 여식이 첩이고 등등.

애비가 훌쩍 반해 애기를 갖게 하여 해산한 여식이 에미 닮아 그 여식을 가부장제 우두머리인 수장이 어찌 처·첩이나 첩·여식을 분간한단 말인가. 오직 강력한 스스로의 가부장제 통제하에 삼천궁녀를 거느릴 따름 아니겠는가. 대체로 이런 데서 각시나, 저자각시나 또는 소무들이, 특히 소무가 말없는 무언의 연극을 한다는 데 그들의 말 못할 사연이 있는 것이다. 눈 먼 탓으로, 또한 욕심첨지로 눈에 넣어도 따갑지 않을 만큼 귀여운 딸을 사위 도둑에게 뺏기기 싫어서 제 닭 제가 잡아먹는 심봉사의 무명(無明)이 우리네 가부장제 애비들에게 남아있음을 우선 시인하고 들어가야 좋은 해결책이 되는 것이다.

딸들을 소무라 할 때 재미있는 연상을 하게 된다. 딸이 소무라면 애비도 틀림없이 대무일테고 그러면 에미는 뭔가 하는 것이다. 원래 무당이란 여자이고 그 무당질이 기·법·도〔巫道〕로 대성하려면 역시 대모가장제의 어머니나 할머니 아니고 있을 수 없는 것이다. 신내려서〔降神〕, 신들려서〔入神〕, 공수하고 굿하여 살을 풀어내어〔殺〕 맑은 마음〔精神〕으로 해 주고 굿〔巫〕은 그것 스스로 기·법·도 삼십 년의 이력 끝에 무신으로 이르러야 비로소 굿발이 서니 그는 암만해도 무모(巫母)인 에미이겠다.

복지사회 모부집단의 가장 좋은 기·법·도가 바로 사랑의 손길이라는 데 부모 두고 누가 있단 말인가. 전술한 바와 같이 모부집단에는 할머니, 어머니, 그리고 누나들이 모여서 세상의 어느 구석에서 사랑이 모자라 빽빽 울고 있는 사생아를 얼른 데려다가 키워주는 관세음보살님네들이라는 것이다.

모름지기 세상의 귀여운 딸들은 훌륭한 어머니를 위주로 하고 할머니나 누나의 사랑의 기·법·도를 배우고 이어서 세상의 아버지같이 훌륭한 남편을 찾아갈 것이다.

그래서 그것이 취발이도 좋고 포도부장도 좋고 또는 말뚝이라도 좋으나 또 그들이 모두 아버지를 닮고, 이어서 지혜의, 재주의 대가들이라야 된다는 것을 잊어서도 안 된다. 세상의 마지막 2대 인간 덕목을 든다면 어머니 쪽에서 유래한 자비사랑과, 아버지 쪽에서 유래하는 지혜 말고 없으니, 바로 자비와 지혜가 결합하여야만 우리들의 훌륭한 2세를 해산케 되고 키우리라는 것이다. 지혜와 자비의 자식들이 바로 우리들 자신이 아니고 누구이겠는가.

사족을 달아 굿발치고 최고 굿발이 바로 지혜와 자비라는 것은 더 이야기 안 해도 되겠다. 그러니 세상에 귀여운 딸들이 새끼무당〔小巫〕이라고 불리고, 그 재원이나 미색에 대무 애비들인 눈껌벅이 고관대작 샌님이나 연잎 노장스님들이 모두 홀딱 반해버릴 정도로 자비와 지혜의 소질을 보았으니 너무나 당연한 일이다.

소무 딸의 이미지 속에 우리들의 할머니의, 어머니의, 그리고 마누라의 영상만 보겠는가! 영원불멸히 이어오고 이어갈 우리들 한국인의 얼굴 지혜와 자비 중에서도 자비 쪽으로 기울어진 우리들의 모습을 보게 되니 하는 말이다. 꼭 같이 우리들 아들의 모습 속에서는 영겁으로 이어 갈 한국인의 자비와 지혜에서 약간 지혜 쪽으로 기울어진 훌륭한 모습을 보는 것이다.

탈(춤)의 치료적 의의

이상으로 우리 나라의 특히 조선조 봉건사회 서민들의 탈(춤놀이)에 대해서 탈(假面—mask)이 가지는 성격분석을 하고 또한 탈의 역동을 기승전결함으로써 그것이 결국은 우리들 가족 내의 인간관계의 오묘함의 전개라는 것, 더욱이 성욕이나 공격 성향이라는 제목을 둘러싸고 평소에 억압된 부분에 더욱 주목하여 꺼리가 전개되어 있다는 것을 보아 왔다.

그렇다면 과연 이러한 일상성에서 억압되고 소외된 것의 굿거리의 전개가 과연 우리들의 정신건강에서의 의의는 무엇인가 결론지어 볼 만한 것이다.

일상 우리가 보고 듣고 하는 오감각이나, 앓음알이하는 지각이나, 또는 느끼는 감성이나, 생각하는 사고나 또는 판단 내지 행동에 이르기까지의 전신경정신의 활동에서 사실은 엄청난 부분이 정신신경의 곳간이라고 할 무의식의 영역에 남아 있어 필요에 따라 일자간식 나왔다가, 또 필요에 따라 저장된 채 의식영역에는 나타나지 않았다가 하는 것이다.

그런데 개인의 성격에 따라, 그가 사는 사회현실에 따라, 결국 역사적 상황에 따라 언제까지나 좀처럼 한 번도 나타나지를 않아서 드디어는 심한 압력을 온 사방에 주어서는 속병(정신질환)이다, 사회적 광란이다, 또는 역사적 사건이다 따위가 은밀히 또는 갑자기 폭발하여서는 인간과 권속무리와 그리고 역사를 망치거나 시끄럽게 하는 것이다.

따라서 우리들의 생명이 그 개체로서나 또는 집단·역사에 있어서 그러한 병폐를 막기 위한 특정 장치가 반드시 있어서 그러한 생명에의 위험을 최소한으로 줄이려고 하는 것이다. 의학적으로 말하자면 자연치료력이라고 하는 것이다.

그러한 안전장치 또는 안전보장을 위한 것 중의 하나가 억압이라는 것이다. 인간은 혹은 인간의 정신은 오랫동안 이 억압의 기전에 의하여 진화발달되어 왔다고 할 수 있으며 그 결과가 우주에서 가장 복잡한 장치인 뇌신경조직인 것이다. 뇌신경조직은 바로 억압과 개방의 신묘한 경위로 형성된 우주에서 가장 신묘한 장치인 것이다. 단 여기서도 항상 지나침은 모자람과 꼭같이 병폐를 가져 온다는 것은 진리이며, 즉 개방과 억압이 지나치거나 모자라도 꼭 같이 병폐이다.

어떤 한 시공에서, 이를테면 한 집안이나, 사회나 또는 역사에 지나친 억압이 있을 때 이를 개방하는 쪽으로 살짝 풀어 주는 장치가 있다면 이것은 건강상 좋은 방법인 것이다. 여기에 탈(춤)이 가지는 안정장치로서의 구실이 있다.

단적으로 말해서 중세봉건사회에서 지나친 억압과 부자유를 살짝 풀어 주고 느슨하게 해 줌으로써 사회적인, 따라서 개인적·역사적 압력까지도 느슨하게 해 주는 역할을 하게 한 것이다.

탈(춤)은 놀이 중의 놀이로, 평소 때 억압당하고 있던 것을 개방(開放)하거나 이미 유치하다고 버리고 간 것에 도리어 회귀 함으로써, 단 이것들을 소위 말하는 놀이로 부로부로하는 것의 즐거움과 헐렁한 여유와 그리고 상응자들 사이의 균형잡기 등으로 다시 뭔가 쉽게 하는 멋과 또한 새로운 소임살이에의 기대연습의 효과가 있는 것이다.

이 점은 탈(춤)이 가지는 정신건강의 효과, 더 정확하게 말해서 제일차 정신건강법으로서의 효과를 언어·동작적 정신치료 내지 언어적 행동요법이라고 할 수 있다.

여기서 제일차 정신건강이란, 우리가 이미 획득하고 있는 정신건강이나 기왕의 정신력을 더욱 앙양시켜서 정신장애 같은 것은 곁에도 못 오게 하는 방법이다. 따라서 우리 누구나가 모두 해야 할 대목인 것이다.

앞으로 우리 나라에서 전 세계로 퍼져나갈 만한 범인간적 정신건강법의 하나가 탈(춤)이 아니겠느냐고 필자는 내다보고 있다.

정신의학(精神醫學)에 비친 민속(民俗)놀이

신명(神明)의 의미

"자, 그러면 이제 일손을 놓고 놀러 가세."하면 사람들은 남녀노소를 가리지 않고 그저 좋아서 입이 벙긋벙긋해진다. 논다는 것은 정말 너무나 자연스럽고, 자유스럽고 즐거운 일이기에 그것은 덮어놓고 즐겁기만한 것이다. 그래서 내일 들놀이라도 간다고 하면 모두들 어린애처럼 좋아서 들떠 콧노래가 나오고 휘파람을 불면서 준비에 분주하다.

'놀이'는 무심코 나오는 자연적인 것이기에 곧잘 옆에 있는 사람들에게 순식간에 퍼져가는 감정이입(感情移入)이 일어난다. 다들 신나고, 신바람이 일어나게 되는 것이다. 그래서 '놀이는 신나게'와 함께 '일은 효율있게'가 인간생존의 기본적 2대 존재양식이 된다 하겠다.

이렇게 '일'과 '놀이'는 인류역사상 수없이 부침해간 뭇 교사들의 명언들에서 인간생명 존재의 중요 양식으로 지적되고 있다. 하지만, 이를 단적으로 정신건강의 측면에서만 살펴 본다면, 우선 현대정신의학의 창시자라고 할 프로이드의 말에서부터 시작된다. 프로이드는 "정신건강이란 바로 일과 놀이"라고 잘라 말했고, 이를 이어 현대정신의학의 태두라 할 E·H·에릭슨은 "효율있는 일과 재미있게 노는 것"이라고 프로이드의 제창을 이어받아 더욱 구체화하였던 것이다.

이리하여 신나는 일, 또는 신바람나는 것이라면 결국 그 원초가 '놀이'라는 것으로 귀착된다. 그래서 그것이 '놀이'든 '일'이든 또는 인생의 여하한 것이든 간에, 신나는 것이란 바로 그것들을 유희화했을 때 일어나는 바람이며, 드디어는 어렵고, 힘들고, 경우에 따라서는 고통마저 수반하기 마련인 '일'까지도 재미로 할 수 있게 되면 바로 신나는 일, 신바람나는 일로 되는 것이다.

물론 '일'이, 또는 인생 제반사가 신나는 지경에 이르려면 그것은 생활에서 달관인(達觀人)이 되어야 한다고나 할까, 스스로의 전문영역에서 성실히 쌓아올려 소위 말하는 기·법·도(技法道)에 달관이 된 경지라고나 할 것이다. 유명한 불가(佛家)의 "日日是好日 平常心是道"가 바로 이 같은 경지인 것이다. 이런 생활인의 주위에서라면 항상 훈훈한 봄바람 같은 신바람이 일어난다고 보아 마땅하다.

이렇게 인생에 즐거움을 주는 것이라든가 또는 즐거움의 원형을 찾을 때 그것은 곧 '신바람나는 놀이'인 것이다. '신나는 놀이'에서 일어난 바람이 인간으로 하여금 즐거움으로 들뜨게 하는 인생 유예화(人生 遊藝化)의 본존(本尊)인 신흥본존(神興本尊), 신흥(神興)이다.

신나는 놀이를 카이요와는 대략 다음과 같이 네 가지로 분류한다.

첫째, 경쟁적인 놀이로서 서로 경쟁이 이루어지는 형태의 개인, 집단간의 놀이를 다 포함시킨다. 이같은 형태의 우리의 전통 놀이를 찾아보면 '길쌈놀이'가 대표적인 것이라 하겠다.

둘째로, 기회타기의 형태를 삼고 있는데, 우연의 찬스를 도모하는 놀이로서, 살아가는 인생의 주기나 성장에서 독촉을 상징하는 윷놀이를 들 수 있겠다.

셋째로, 흉내내기는 인형극, 가면 등으로 어떤 대상을 흉내내어 여러 가지 효과를 기대하는 것으로 이것이 변모·발전하여 종합예술로서 당당한 연극이 된다. 재미있는 것은 가장 진화되어 종합적인 것으로 집대성화되더라도 그것이 결국은 놀이라는 점이다. 서양사람들은 그것을 'play(연극)'라는 어휘로 나타내고 있다.

넷째로, 아찔함을 노리는 놀이를 들 수 있는데, 가장 간단하게는 아이들이 제자리에 서서 빙빙 돌아가는 놀이에서부터 썰매타기, 그네타기 또는 줄타기 등의 놀이로 아찔함을 즐기는 놀이이다. 서양의 목마타기도 여기에 속하는 점에서는 놀이이지만 저 유명한 우리의 강강술래도 예외일 수 없다.

이상과 같이 신나는 놀이의 분류가 어찌되었든 간에 어떤 놀이도 그것이 더욱 신나게 하기 위해서는 많은 숙련을 필요로 하며, 이들 놀이를 통한 모든 인공적인 스트레스를 해소함으로써 더욱 재미가 나는 것이다. 한편 이같이 여러 가지로 분화·발달한 놀이를 일정장소에서 일정시간에 펼치는 것이 주로 부락제(部落祭)이며, 춘(春)·추(秋) 두 차례에 걸쳐 농사절기에 맞추어 벌어지는 단오절이나 추석절의 놀이 또한 이같은 놀이의 대표적인 사례라 하겠다. 이렇듯 온갖 힘과 기교의 발림, 음식, 노래, 춤으로 잔치는 즐거움과 신남〔神現〕·바람〔神風〕의 극치에 도달하게 된다.

그러면 과연 인생에 즐거움을 주는 이 신바람의 본질은 무엇인지 살펴 보기로 한다.

놀이 형태

신난다는 것은 신출(神出)한다는 말이고 신바람이라는 신풍(神風)이라는 의미이다. 이것을 정신현상에서 단적으로 말하자면 바로 엑스터틱 트란스(ecstatic trance)로서 '황홀과 초월'의 상태라고 하는 것이다. 불교적으로 말하자면 즐거움으로 들어간 삼매지경(三昧地境)이라고 할 수 있다. 우선 삼매 상태를 정신의학적으로 살펴 보면 다음과 같다.

자율신경계통에 부교감신경계의 우세, P.H.의 산성적 경향, 심부뇌파의 여파화(餘波化) 그리고 표재성 뇌혈류의 감소와 심부뇌혈류의 증가로 어딘지 얕은 수면 상태와 닮은 데가 있으나 결코 뇌활동에 관한 전반적 억제는 아니고, 뇌신경 활동은 비교적 잘 유지되어 있고, 내장 기능은 오히려 더 잘 유지되며 보다 활발하게 되는 것이다. 예전 사람들이 말하는 비몽(非夢)·비비몽(非非夢)·비상(非想)·비비상(非非想)의 묘한 상태로 정신상태가 몹시 감성쪽으로만 기울어진 일종의 의식변화 상태로 알려지고 있다.

구체적으로는 어딘지 모르게 따뜻한, 몸과 마음이 녹아드는 것 같은 이완된 상태의 부양감(浮揚感), 아늑한 기분이다. 이러한 따뜻하고 친절하고 그리움이 느껴지는 분위기에서는 누구나 곧잘 가장 깊은 마음 속까지 활짝 열기 마련이다. 흔히 '옛날에 놀던 금잔디 동산'에 간 것 같은 자유스럽고, 따뜻하고, 친절하고 그리고 평안하고, 고요하고, 깨끗한(寂·淸·和·敬) 정서적 분위기가 감도는 것이다. 바로 동해일화(東海日和)이고 춘풍태탕(春風駘蕩)의 좋은 날씨 같은 분위기가 형성되는 것이다.

삼매의 본성이 이미 그러하거늘 하물며 이러한 아늑한 본성이 다시 황홀로 몰드는 신바람이야 더 말할 나위없이 기분좋은 것이다. 들뜨고 재잘거리고 친절하고 한 것은 물론이다. 약간 가벼운 조적(操的) 상태라 해도 과언이 아니다.

그러면 과연 이러한 신바람의 구조에서 무엇이 일어나며 그 기능은 무엇인가.

'신바람〔神風〕'이 불면 이미 전에 축적되고, 왜곡되고, 억압되었던 것에서 벗어나 진면목이나 또는 자기 본래성이 다시 살아나는 것이다. 마치 신바람이 나쁜 것을 모두 쓸어버리듯이 엑스타틱 트란스(삼매)는 소거(消去)의 작용이 강하다. 요즈음 말로는 말컨디션이 된 것들을 재조건화한다고 한다. 즉 탐·진·치·만(貪·嗔·痴·慢), 그리고 의(疑) 등으로 가슴 속에 뭉게뭉게 응어리진 한(恨)들을 일진청풍(一陳淸風)으로 휘몰아 지워버리는 것이다. 실제로 우리가 평소 신나는 일이 갑자기 생겼을 때는 어지간한 일들은 모두 잊어버리고, 용서하고 그리고 이해해 버리는 경우를 보게 된다. 신바람이 지니는 기능이란 바로 우리 정신에의, 정서에의 커다란 치료기능인 것이다.

탐·진·치·만·의의 악귀(惡鬼)들을 탁 털어버리고 신바람의 일진청풍이 지나고 나면 그 뒤에는 바로 기품있고 정온한 목가적 분위기에 자자연연(自自然然)한 정신의 본래성이 도래하는 것이다. 신바람을 타고 신이 내려〔降神〕 와서 속에 들어오므로〔入神〕 탐·진·치·만·의의 악귀들을 내쫓아 맑은 정신이 다시 도래하게 되는 것이다. 이렇게 신바람의 최대의 기능은 이제껏 잘못된 정념(情念)을 정화(淨化)시키는 작용으로 으뜸을 삼는다.

그런 연후에 정정(精淨)된 신의 도래는 또한 자연스러운 것이다. 이리하여 정신은 이유무이독정(離有無而獨淨)이라, 무소불애·무소불립(無所不碍, 無所不立) 그리고 무소부작(無所不作)의 자유분방한 대활약 대활현생(大活現生)을 할 수 있게 되는 것이다. 바로 파사현정(破邪顯正)의 대업(大業) 또한 하게 되는 것이다.

대외적으로 파사현정의 대업은 대내적인 탐·진·치·만·의를 쫓아내는 과업과 상응하여 가능하다는 것이다. 그 때 '귀신 같은 재주'에 귀신처럼 해넘기는 생산창조의 여러 가지 대업들에 분주하여 전법륜(轉法輪)·대활현성케 되는 것이다.

일찍이 네덜란드의 위대한 역사학자 호이징거는 그의 유명한 저서 『Homo Ludens(遊藝人間)』에서 유예인(遊藝人)의 내용을 대략 다음과 같이 이야기하였다.

첫째, 그는 여기(餘氣)가 있어서 그 결과 이를 활용하는 자유분방함이 있고, 둘째, 고달픈 현실을 종종 뛰어넘는 환상성(幻想性)에 뛰어나게 되는 것이다. 그리고 셋째로 그는 개인과 사회와 역사에 잘 적응한 '놀이'의 특수문화형태로 적응력이 살아남아 급기야는 하나의 놀이문명으로 정의키도 하고, 넷째로, 놀이의 토대로서 룰지키기를 무엇보다도 중요시하니 이는 뒤에 미학적(美學的)으로 주목할 만한 것으로 지적된다 하겠다.

이러한 호이징거의 유예인(遊藝人) 내지 유예문화(遊藝文化)의 내용에서 연상케 되는 것은 우리 민족 정신의 기저(基底)에 맥맥히 흐르고 있는 화랑정신, 화랑도야말로 우수한 유예인 내지 유예문화의 훌륭한 한 적응형일 것이라는 점이다. 호이징거 역시 서구인(西歐人) 내지 서구문명의 기저에 흐르고 있는 기사도를 유예문화의 가장 전형적인 형으로 언급하고 있다.

일찍이 화랑은 들로 산으로 유유자적하며 호연지기를 함양하여 자유호탕함을 얻었고, 유천희해(遊天戲海)하여 위대한 적응력을 키웠고, 후에 화랑도라는 하나의 문화형태로 살아남아서 우리민족 내지 주변민족의 문화·문명에 커다란 영향을 미쳤다. 직접적 영향의 가장 구체적 예는 다름 아닌 화랑의 '싸울아비'로 일본에 건너가서는 사무라이〔武士〕가 되어 일본문화 기저의 하나인 기사도가 되었다는 것이다.

또한 화랑도에 있어서의 기본적 규범으로서 유명한 삼이오계(三異五戒)는 그들의 철저한 단체생활을 가늠케 한다. 화랑도 존립의 토대로서 세속오계라는 사람노릇하기 위해 그어놓은 금을 결코 침범하지 않았다는 것이다. 얼마나 인간적이며, 그런 연후에 다시 삼이(三異)로 그것을 뛰어넘은 초월방외(超越方外)는 또 얼마나 호호탕탕(浩浩蕩蕩)함인가. 그러한 삼이(三異)의 토대가 세속오계였다는 점에서 현대정신의학의 입장에서 볼 때 그들이나 그 제도가 얼마나 건강하였나 하는 것에 존경과 경탄을 느끼지 않을 수 없다.

여기 자연히 '신바람'의 병리(病理)가 저절로 규정지워지는 것이다. 그것은 바로 신바람은 신(神)의 바람이니 '사람'을 위한 바람이고 '사람노릇'하기 위한 바람, 또는 '사람노릇'할 때 일어나는 바람이라는 것이다. '신바람'이 바로 '사람바람'이라는 것이다. 이를 정신의학 전문용어를 쓴다면 이상자아(理想自我)가 제 아무리 높이높이 하늘로 치오르되, 마치 풍선처럼 그 끈이 현실의 사람 손에 꽉 매여 있어서 우리를 고양시킬 뿐이지 끈이 끊어져서 현실과 유리된 채 날아가버리고, 그래서 하늘귀신처럼 우리에게 아무런 실속없는 신으로 떠돌아다녀서는 아무 소용없는 신이라는 것이다. '신바람' 원리의 구체형을 살펴 보자. 신바람의 병폐란 결국 바람의 방향과 바람의 강도에 있는 것이다.

놀이로써 '신바람'이 불어 인생과 그 주위를 즐거움으로 들뜨게 하여서 인생과 우주는 살기 좋은 낙천(樂天)이 되지만, 만약에 '신바람'이 전연 안 일어나면 주체와 환경으로 하여금 '신바람'의 무풍지대를 만들어 인생과 세계는 천근만근으로 무겁기만 하여 결국 무기력과 정체와 그리고 권태스러움에 비애와 분노밖에 남지 않는다. 이 때 의사들은 멜랑콜리하다 하고 페시미스틱하다 하고, 그래서 우울증이라는 진단을 내린다. 만사가 생기없는 회색(灰色)으로 말라비틀어지고 시간은 가질 않는다.

이 때 사람들은 정신이나 정서에서 정체, 무기력, 억울함뿐만 아니라 잠도 설치고 입맛이란 도대체 나질 않고, 변통(便通)도 막히고 만다. 뿐만 아니라 몸의 여기 저기가 부자연스러워지고, 몸 전체가 아프고, 온통 세상이 노랗게 낙조하고 만다. 바로 우울증이란 '신바람' 없는 무신풍(無神風)의 큰 병폐의 하나를 일컫는 것이다.

신바람이 불지 않는 경우가 이런가 하면 신바람이 지나치게 불어서도 또한 병폐가 생긴다. 신바람이 너무 일면 일은 아예 손도 못댄다. 잘 해서 바람둥이고 심하게는 한량이 된다. 그래서 동네가 온통 깡패로 우글거리고 해적의 소굴이 된다. 정신의학에서 성격장애 또는 정신도착자라고 하는 커다란 병통이 생기게 된다. 흔히 여기서는 연파(軟派)니 경파(硬派)니 하여 두 패로 나누니, 전자는 성범죄이고 후자는 파괴를 일삼는 폭력이다.

이렇게 '신바람'의 병폐인 우울증과 성격장애로 해서, 또한 그들의 혼합으로 해서 인간동네는 몹시도 병들게 되는 것이다. 이제는 한바탕의 신바람이 불어오지 않고도 인간동네는 패망의 위기에 직면하게 되는 것이다.

이렇게 인간동네가 무슨 이유로 해서 전연 못 노는 사람과 그 것이 지나쳐 깡패로까지 되어 시끄럽고 둔중한 병폐로 준동하고 있을 때, 신선하고 따뜻한 한바탕의 신풍(神風)이 불어오면 아연 고깃배가 움직이니 탕탕춘풍(蕩蕩春風)에 돛단배가 미끌어지듯 바다로 나아가 어획물을 한껏 올린다. 이 배가 만선으로 돌아옴 은 틀림없는 일이 될 것이다.

남자들은 신바람이 나서 콧노래가 나오고 여자들은 재잘거리게 된다. 풍어가(豊漁歌)로 신바람이 더욱 나도는가 하면, 짭짤한 살 림솜씨가 언제까지나 그 산들거리는 신바람을 잡아매어 놓게도 되는 것이다.

'신바람'을 잡아매어 놓는다고 했는데 사실 신바람은 잡아매어 놓을 수가 있는 것이다. 그것은 현대정신의학에서 적정강도의 정 서유지라고 한다. 어려운 말이 아니라도 우리네 동양에서 내려오 는 중정(中正)이란 말이면 누구나 수긍이 갈 것이다.

이리하여 호감스러운 정서는 항상 중정스럽게 유지되어야 좋은 것이다. 감정의 중정 유지라는 것이 결코 정감의 일점으로의 고 정이 아니고, 때에 따라서는 죽음의 무풍에 가까운 곳까지 떨어 지기도 하고, 또 때로는 충천노도(衝天怒濤)로 파천황(破天荒)에 아슬아슬하다가도 기어이 또는 곧잘 정감의 안정선으로 돌아올 수 있는 몹시나 역동적인 안정이다.

바로 원효대사의 이변이비중 묘계환중(離邊而非中 妙契環中)의 중(中)이 바로 이같은 것이다.

이 '중(中)'은 마치 '태풍의 눈'처럼 스스로 돌아, 아니 맹렬히 돌고 움직이고 있기 때문에 항주(恒住)하는 것이다.

신바람의 중심은 바로 그와 같은 것으로 스스로 역동적으로 안정되어 있을 뿐만 아니라 태풍의 눈이 그러하듯이 그 주위의 작용 또한 큰 것이다. 그것은 무풍지대에 신바람을 일으키나 하면 황풍지대를 잠자게 하고, 꼭 같이 적정신풍지대(適正神風地帶)로 만드는 위대한 작용을 가지는 것이다. 한번 더 이야기해서 그것은 시(時), 공(空), 그리고 인(人)의 삼대간(三大間)을 잘 잡도록 함으로써 때로는 활성화시키고 때로는 정온(靜穩)시킴으로써 항상 희희낙락케 한다. 낙천(樂天)과 정토(淨土) 사이에 있는 무량보신(無量報身)인 것이다. 바로 원만구족(圓滿具足)한, 원숙한 인간을 의미한다 할 것이다. 지혜와 자비로 중첩되는 여러 층의 인간가족, 권속무리에게 항시 활성화와 정온화라는 대승보살행, 대활현성행(大活現成行)을 하는 현대의 정신치료자가 되는 것이다.

샤만이란 원래 뜻이 '불안과 흥분에 뜨는 상태'이자 또한 '쉴새 없이 미친 듯이 춤을 춘다'는 뜻을 지니고 있다. 쉽게 말해 그도 원래 불안에 뜨는 혹종의 정신장해자였으니 자연적인 방법으로 어지러움을 발병케 함으로써 기어이 불안공포를 치유케 한 위대한 정신치료자이다. 물론 스스로가 치료될〔上求菩提〕 뿐만 아니라 이제는 불안공포에 뜨는 많은 정신장해들을 치유케〔下化衆生〕한다.

제7장 오락

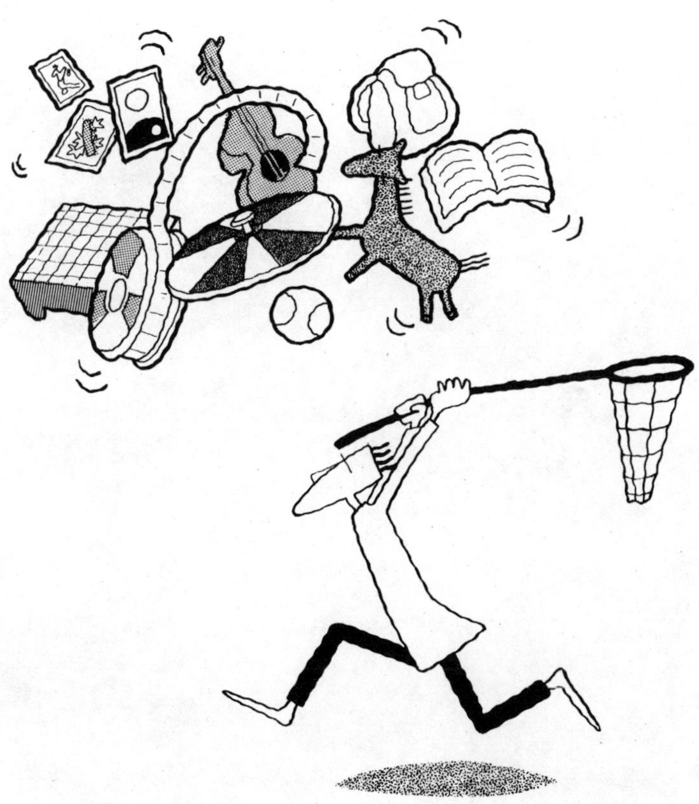

오락의 정의

오락은 인생의 기름이다

  광 덕 — 오락은 우리 생활 주변에서 떠날 수 없는 것 중의 하나라 생각합니다. 마치 기계에 있어 기름과도 같게 생각됩니다. 질이 나쁜 기름은 기계 수명을 줄이고, 기름이 없으면 기계가 돌아가지 못합니다. 좋은 기름에서 기계는 제 성능을 내는 것이 아닌가 합니다. 오락도 그런 것 같습니다.

  오락은 여가에 취미를 살리고 재미있게 즐기는 것이라고 하겠는데, 이 오락이 우리 생활에 참으로 중요한 구실을 합니다. 복잡한 일상 생활에서 일기 쉬운 마음 속 갈등이나 억압감정이나 집착이나 그 밖의 괴로웠던 상태를 해소시키기도 하고, 생활의 피로를 회복시켜 주기도 합니다. 이런 오락은 우리 주변에 많이 널려 있고 또한 끊임없이 새로운 오락이 발생하기도 합니다. 오락이 우리에게 주는 의의는 참으로 큰 것이라고 하겠습니다. 나날이 복잡해지는 인간생활에서 오락이 인생의 기름 같은 역할을 하여 생활에 윤기와 리듬을 주며 창조의 의욕을 북돋우고 인간성숙

편집자주 — 이 대담은 월간 「불광」 '77년 7월 통권 33호에 게재되었던 필자와 김창웅 당시 「선데이 서울」지 편집부장과의 대담 내용입니다. 불광회 법주이시며 월간 「불광」의 발행인이신 광덕 큰스님께서 사회를 보았습니다.
지금으로부터 약 17~18년이 지났지만 오늘날에도 곰곰히 생각해 봐야 할 내용이라 생각합니다.

의 도움을 주는 좋은 오락만이 있는 것이 아니고 그렇지 않은 것도 있습니다. 우리는 오락을 어떻게 대하고 오락할 것인가를 생각하여야겠습니다.

이 자리에 이 방면에 깊은 관심을 가지신 두 분 선생님을 모시게 된 것을 다행으로 생각합니다. 오락이 무엇이며 어떻게 대하여야 할 것인지 관해서 걸림없는 이야기를 해주셨으면 좋겠습니다. 먼저 오락이 무엇인지 정의에 관해서 김 선생님 한 말씀을.

오락은 무엇인가

김창웅—'레크레이션'이 무엇으로 나왔는가 대영백과사전을 찾아보니 "편안한 가운데 기쁨과 만족을 주는 자발적인 자신의 모든 행위"라고 했습니다. 설명을 보니 편안한 가운데 만족을 주는 자발적인 행위라 하였으니 가령 쉬는 것도 자기가 쉬고 싶어서 쉬는 것이어야지 실직을 당해서 쉬는 것은 레크레이션이라고 할 수 없는 것입니다. 또 먹고 자는 것 같이 생리적이며 일방적인 것도 오락이 될 수 없습니다.

김종해—오락의 정의에 대하여서는 저도 그렇게 생각합니다.

건전오락과 퇴폐적인 향락의 차이에 관심 가져야겠습니다. '레저'라든가 레크레이션이라는 말 자체가 원래 건강한 것입니다. 퇴폐적인 향락을 생각할 수 없습니다. '레크레이션'이란 말 자체가 충분히 쉼으로써 내일의 새로운 정기를 얻어내는 의미가 있는 것이니까 건전하지 않을 수 없습니다. 그러니까 디레탕티즘 같은 퇴폐적인 향락이 되면 그 자체로서 내일의 정기를 소모하고 마니까 퇴폐적일 수 밖에 없습니다.

오락은 인생에 어떻게 작용하는가

　광　덕―오락이 어떤 기능을 가지는 것인가 애기를 했으면 좋겠습니다. 예를 들면 정신에 조화를 준다든가, 갈등 상태를 해소한다든가, 스트레스에 어떻게 작용한다든가 하는, 오락이 가지는 기능면을 말씀해 주셨으면 합니다.

　김종해―아까도 말씀 드렸듯이 오락은 자체가 새로운 힘을 북돋워내는 기능이 있습니다. 레크레이션이나 레저라는 말 자체에서 오늘의 피로를 쓸어내어 새 힘을 북돋워주는 뜻이 있습니다. 그래서 '카타르시스', 정화 혹은 순화의 기능이 있는 것입니다. 카타르시스가 우선 오락의 일차적 기능이 아니겠는가 합니다. 오락의 근본을 분리해서 말하면 우리 정신과에서는 오락이라는 말보다는 '유희(遊戱)'라는 말이 낫다고 생각합니다. 말하자면 '플레이'지요. 크게 말하면 운동은 다 플레이지만…. 말하자면 논다는 거지요. 놀이를 말할 때나 인간의 무슨 행위를 말할 때 정신과에서는 항상 그 발상이 어디에서였는지 생각합니다. 그런 행위가 정신발달 과정상 어디쯤에서부터 시작했나 그걸 따져 들어갑니다.

어려서 잘 놀아야 한다.

　어린이만큼 잘 노는 게 없고, 놀이야말로 어린이에게 참 중요한 의미를 갖지요. 사람의 정신발달을 살펴 볼 때 5세 무렵이 가장 잘 노는 놀이꾼이 됩니다. 놀이가 심해서 아주 장난꾸러기가 되기도 합니다. 어른들에게 혼도 나고 하면서 온 생활 전체가 놀이고 활동이고 힘이 넘치는 상태입니다. 놀이는 우리 인생에 굉장히 중요합니다. 어릴 때 다섯 살 정도 때 짓궂을 정도로 잘 노는 아이는 뒤에 성장해서 굉장히 활발한 사람이 된다고 합니다. 이것을 동양말로 정기(精氣)라 하고, 서양 사람은 이니셔티브가 발달했다고 합니다. 어릴 때 구김살없이 잘 논 사람은 일생을 통해서 활달하고 원만하게 일을 해나가는 데 크게 관계가 있다고 합니다. 이런 점에서 정신의학이나 교육학에서는 놀이가 공부보다 더 중요하고, 놀이는 공부의 토대라고 말할 정도입니다.

어릴 때 어른들의 잘못으로 해서 억압되고 왜곡된 사람은 뒤에 가서 공부를 잘못하고 설사 공부를 하더라도 자유활달하지 못하고 시원치 않은 데가 있죠.

놀려면 신나게 놀아라

또 '공부벌레'가 되는 것은 안 좋습니다. 충분히 놀고 난 여력으로 공부나 일을 하는 것이 좋다고 정신과에서는 말합니다. 그래서 놀려면 그야말로 신나게 놀아라 하는 것이 정신과의 주장입니다.

놀려면 아주 아무 생각없이 신나게 놀아야 하는데 그렇지 않고 논 것 때문에 죄악감에 사로잡히거나 하면 안 됩니다. 다시 말하면 어릴 때 어딘지 기가 죽은 사람들의 이유가 어른들의 등살이든 가정환경이든간에 여러 가지 놀이를 박탈당한 사람에게 많습니다. 그래서 정신과 의사는 그런 사람을 치료할 때는 충분히 놀게 해 주도록 권하는데 이것을 유희요법이라고 합니다.

김창웅—그러니까 우리는 레크레이션을 통해서 감정적 긴장을 해소한다든가, 자기 표현의 기구 같은 것도 되는 것입니다. 그것이 새로운 창조의 힘이 되는 바탕도 되고….

광 덕―오락이 가지는 기능면이 잘 설명되었다고 봅니다. 그런데 오락이 가지는 그러한 기능을 적극적인 효과면에서 이야기해 주셨으면 좋겠습니다. 감정순화라든가 균형있는 인격형성이라든가, 생활에 적극적이고 리드미컬한 율동을 준다든가, 창조의욕을 북돋워 준다든가… 이런 효과 측면을 좀더 얘기해 봤으면 합니다.

놀이는 정기를 북돋운다

김종해―놀이는 활기라든가 자유분방성이라든가 정기와 관계있다고 봐서, 정신과에서는 그런 덕목을 '이니셔티브'라 합니다. 이것은 정기라는 뜻이지요. 좋은 놀이는 정기와 직통한다고 합니다. 그래서 이미 말한 바와 같이 놀이는 활기찬 사람이 되는 것과 깊은 관계가 있지만, 그러나 재미있는 것은 정기(精氣) 반대의 덕목입니다. 그것은 죄악감인데 죄악감과 논다는 것은 서로 대치하고 상응하는 관계에 있습니다. 예를 들면 공부를 안 하고 놀기만 하거나 일 안 하고 밖으로만 놀아나면 죄악감 때문에 놀아도 재미가 없습니다. 놀이와 죄악감과는 항상 대치관계에 있는 것입니다. 그러니까 죄악감이 안 생길 정도로 놀아야 한다는 말이 되지요.

그러니 너무 지나치게 놀고 100% 풀어버리는 것이 다 좋은 것은 아닙니다. 너무 풀어버려도 좋지 못한 사람이 되는 것입니다. 이때 깡패기질이라든가 성격장해를 가져올 때도 있죠. 그러므로 놀아도 죄악감이 안 생기는 정도까지 노는 게 좋다고 정신과에서는 말합니다.(웃음) 그러니 죄악감이 안 생기는 어느 범위 내에서는 신나게 노는 것이 공부나 일을 하는 데 토대가 된다고 보는 것입니다.

직업화하면 놀이가 아니다.

　광　덕―한 마디로 오락이라 하지만 거기에는 여러 종류가 있습니다. 원래 오락이 취미와 관계되어 나오는 것이기 때문에 취미의 다양성만큼 오락의 종류도 많습니다. 또 새로운 오락도 생겨납니다. 좋고 나쁜 오락을 말하기에 앞서 우선 어떤 오락이 있는가 말해 주셨으면 합니다.

　김창웅―미국에는 레크레이션에 관계된 협회가 25개나 있다고 합니다. 경마, 슬롯 머쉰 같은 상업적 오락장치나 집안에서 하는 빙고게임이나 헬스클럽, 카지노 같은 것은 제외하고도 말입니다. 그러니 놀이수로 따지면 한이 없을 것입니다. 대개 오락을 구별해 보면 자기가 직접 참여하는 놀이와 상업적인 놀이(극장·경마 등), 이렇게 오락을 자기가 직접 관여하지 않고 보거나 들어서 하는 것을 따져 보면 한이 없습니다.

　광　덕―흥미 위주의 오락도 있지만 체력을 단련한다든가 기능을 향상한다든가 등 전문적인 일과도 상관되는 것들도 있고…….

　김창웅―스포츠의 경우에는 아마추어와 프로를 명백히 구별해서 아마추어는 레크레이션에 속하고 프로인 경우에는 진짜 플레이라고 봅니다. 예를 들면 야구 구경하는 나는 레크레이션하는 것이고 선수는 플레이다. 그러나 우리의 직장 대항 친선게임의 경우라면 선수도 역시 레크레이션인 게 됩니다.

최고의 도(道)는 최고의 놀이다.

　김종해―직업화하면 놀이가 아닙니다. 노는 것은 목적이 없습니다. 노는 것 그 자체가 목적입니다. 직업은 어떤 생산적 결과가 있어야 됩니다. 이를테면 물건을 만들어 낸다든가 해야 합니다. 그러나 놀이에서는 신나게 놀면 됩니다. 놀이에는 신체적인 놀이와 정서적인 놀이로 나눌 수도 있을 것입니다. 정서적인 놀이는 하나의 예술로 승화됩니다. 그리고 지적인 놀이도 또한 있습니다.

불교는 생활 전체를 예술로 승화시키는 측면이 있다고 보아집니다. 인생 전체를 아무 데도 구애없이 자유스럽게 산다든가 구김살없이 밝은 정신으로 살아가는 것인데 이것이야말로 최고의 놀이가 아닐까도 생각됩니다. 그래서 최고의 도는 놀이가 아닌가라고도 생각해 봅니다.(웃음)

광 덕―그것을 유희삼매(遊戲三昧)라고 합니다.

김종해―또 유천희해(遊天戲海)라는 말이 있는데 굉장히 스케일이 큰 말입니다. 하늘과 더불어 놀고 바다와 더불어 희롱한다는 말인데, 적어도 그 정도가 되면 인생의 모든 일을 놀이로 화하고 인생 전체를 높은 경지의 놀이로 승화시키는 것이 아니겠습니까.

김창웅―오락과 비오락의 관계는 굉장히 모호합니다. 어떤 레크레이션을 즐기면서 즐기면 그만이지 그에 대하여 어떤 보상을 받는다든가 기대하면 레크레이션의 한계를 넘었다고 봅니다. 예를 들면 돈에 관심을 갖고 노는 따위지요. 바둑을 두다가 지면 저녁식사 정도가 아니라 돈을 얼마 내는 거와 같은….

어떤 것이 나쁜 오락인가

광 덕―이제 오락에 대한 윤곽이 대강 드러난 것 같습니다. 다음에 바람직한 오락, 기피되어야 할 오락이 얘기되었으면 합니다. 오늘날 우리 주변에는 많은 오락이 있습니다. 그 중에 사라져 가는 것도 있고 새로이 번성하는 것도 있습니다. 어떠한 것이 건전한 오락일까? 오락의 방향을 어떻게 하여야 건전성을 유지할 것인가? 이런 점이 이야기되었으면 좋겠습니다.

김창웅—우선 생각나는 대로 이런 것은 없었으면 좋겠다는 것을 몇 가지 말해 봅니다. 우선 '빠찡꼬'가 문제입니다. 이것은 육체적으로 피곤하고 정신적으로 피곤하고 물질적으로 손해 보고 시간뺏기고 아무런 이익이 없는 것 같습니다. 국가적으로도 이익이 없죠. 그것부터 없앴으면 좋겠습니다. 당국에서 그런 것을 허가한다는 것이 이해가 안 갑니다. 돈도 그 전에는 백원이면 열 개쯤 살 수 있었는데 요새는 한 번에 몇천원씩 물도록 되어 있습니다. 어느 모로도 이것은 문제입니다.

김종해—그건 오락이 아니라 완전히 도박이군요.

김창웅—도박입니다. 허가하는 당국에서는 오락이라고 허가했을 것입니다. 그러니 오락이라는 명분의 도박입니다.

또 하나 있습니다. 그것은 공인 도박장 카지노입니다. 외국관광객을 상대한다는 명분으로 허가된 것인데, 허가 조건을 지키는 카지노는 허가된 11군데 중 두 군데뿐이었다고 합니다. 요즘 당국에서 단속에 나섰다고 하지만…. 이 도박장에서 수많은 사고가 나는 것입니다. 허가해 줄 때 내국인은 못하게 되어 있는데 그것을 악용하는 사람들이 문제입니다. 빠찡꼬의 문제는 허가 자체가 잘못입니다. 이것들은 우선 없었으면 좋겠습니다.

빠찡꼬, 카지노, 경마장의 문제점

다음에서 허가된 오락장 중에 문제가 되는 것은 경마장입니다.

제 생각으로는 경마장에서 마권을 사는데 어떤 제한을 했으면 좋
겠습니다. 금액으로 말입니다. 하루 시원한 데 나가서 보고 즐기
는 입장료 내는 기분으로 적당한 선을 정했으면 좋겠습니다. 지
금은 돈을 마구 쓰게 됐으니 문제죠. 여기서 오는 폐단도 한두
가지가 아닙니다.

또 하나 문제되는 것은 소위 전자오락장이라는 것입니다. 이것
이 시내 곳곳에 있습니다. 동전 집어넣고 돌리고 때리고 하는데
…. 이것은 돈 많이 드는 것도 아니지만 자라나는 청소년들에게
좋지 않은 영향을 미친다고 봅니다. 이용하는 사람은 대개가 국
민학교 4, 5학년부터 고등학교 학생들이고, 또 재수생도 있는데
그 나이에는 그것 아니고도 얼마든지 건전한 오락이 있습니다.
그런데 왜 사람이 사람을 상대로 놀지 않고 전자기구를 상대로
노는 것일까?

문명이 발달할수록 인간은 서로가 막히기 쉽습니다. 그럴수록
사람은 더욱 사람하고 놀아야 합니다. 사람이 기계하고 놀게 된
다는 것은 이거 잘못되어가는 것이 아닙니까? 사회적 환경이 비
인간적이 되어서는 문제인 것입니다.

사람은 인간과 자연과 함께 놀아야

김종해—아이는 아이하고 놀고 또한 자연하고 놀아야 합니다.
흙을 만진다든가 자연을 상대로 하여 논다는 것은 굉장히 좋은
것입니다. 어린애들이야말로 최고의 자연주의자입니다. 그런 자
연성은 어른이 되고 사회에 적응하면서 점점 길이 막히고 수탈
당하는 것인데 이런 자연을 어린 시절부터 빼앗기거나 격리된다
는 것은 문제가 아닐 수 없습니다.

김창웅—고·스톱은 나쁜 것은 아닌데 지나치게 큰 돈이 걸려 있어요. 그건 오락이 아니죠. 장기나 바둑 이런 것으로 돈을 버는 게임도 많고 그밖에 돈을 버는 게임도 많습니다. 돈을 버는 게임은 게임으로서의 의미가 없어져서 안 됩니다.

김종해—그러면 어떠한 것이 건전한 놀이인가 제안해 봅니다. 단적으로 말해서 우리나라는 공원 같은 것이 워낙 모자랍니다. 외국에 가보면 곳곳에 녹화된 공지가 있고, 공원 안에 운동장 시설이 잘 되어 있고, 쉬면서 마음껏 스포츠를 즐길 수 있게 되어 있습니다. 우리도 아마추어 정도로 동네 단위의 운동을 권장하고 그런 환경도 만드는 것이 좋겠습니다.

또 직장이나 가정에서 1일 1희(一日 1戲) 운동이라든가 1인 1기(一人 一技)놀이가 권장됐으면 합니다. 큰 직장에는 지금도 여러 가지 취미나 오락클럽이 있습니다. 이런 점은 여러 방면으로 확대되었으면 좋겠죠. 그래서 누구든 적어도 한두 가지 취미는 가지고 그것을 즐기고 돕는 방향으로 권장했으면 합니다. 운동뿐만이 아닙니다. 음악·미술·연극 등 예술분야도 같습니다. 이럼으로써 우리 국민 사이에 정서가 순화되고 아까도 말한 이니셔티브(정기)가 그런 데서 충만되어질 것입니다.

국민정신을 함양하는 놀이

역사상 위대한 역사를 이룩한 시대는 신라시대와 같이 활달한 국민정신이 있고, 거기에는 역시 왕성한 이니셔티브가 함께 있었다고 생각됩니다. 원효대사는 위대한 성자였습니다. 그런데 마을과 마을을 돌아다니면서 '유희요법'으로 국민정신을 순화하고 국민의 마음을 밝게 일깨우는데 큰 역할을 했다고 봅니다. 원효대사는 높은 학문 다 놓아두고 뒤웅박 두드리며 노래하고 춤추면서 방방곡곡을 돌아다녔던 것입니다. 저는 원효대사의 이 무애무(無碍舞)를 놀이의 극치라고 생각합니다. 오늘날에도 원효대사의 이러한 유희가 본받아지기를 희망합니다.

　오늘날 마을이나 직장이나 학교에서 건전한 유희시설을 많이 시설해 주고 권장하면 숨은 소질도 많이 발견될 것으로 생각합니다. 우리 민족은 예로부터 잘 노는 민족으로 알려졌습니다. 중국의 여러 책에도 놀이를 좋아하는 민족이라 하였죠. 우리에게는 민속화된 집단놀이의 전통이 있습니다. 그런 것을 살리며 발전시켰으면 좋겠습니다. 제가 봉직하는 병원에서는 꼭 점심시간 후 한 시간 동안 환자와 직원·간호원·학생들이 다 모여서 포크댄스를 합니다. 집단놀이는 얼마든지 있죠. 강강수월래 같은 묵은 것을 살려 새롭게 창안하는 것도 좋을 것입니다. 날을 바꾸어가며 어떤 날은 음악을, 어떤 날은 포크댄스를 하는 등, 하여튼 집단놀이를 개발해서 보급시키는 것이야말로 국민정신 건강에 굉장히 좋다고 봅니다.

건전한 놀이 방법을 개발하자

　김창웅—저는 대개 일요일이면 등산을 합니다. 한겨울의 등산은 여간 좋은 것이 아니지요. 사람이 적어서 좋은데, 요즘엔 등산을 잘 못 갑니다. 백운대를 가면 중턱 이상에서는 젊은이들이 기타를 치면서 아우성이고, 좀 내려오면 40대 50대 아주머니들이 술 취해 장구치고 노는 것을 만납니다. 참 우리 민족이 놀기 좋아하는 민족인 것을 알겠는데 어떻게 놀아야 더 재미있고 건전한가

하는 놀이의 방법에 대하여는 개발이 덜 되지 않았나 생각합니다.(웃음)

　　김종해—저는 조선시대만큼 놀이를 경멸시 했던 시대도 없었다고 생각합니다. 놀이라 하면 으례 몹쓸 일로 돌리고, 예술은 대개 천민이 하는 것으로 여겼습니다. 신라시대에는 안 그랬다고 봅니다. 신라 시대에는 예술이 굉장히 존중되고 예술인이 대접을 받았던 것으로 압니다. 우리는 잊어버렸던 유희의 참정신을 되찾아 현대화해야 할 것이 아닌가 생각합니다.

　　광　덕—좋은 말씀입니다. 놀이는 마땅히 바르게 계발되고 키워야 하겠습니다. 그래서 건전한 정신적 터전을 가꾸는데 이바지하여야 되겠습니다. 이 점 새로운 관심이 필요합니다. 김박사의 말씀 가운데 국민정신의 건전성은 건전한 유희로부터 이루어질 수 있다는 의미를 말씀하신 것은 뜻 깊다고 생각합니다.

　　그런데 요즘에 들어 새로운 놀이라는 것에 문제가 많습니다. 아까도 지적된 바와 같이 자연과 유리되고 인간성을 잃기 쉬운 기계 속의 놀이라든가, 심정을 거칠고 살벌하게 만든다든가 폭력적인 것도 있고, 어떤 것은 우리의 전통정신에 어긋날 뿐만 아니라 아주 퇴폐적인 반문화적인 것도 있지 않은가 합니다. 놀이는 국민정신을 재미있는 가운데 건전하게 가꾸어가야 하는데 이런 측면에 관한 말씀을 좀 더……

매스미디어의 공해와 만화

　　김창웅—TV공해가 굉장히 큽니다. 옛날 같으면 싸움 같은 것은 특별히 한정된 주변사람만이 보았을 것입니다. 오늘날은 TV를 통해서 레슬링이나 권투를 어디서나 볼 수 있게 되었습니다. TV

에 방영되는 것들은 누구에게나 제한없이 문자 그대로 퍼뜨려지는 것이기 때문에 그것을 보고 평가하고 받아들일 수 있는 대상 여부를 묻지 않습니다.

여기에 문제가 있는 것이죠. 이런 점 신문이나 잡지도 마찬가지죠. TV나 신문 잡지나 방송을 맡은 분들이 이런 점을 좀더 고려해서 자율적인 규제를 해 주었으면 좋겠습니다.

광 덕 : 적절한 말씀이라고 생각합니다. TV와 같이 안방 깊숙이 들어온 매체를 통해서 우리 주변에 어울리지 않는 좋지 않은 것이 마구 퍼져가는 양상입니다. 같은 유희라 하더라도 가상적으로 사람을 공격하고 죽이고 파괴하고 격렬한 폭력적인 심정을 유발하고 있는 것들이 나온다고 해서 야단이죠. 특히 성장기에 있는 어린이들의 심성을 일그러지게 하는 것 중에는 TV외에도 만화가 있습니다. 상상할 수 있는 나쁜 것, 야비한 것들이 마구 만화를 통해서 어린 마음의 창구에 흘러 들어가는 것입니다. 이들 어린이들의 정신이 무방비 상태로 열려 있는 측면은 이 밖에도 또 있을 것입니다. 이 점에 대해서 적절한 말씀을 김박사님 좀 부탁합니다.

김종해－동감입니다. 매스컴이 이익도 주지만 자칫하면 큰 해도 몰고 올 수가 있습니다. 문제는 프로에 있는데 자체적 규제를 청할 수 밖에 없습니다. 특출한 안목을 가진 사람들이 진정 나라를 깊이 아끼는 심정에서 적극적으로 규제에 참여하였으면 합니다. 그것은 어디까지나 독자가 시청자의 입장이 된다는 것이 요청됩니다.

부모와 사회가 함께 협력해야 한다.

외국에서 보면 나쁜 책의 소탕에 부모님들이 선두에 서 있었습니다. 나쁜 책은 다 갖다 버리는 통을 만들어 놓고 어머니들이 어린이들을 퇴폐적인 만화나 환경에서 지켜가는 것을 보았습니다. 어린이 보호에는 부모가 가장 투철합니다. 이런 점에서 나쁜 책이나 환경에서 어린이들을 보호하는 데 부모가 앞장서야겠고, 만화나 영화, TV, 라디오프로 등에 깊은 관심이 있어야 하겠습니다. 그리고 우리의 부모나 사회나 당국이 한결같이 우리를 둘러싼 정신환경의 건강과 불건강을 분별할 수 있는 안목을 키워가도록 힘써야겠습니다.

광 덕—우리 국민정신 순화라든가 새로이 크는 어린이들의 인격형성이라든가 오락이 주는 영향이 워낙 크기 때문에 우리 기성인들이나 정책을 다루는 당국이나 문화에 종사하는 사람이나 오락에 관계되는 모든 사람이 이 문제에 대해서 새로운 관심을 갖기를 요망합니다. 건강하고 건전한 오락을 기대하는 것이죠.

그런데 우리 전통 가운데 있었던 오락과 앞으로 새로이 일어날 오락이 미래에 우리의 오락을 만들어 갈 것입니다. 이런 점에서 국민정신을 함양한다든가 성장기에 있는 국민의 건전한 정신풍토를 가꾸어 간다는 점에서 오락의 기본이 될 바람직한 한 말씀을 결론적으로 부탁드립니다.

집단적 놀이 개발이 절실

김창웅 : 아까 김박사님도 말씀한 바이지만 우리 나라는 옛날에 강강수월래와 같이 여러 사람이 함께 어울려서 노는 놀이가

많았습니다. 한 마을, 또는 보다 많은 군중이 어울리는 놀이도 있었던 것 같습니다. 그런데 최근에 오면서 대개 너와 나, 아니면 몇 사람이 노는 식으로 범위가 굉장히 줄어들었죠. 그러니 노는 방법도 다를 수 밖에.

앞으로 놀이는 좀더 여럿이 어울리는 방향으로 되었으면 좋겠습니다. 한 둘이 어울리는 것이 아니라 이웃집까지도 같이 놀고, 한 달에 한 번쯤은 한 동리사람이 함께 모여 논다는 식으로…….

이것은 서로의 마음을 열고, 친목과 협동심을 함양하며 정치적인 입장을 넘어선 총화를 이루는 데도 좋지 않겠는가 생각합니다. 그렇게 되면 놀이의 방법도 자연 새로워 질 것입니다.

놀이 진작기구(振作機構)를 두자

김종해—동감입니다. 아까도 말씀드렸지만 민속적인 집단놀이는 신라시대에도 국력을 키우는 데 관계가 없지 않았다고 봅니다. 지금이라도 민속적인 집단놀이를 다시 복구해서 현대화하는 것도 중요한 일이라 생각합니다.

구체적 방법으로는 '놀이진작위원회(振作委員會)', 같은 것을 만들어서 놀이가 얼마나 정신건강에 필요한가, 우리의 집단건강을 형성하는데 얼마나 중요한 것인가를 알게 하고, 각계 각층에서 모여 놀이의 정화, 새놀이의 발명·발견도 하고, 또한 건전한 놀이를 적극 권장·지도도 하고 평가도 하는 그런 구체적인 일을 했으면 합니다.

광 덕—건강한 놀이를 기성사회에서도 하고, 또한 일종의 반놀이적인 것은 규탄하고 고발하는 그런 운동이 일어난다는 말씀이 될 것입니다.

놀이는 학교에서부터

김창웅 — 미국에서는 1918년에 오락의 건전한 이용이 교육에 꼭 필요하다는 것을 교육지침 7개 항목 중에 넣었었죠. 그리고 1946년부터는 오락을 교육의 정규과목으로 넣었습니다.

우리 나라에서는 지금 학교마다 강당이 있죠. 원래 강당이 왜 생겼는가 하면 미국에서 오락을 정규과목에 넣고 보니 오락할 장소가 필요했기 때문이었습니다. 그런데 우리의 학교에서는 강당을 만들어 놓고 그저 입학식과 졸업식에만 쓰고 있습니다. 좀더 활용해서 그 좋은 시설을 가지고, 학생 때부터 노는 방법도 가르쳐 주고, 커서도 가족이나 이웃과 어울려서 놀 수 있는 소질을 길러 주었으면 합니다.

광 덕 : 우리 언론계에서나 국민정신의 지도를 맡은 분들이 국민의 정신지도에 관여하고 있다는 깊은 자각에서 앞으로 반사회적이거나 불건전하거나, 어쩌면 인간을 근본자세와 어긋나는 오락들을 들추어 내어 추방하도록 설득하고 추진하는 발언이 좀더 많아지기를 바랍니다. 특히 언론계에서 이 점에 대해서 보다 많은 관심과 발언이 있기를 기대하여 마지 않습니다.

오늘 바쁜 시간에 좋은 말씀 많이 해주신 데 대해 감사드립니다.

선의 정신의학

1996년 2월 15일 초판인쇄
1996년 2월 26일 초판발행

지은이/김종해
펴낸이/고병완
펴낸곳/도서출판 한강수

138-190 서울 송파구 석촌동 160-1
대표전화 421-3161
팩시밀리 420-3400
ISBN 89-85411-60-8

등록번호 제 22-133호(1992. 10. 27)

잘못된 책은 바꾸어 드립니다
값 6,500원